肾脏病新药临床应用

主编　罗　群　蔡珂丹　王来亮

科学出版社

北京

内 容 简 介

　　本书共选取21类（种）肾脏病新药，分为21章，围绕新药的特点进行了详细介绍。每一章均包括新药的药物代谢动力学和（或）药物效应动力学、作用机制、临床试验、临床应用与注意事项等内容。这些肾脏病新药的作用包括延缓慢性肾脏病、控制慢性肾脏病并发症、治疗遗传性肾脏病和免疫性肾脏病等。

　　本书可为肾病科医生快速了解肾脏病新药提供参考，也可供肾脏病学研究生参考使用。

图书在版编目（CIP）数据

肾脏病新药临床应用 / 罗群，蔡珂丹，王来亮主编. --北京 : 科学出版社，2024. 6. --ISBN 978-7-03-078800-9

Ⅰ. R692.05

中国国家版本馆CIP数据核字第2024F9487A号

责任编辑：康丽涛　刘天然 / 责任校对：刘　芳
责任印制：肖　兴 / 封面设计：龙　岩

科 学 出 版 社 出版
北京东黄城根北街16号
邮政编码：100717
http://www.sciencep.com
北京建宏印刷有限公司印刷
科学出版社发行　各地新华书店经销
＊
2024年6月第 一 版　开本：787×1092　1/16
2024年6月第一次印刷　印张：17
字数：384 000
定价：128.00元
（如有印装质量问题，我社负责调换）

《肾脏病新药临床应用》编委会

前　　言

　　肾脏病是全球重要的公共卫生问题，患病率高，治疗手段有限，预后欠佳。近年来，肾脏病发病机制的深入研究，推动了肾脏病新药研发与临床试验的开展。例如，延缓慢性肾脏病的新药：钠-葡萄糖共转运蛋白 2 抑制剂、新型盐皮质激素受体拮抗剂、胰高血糖素样肽-1 受体激动剂等；控制慢性肾脏病并发症的新药：可溶性鸟苷酸环化酶激动剂、低氧诱导因子脯氨酸羟化酶抑制剂、新型高钾血症治疗药物环硅酸锆钠、血管紧张素受体脑啡肽酶抑制剂等；治疗遗传性肾脏病的新药：选择性血管加压素 V2 受体拮抗剂、阿加糖酶 α 和阿加糖酶 β、RNA 干扰剂 Lumasiran 等；治疗免疫性肾脏病的新型生物制剂：B 淋巴细胞刺激因子抑制剂、补体旁路途径抑制剂、双靶点受体-抗体融合蛋白泰它西普、选择性 T 细胞共刺激调节剂阿巴西普、补体 C5 抑制剂等。这些新药大多已上市并应用于临床，但是目前缺乏系统、全面介绍肾脏病相关新药的资料与书籍，使临床工作者对新药情况的了解相对滞后且不全面，从而影响临床决策。

　　本书围绕肾脏病多种新型药物的特点进行详细介绍，可帮助临床工作者快速了解相关内容提供信息。本书在介绍肾脏病新药时力求做到编排结构一致，分别从每个药物的药物代谢动力学（或药物效应动力学）、作用机制、临床试验、临床应用与注意事项等方面展开详细介绍，增加了可读性，也便于临床工作者随时查阅。

　　在此向为本书的编写付出大量心血的专家们致敬，同时也诚挚地感谢为本书编写、审稿和出版等一系列工作做出贡献的其他人员。本书虽经全体参编人员努力，但书中难免存在不妥之处，恳请广大读者给予批评指正。

罗　群

2024 年 1 月

目　　录

第 1 章　钠-葡萄糖共转运蛋白 2 抑制剂

钠-葡萄糖共转运蛋白 2（sodium-glucose cotransporter-2，SGLT-2）抑制剂是一种非胰岛素依赖的新型降糖药，主要通过抑制近端肾小管 SGLT-2 对葡萄糖的重吸收来促进尿糖排泄，从而发挥作用。目前全球已有达格列净、卡格列净、恩格列净、伊格列净、鲁格列净、托格列净、索格列净和埃格列净等 SGLT-2 抑制剂上市。其中，在国内上市的 SGLT-2 抑制剂包括达格列净、卡格列净、恩格列净。近年来，一些大型临床研究证明 SGLT-2 抑制剂降糖疗效确切，并能改善心血管预后及肾脏预后[1-7]。基于循证医学证据，国内外权威指南已将 SGLT-2 抑制剂推荐为 2 型糖尿病合并心血管疾病和肾脏病患者的一线治疗药物[8-11]。本章将重点介绍 SGLT-2 抑制剂的药物代谢动力学、作用机制、临床试验、临床应用与注意事项。

1.1　药　物　概　述

SGLT-2 抑制剂是一种新型口服降糖药，目前其适应证在不断拓展，也用于治疗心力衰竭和慢性肾脏病。该药口服吸收良好，服用不受食物影响，蛋白结合率高，在体内广泛分布，代谢生成无活性的葡萄糖醛酸结合物，通过肾脏和胆汁排泄，半衰期长，适合单次给药，具有良好的药物代谢动力学（表 1-1）[12]。下文以达格列净为例进行介绍。

达格列净口服后由胃肠道迅速吸收，血药浓度达峰时间短，为 1～1.5 小时。在治疗剂量范围内，血药浓度达峰时间和药物浓度-时间曲线下面积（AUC）随着剂量增加成正比增加；而且生物利用度高，给予 10mg 达格列净后，其绝对口服生物利用度是 78%。相关研究表明，高脂饮食使达格列净的最大血药浓度降低 31%，达峰时间延长 1 小时，但对 AUC 无明显影响，且这些差异无临床意义，故既可空腹给药，也可在餐后服用。达格列净具有较高的表观分布容积，蛋白结合率为 91%，在合并肝损伤或肾损伤患者中，其血浆蛋白结合率也不受影响。达格列净主要由尿苷二磷酸葡萄糖醛酸转移酶（UGT1A9）代谢，生成无活性的代谢产物达格列净 3-O-葡糖苷酸。经细胞色素氧化酶 P450（CYP450）代谢较少。剂量 10mg 达格列净的清除率为 17.3L/h，蓄积指数为 1.2，表明多次给药基本无蓄积。在药物排泄方面，给予受试者 50mg 放射性同位素标志物的达格列净后发现，尿液排泄部分占总放射性的 75%，粪便排泄部分占总放射性的 21%，表明经肾脏排泄是达格列净的主要清除途径。达格列净的半衰期较长，单剂量口服 10mg 达格列净后，半衰期为 12.9 小时，提示达格列净可满足 1 天给药 1 次的要求。

表 1-1　常用 SGLT-2 抑制剂药物代谢动力学参数

药物	生物利用度（%）	蛋白结合率（%）	达峰时间（h）	半衰期（h）	表观分布容积（L）	主要排泄途径
达格列净	78	91	1~1.5	13	118	尿液（75%）、粪便（21%）
卡格列净	65	99	1~2	11~13	119	尿液（33%）、粪便（60.4%）
恩格列净	75	86	1.5	13	73.8	尿液（55%）、粪便（40%）

1.2　作　用　机　制

SGLT-2 抑制剂主要通过抑制 SGLT-2 介导的近端肾小管葡萄糖重吸收促进尿糖排泄，发挥降糖作用。目前许多大型临床研究已证实除降糖作用外，SGLT-2 抑制剂还可以降低肾脏及心血管事件风险，改善预后。下文将分别介绍 SGLT-2 抑制剂的肾脏和心脏保护机制。

1.2.1　肾脏保护机制

（1）改善肾脏血流动力学

糖尿病患者近端肾小管 SGLT-2 表达增加，转运能力增强，对葡萄糖和钠离子的重吸收增加，使流经致密斑的钠离子含量减少，导致管球反馈受损，肾素-血管紧张素-醛固酮系统被激活，引起入球小动脉扩张和出球小动脉收缩，肾小球高灌注、高压力及高滤过。SGLT-2 抑制剂通过抑制葡萄糖和钠离子在近端肾小管的重吸收，增加流经致密斑的钠离子水平，修复管球反馈，调节肾素-血管紧张素-醛固酮系统，引起入球小动脉收缩，出球小动脉扩张，减轻肾小球的高灌注、高压力、高滤过，改善肾脏血流动力学。

（2）改善肾脏缺氧状态

糖尿病患者因近端肾小管对葡萄糖和钠离子的重吸收增加，肾脏耗氧量增加，容易因缺氧而致肾功能损伤。肾小管间质缺氧会造成受累肾小管周围成纤维细胞功能丧失，促红细胞生成素产生减少。SGLT-2 抑制剂可通过减少葡萄糖和钠离子的重吸收及降低肾小球滤过率减轻近端肾小管的工作负荷，减少氧耗，改善肾脏缺氧状态。SGLT-2 抑制剂通过改善肾小管间质缺氧，使成纤维细胞功能恢复，促红细胞生成素产生增加。在缺氧状态下，SGLT-2 抑制剂还可通过调控低氧诱导因子（hypoxia-inducible factor，HIF）表达，减少高糖诱导的葡萄糖糖基化修饰，诱导促红细胞生成素和其他氧调节基因的表达，增加肾小管细胞对缺氧损伤的耐受，减少细胞凋亡，改善肾脏缺氧状态[13]。

（3）改善能量代谢及代谢相关危险因素

糖尿病患者存在线粒体过度分裂现象，恩格列净通过 AMP 活化蛋白激酶（AMP-activated protein kinase，AMPK）/特异性蛋白 1（specificity protein 1，SP1）/磷酸甘油酸变位酶 5（phosphoglycerate mutase family member 5，PGAM5）信号通路减轻线粒体分裂，在线粒体水平改善肾脏能量供应[14]。SGLT-2 抑制剂通过升高血酮体水平，使肾脏获得更多可高效供能的酮体，从而改善肾脏能量代谢。

SGLT-2 抑制剂可通过改善代谢危险因素，如降压、纠正脂代谢紊乱、降尿酸、减轻体重等发挥肾脏保护作用。SGLT-2 抑制剂的降压机制包括渗透性利尿、利钠，减少血容量，抑制交感神经活性，改善血管僵硬度，增加一氧化氮释放，促进血管舒张等[15]。在纠正脂代谢紊乱方面，SGLT-2 抑制剂可提高甘油三酯酶的活性，从而增加对甘油三酯的降解，还可减少肠道对胆固醇的吸收，以降低甘油三酯和总胆固醇。研究发现 SGLT-2 抑制剂还可通过对葡萄糖转运蛋白的调节，促进尿酸排泄，抑制尿酸重吸收，降低血尿酸水平。SGLT-2 抑制剂通过增加尿糖排泄、渗透性利尿、减少脂肪合成等多重机制减轻体重。

（4）抗炎、抗纤维化和抗氧化应激

糖尿病患者肾脏的氧化应激显著增加，可引起内皮功能障碍、肾小管慢性炎症及间质纤维化等。SGLT-2 抑制剂通过激活去乙酰化酶 1（sirtuin 1，SIRT 1）/AMPK/HIF-2 通路，增加受损细胞器的清除，促进细胞自噬，减少活性氧生成，减轻氧化应激[16]。有研究显示，卡格列净可激活 AMPK/Akt/内皮型一氧化氮合酶（endothelial nitric oxide synthase，eNOS）信号通路，并抑制诱导型一氧化氮合酶（inducible nitric oxide synthase，iNOS）及 NADPH 氧化酶 4（NADPH oxidase 4，NOX4）信号通路，减轻异丙肾上腺素诱导慢性肾脏病（chronic kidney disease，CKD）大鼠的氧化应激。达格列净可抑制高迁移率族蛋白 1（high mobility group box 1，HMGB1）/晚期糖基化终末产物（advanced glycation end product，RAGE）/核因子-κB 信号通路（nuclear factor-κB，NF-κB），显著降低炎症水平。卡格列净也可通过降低肾脏核因子 E2 相关因子 2（nuclear factor E2 related factor 2，Nrf2）的表达水平，改善腺嘌呤诱导 CKD 大鼠的炎性反应。同时达格列净还可抑制糖尿病患者近端肾小管细胞中哺乳动物雷帕霉素靶蛋白复合物 1（mammalian target of rapamycin complex 1，mTORC1）的激活，减轻肾小管间质纤维化[17]。恩格列净通过减轻巨噬细胞浸润，可降低 Ⅰ 型、Ⅳ 型胶原蛋白及酪氨酸羟化酶的表达，延缓环孢素诱导 CKD 大鼠的肾脏纤维化。

（5）其他机制

糖尿病患者存在钠氢交换体过度激活及足细胞损伤。研究发现，恩格列净可抑制近端肾小管处的钠氢交换体-3，减少钠离子的重吸收，以独立于血糖的方式发挥肾脏保护作用。达格列净可抑制蛋白质超载引发的细胞骨架重塑，减轻足细胞的功能障碍。

1.2.2　心脏保护机制

（1）改善心脏血流动力学

SGLT-2 抑制剂通过抑制近端肾小管葡萄糖和钠离子重吸收，产生渗透性利尿作用，降低心脏前、后负荷，改善心脏血流动力学。SGLT-2 抑制剂主要减少组织间液，对有效循环血容量影响较小，也不易导致电解质紊乱，可避免传统利尿剂治疗时出现的神经内分泌系统激活。

（2）改善心肌能量代谢

在心力衰竭患者中，心肌细胞能量代谢的底物来源发生改变，更依赖于游离脂肪酸供能。SGLT-2 抑制剂可增加胰高血糖素、降低胰岛素、增加脂肪酸氧化和酮体生成。酮体是一种比葡萄糖、游离脂肪酸更高效的心肌燃料，其每个二碳单位释放的自由能较高、氧耗较少且三磷酸腺苷生成较多，故酮体被称为"超级燃料"[18]。SGLT-2 抑制剂可增加肝脏酮体释放入血，减少酮体肾脏排泄，优先利用酮体氧化供能，增加能量利用率，减少心肌耗氧，改善心肌能量代谢。同时在线粒体层面，酮体供能可以降低线粒体酶乙酰化水平，减少氧化应激，改善线粒体能量产生。

（3）稳定心肌细胞离子活动

在心力衰竭患者中，钠氢交换体-1 活性增强，使心肌细胞胞质内钠离子浓度增加，激活钠钙转运，导致钙离子大量转移入细胞内，发生细胞内钙超载，并引起心肌收缩功能障碍与心电活动稳定性下降[19]。SGLT-2 抑制剂直接抑制心肌表面钠氢交换体-1，减少心肌细胞胞质内钠离子和钙离子浓度，增加线粒体内钙离子浓度，从而改善线粒体和心肌功能，稳定心肌细胞离子活动。

（4）抗心室重构及心肌纤维化

在心力衰竭患者中，细胞外基质异常增多将导致心室重构及心肌纤维化。SGLT-2 抑制剂通过作用于心脏成纤维细胞和心肌细胞，影响其表型和功能，抗心肌纤维化，抑制心室重构。研究发现，达格列净增加 M2 巨噬细胞活化，抑制心肌细胞分化及胶原合成，发挥抗心肌纤维化作用。恩格列净通过抑制心肌成纤维细胞活化介导的细胞外基质重塑，发挥抗心室重构的作用[20]。

（5）其他机制

SGLT-2 抑制剂还可通过减轻氧化应激及延缓动脉粥样硬化发展，发挥心脏保护作用。达格列净通过降低血糖，可降低晚期糖基化终末产物产生，从而减少活性氧的产生，减轻氧化应激。达格列净还可通过减少主动脉外膜巨噬细胞浸润，抑制白细胞介素等炎症因子的释放，稳定动脉粥样硬化斑块，延缓动脉粥样硬化发展。

1.3 临 床 试 验

1.3.1 SGLT-2 抑制剂肾脏获益的临床研究

SGLT-2 抑制剂肾脏结局研究包括 CREDENCE、DAPA-CKD 及 EMPA-KIDNEY 研究，分别评价卡格列净、达格列净、恩格列净对慢性肾脏病患者的疗效及安全性。CREDENCE 研究验证 SCLT-2 抑制剂对糖尿病患者的肾脏保护作用，DAPA-CKD 研究进一步提示 SGLT-2 抑制剂可延缓非糖尿病慢性肾脏病患者的肾病进展，减少肾脏终点事件的发生。

CREDENCE 研究是首个评价 SGLT-2 抑制剂对 2 型糖尿病合并慢性肾脏病患者肾脏结局的研究，共纳入 4401 例 2 型糖尿病合并慢性肾脏病患者[估算肾小球滤过率（estimated glomerular filtration rate，eGFR）30～90ml/（min·1.73m^2），尿白蛋白/肌酐比值（urinary albumin/creatinine ratio，UACR）300～5000mg/g]，约 50% 合并心血管疾病。在血管紧张素转化酶抑制剂（angiotensin converting enzyme inhibitor，ACEI）/血管紧张素 II 受体拮抗剂（angiotensin II receptor antagonist，ARB）最大耐受剂量的标准治疗基础上，随机分组接

受卡格列净 100mg/d 或安慰剂治疗，中位随访时间 2.6 年。结果显示与安慰剂相比，卡格列净可显著降低肾脏复合终点(终末期肾病、血清肌酐倍增、肾脏或心血管死亡)风险 30%，降低肾脏特异终点（终末期肾病、血清肌酐倍增、肾病死亡）风险 34%[7]。

DAPA-CKD 研究是首个在慢性肾脏病伴或不伴 2 型糖尿病患者中评价 SGLT-2 抑制剂有效性和安全性的研究，共纳入 4304 例慢性肾脏病 2～4 期患者[其中 32.5%不伴 2 型糖尿病，25ml/（min·1.73m²）≤eGFR≤75ml/（min·1.73m²），UACR 200～5000mg/g]。所有患者接受至少 4 周的最大耐受剂量 ACEI 或 ARB 治疗，在常规治疗基础上分别接受达格列净 10mg/d 或安慰剂治疗。中位随访时间 2.4 年后，由于达格列净组获益显著，研究于 2020年 4 月份提前终止。结果显示与安慰剂相比，达格列净可显著降低主要复合终点事件(eGFR持续降低≥50%、终末期肾病、心血管或肾病死亡）风险 39%，降低肾脏特异性终点事件（eGFR 持续下降≥50%、终末期肾病或肾病死亡）风险 44%，降低心血管死亡或心力衰竭住院风险 29%，降低全因死亡风险 31%。无论是否伴有 2 型糖尿病，达格列净治疗的获益都同样显著[21]。针对 DAPA-CKD 研究中 270 例 IgA 肾病患者的亚组分析显示，达格列净可显著减少肾脏和心血管不良事件[22]。同样，对于局灶性节段性肾小球硬化性肾病（FSGS）患者的亚组分析显示，达格列净可减缓 eGFR 下降速度[23]。

EMPA-KIDNEY 研究是一项评估恩格列净在慢性肾脏病患者中有效性和安全性的研究。该研究共纳入 6609 例慢性肾脏病患者[eGFR 20～45ml/（min·1.73m²），或 eGFR 45～90ml/（min·1.73m²）且 UACR≥200mg/g]，其中糖尿病患者约占 46%。主要终点为肾脏病进展[终末期肾病，eGFR 持续降低至＜10ml/（min·1.73m²），eGFR 较基线降低≥40%或因肾脏原因死亡]或心血管死亡的复合终点，中位随访时间 2 年。结果显示，恩格列净可显著降低主要复合终点事件风险 28%，降低肾脏病进展风险 29%，降低终末期肾病和心血管死亡复合终点事件风险 27%。此外，与安慰剂组相比，恩格列净组发生全因住院的风险降低 14%。探索性分析表明，恩格列净的肾脏获益与患者是否合并糖尿病及基线 eGFR 水平无关[24]。

1.3.2　SGLT-2 抑制剂心血管获益的临床研究

SGLT-2 抑制剂心血管结局研究包括 EMPA-REG、CANVAS 及 DECLARE-TIMI 58 研究，分别评价恩格列净、卡格列净、达格列净对 2 型糖尿病合并心血管疾病或心血管高危患者的疗效和安全性[1-3]。结果显示 SGLT-2 抑制剂在降糖的同时，可显著降低心血管死亡风险、心力衰竭住院和全因死亡风险，改善心血管结局。这三个心血管结局的荟萃分析发现，SGLT-2 抑制剂带来的心血管总体获益主要来自降低心力衰竭住院风险，因此研究方向转向心力衰竭治疗领域。

DAPA-HF 研究旨在评估达格列净对射血分数降低的心力衰竭（heart failure with reduced ejection fraction，HFrEF）患者的疗效和安全性。研究共纳入 4744 例纽约心脏病协会（New York Heart Association，NYHA）心功能分级Ⅱ～Ⅳ级、左室射血分数（left ventricular ejection fraction，LVEF）≤40%、N 端 B 型利尿钠肽原（N-terminal B-type natriuretic peptide precursor，NT-proBNP）升高的患者，其中约 42%为糖尿病患者。中位随访时间为 18.2 个

月，主要终点事件为心血管死亡或心力衰竭恶化。结果显示，在规范使用抗心力衰竭药物治疗的基础上，与安慰剂对照，达格列净可显著降低主要终点事件风险 26%，降低心血管死亡风险 18%，降低心力衰竭恶化风险 30%，降低全因死亡风险 17%。亚组分析发现，糖尿病患者与非糖尿病患者的获益是相当的[4]。

EMPEROR-Reduced 研究旨在评估恩格列净对 HFrEF 患者的疗效和安全性。研究共纳入 3730 例 NYHA 心功能分级 Ⅱ～Ⅳ级、LVEF≤40%、NT-proBNP 升高的患者，其中糖尿病患者约占 50%。中位随访时间为 16 个月，主要终点为心血管死亡或心力衰竭恶化住院的复合终点。研究发现与安慰剂相比，恩格列净可降低主要终点事件风险 25%，降低心血管死亡风险 8%，降低首次和复发心力衰竭住院风险 30%，降低全因死亡风险 8%。亚组分析进一步显示，无论是否合并糖尿病，恩格列净均能产生心血管获益[5]。

EMPEROR-Preserved 研究旨在评估恩格列净对射血分数保留的心力衰竭（heart failure with preserved ejection fraction，HFpEF）患者的疗效和安全性。研究共纳入 5988 例 NYHA 心功能分级为 Ⅱ～Ⅳ级、LVEF>40%、伴有 NT-proBNP 水平升高、超声心动图检查心脏结构改变的患者或 12 个月内因心力衰竭住院的患者，其中糖尿病患者约占 49%。中位随访时间 26.2 个月，主要终点为心血管死亡或心力衰竭住院的复合终点。研究发现与安慰剂相比，恩格列净降低主要终点事件风险 21%，降低心血管死亡风险 9%，降低首次和复发心力衰竭住院风险 27%。亚组分析发现无论是否合并糖尿病，恩格列净均能产生心血管获益[6]。

DELIVER 研究旨在评估达格列净对射血分数轻度降低的心力衰竭（heart failure with mildly reduced ejection fraction，HFmrEF）患者或 HFpEF 患者的疗效和安全性。研究共纳入 6263 例 NYHA 心功能分级 Ⅱ～Ⅳ级、左室射血分数>40%、NT-proBNP 升高、超声心动图检查提示有结构性心脏病的患者。主要终点为心血管死亡或心力衰竭恶化（因心力衰竭非计划性住院或因心力衰竭紧急就诊）组成的复合终点，中位随访时间 2.3 年。研究显示，达格列净显著降低主要终点事件风险 18%，降低心力衰竭恶化风险 21%。亚组分析发现，无论患者是否合并糖尿病，达格列净均能给心力衰竭患者带来临床获益[25]。

1.4 临床应用与注意事项

1.4.1 指南、共识推荐

（1）糖尿病合并慢性肾脏病

2022 年美国糖尿病协会（American Diabetes Association，ADA）指南推荐在 eGFR≥25ml/（min·1.73m²）伴或不伴 UACR≥300mg/g 的 2 型糖尿病合并慢性肾脏病患者中使用 SGLT-2 抑制剂，以延缓慢性肾脏病的进展（推荐级别：1A）。该指南还建议无论血糖水平如何，对 2 型糖尿病伴慢性肾脏病 3 期或更高慢性肾脏病分期的患者应使用 SGLT-2 抑制剂治疗[8]。

2022 年改善全球肾脏病预后组织（Kidney Disease：Improving Global Outcomes，KDIGO）指南推荐 SGLT-2 抑制剂联合二甲双胍共同作为 2 型糖尿病合并慢性肾脏病患者的一线治疗药物。该指南主张对 eGFR≥20ml/（min·1.73m²）的 2 型糖尿病合并慢性肾脏病患者启动 SGLT-2 抑制剂治疗（推荐级别：1A）[9]。开始用药后，即使 eGFR 降至 20ml/（min·1.73m²）以下，也可继续使用 SGLT-2 抑制剂，除非患者对药物不耐受或启动肾脏替代治疗。如果患者已接受其他降糖药物治疗，可以在当前治疗方案中添加 SGLT-2 抑制剂。

2021 年版《糖尿病肾脏疾病临床诊疗中国指南》指出，糖尿病合并慢性肾脏病患者使用二甲双胍后血糖不达标，推荐优选 SGLT-2 抑制剂控制血糖（推荐级别：A）。该指南也推荐对伴有微量或大量白蛋白尿的糖尿病合并慢性肾脏病患者应用 SGLT-2 抑制剂以减少尿蛋白（推荐级别：A）[26]。2020 年版《中国 2 型糖尿病防治指南》提出，对于糖尿病合并慢性肾脏病患者，若 eGFR≥45ml/（min·1.73m²），推荐使用 SGLT-2 抑制剂，以降低糖尿病肾病进展和心血管事件风险（推荐级别：A）[27]。

（2）非糖尿病慢性肾脏病

2021 年美国食品药品监督管理局（Food and Drug Administration，FDA），以及欧盟、日本等批准达格列净扩展适应证，用于治疗非糖尿病慢性肾脏病患者，为慢性肾脏病的治疗提供了新的治疗手段。

达格列净慢性肾脏病适应证于 2022 年 9 月在中国获批，用于降低有进展风险的慢性肾脏病成人患者的 eGFR 持续下降、终末期肾病、心血管死亡和因心力衰竭而住院的风险。

（3）心力衰竭

2021 年欧洲心脏病学会（European Society of Cardiology，ESC）急慢性心力衰竭诊断与治疗指南首次把 SGLT-2 抑制剂列为 HFrEF 治疗的一线药物，与血管紧张素受体脑啡肽酶抑制剂/ACEI/ARB、β 受体阻滞剂、醛固酮受体拮抗剂具有同等重要地位，用以降低心力衰竭住院及心血管事件死亡风险（推荐级别：1A）[10]。

2022 年美国心脏病协会（American Heart Association，AHA）/美国心脏病学会（American College of Cardiology，ACC）/美国心力衰竭学会（Heart Failure Society of America，HFSA）联合发布的心力衰竭管理指南同样推荐 SGLT-2 抑制剂作为 HFrEF 治疗的一线治疗药物，以降低心力衰竭住院率及心血管事件死亡率（推荐级别：1A）；也推荐 SGLT-2 抑制剂作为 HFpEF 患者的主要治疗药物（推荐级别：2A）[11]。

2022 年版《心力衰竭 SGLT-2 抑制剂临床应用的中国专家共识》推荐使用 SGLT-2 抑制剂治疗 HFrEF（推荐级别：1A）或 HFpEF（推荐级别：2A）患者，以减少心力衰竭住院率和心血管事件死亡率[28]。

1.4.2　不良反应及注意事项

随着 SGLT-2 抑制剂的广泛使用，其安全性逐渐成为临床关注的热点，基于大型随机对照试验、荟萃分析、真实世界研究等结果，SGLT-2 抑制剂总体安全性良好，其不良反应主要有泌尿生殖系统感染、酮症酸中毒、低血糖、低血容量、肾功能损伤、截肢和骨折等。

（1）泌尿生殖系统感染

SGLT-2 抑制剂使尿液中葡萄糖浓度升高，高糖环境会促进病原菌生长，使泌尿生殖系统感染风险增加。同时，因糖尿病引起的免疫功能下降及因糖尿病自主神经病变导致的膀胱排空障碍，继而引起的尿潴留也会增加泌尿生殖系统感染的风险。

EMPEROR-Preserved 研究发现，相较安慰剂组，恩格列净组泌尿系统感染的发生率更高[6]。但 EMPA-REG、CANVAS、DECLARE-TIMI 58、CREDENCE、EMPEROR-Reduced 研究显示，与安慰剂相比，使用 SGLT-2 抑制剂时，泌尿系统感染发生风险并不增加[1-3, 5, 7]。这可能是因为糖尿促进细菌生长的作用会被利尿和多尿的作用抵消，导致泌尿系统细菌数量下降，感染风险降低。

在 EMPA-REG、CANVAS、DECLARE-TIMI 58 三项大型研究中，与安慰剂组相比，SGLT-2 抑制剂治疗组的真菌生殖系统感染发生率增加[1-3]。一项纳入 43 907 例 65 岁以上老年患者的回顾性队列研究显示，相较二肽基肽酶-4（dipeptidyl peptidase-4，DPP-4）抑制剂，SGLT-2 抑制剂用药后 30 天内真菌生殖系统感染的风险增加 2.47 倍[29]。

SGLT-2 抑制剂相关泌尿生殖系统感染发生的高危因素包括女性、高龄、超重/肥胖、妊娠、近期使用激素和免疫抑制剂、有糖尿病病史、糖化血红蛋白控制不佳、既往有泌尿生殖系统感染史等。但是 SGLT-2 抑制剂与泌尿生殖系统感染发生率的量效关系尚不能确定。

SGLT-2 抑制剂相关的泌尿系统感染的临床表现多为轻中度尿道炎或膀胱炎，肾盂肾炎较少见。生殖系统感染的致病菌多为念珠菌，女性多表现为外阴阴道炎，少数为盆腔炎和生殖器疣；男性多表现为龟头炎，少数为附睾睾丸炎和生殖器疣。Fournier's 坏疽（会阴坏死性筋膜炎）是一种较罕见的生殖系统感染，总发病率约为 1.6/100 000，病死率较高，主要影响中老年男性，是一种由多种细菌混合感染引起，发生在阴囊、阴茎或会阴，以皮肤、皮下组织及深、浅筋膜进行性坏死为特征的严重感染。Fournier's 坏疽的临床表现为阴囊或会阴疼痛和红肿，并迅速发展为坏疽[30]。

发生泌尿生殖系统感染的患者经过常规外用药物或口服药物抗感染治疗后大多数很快痊愈，其中症状较轻者仅需局部治疗，少数反复感染的患者需要进行预防或维持治疗，极少患者需要停用 SGLT-2 抑制剂[31]。Fournier's 坏疽的治疗方法为外科清创和静脉注射广谱抗生素。预防措施包括适量饮水、注意外阴部卫生等，同时减少诱发泌尿生殖系统感染的高危因素。对于半年内反复发生泌尿生殖系统感染的患者，不推荐使用 SGLT-2 抑制剂。在使用 SGLT-2 抑制剂过程中，尤其是使用的第 1 个月，若出现尿频尿急、腰痛、会阴部红肿疼痛并伴有发热等症状，应及时停药并就医治疗。

（2）酮症酸中毒

酮症酸中毒是一种少见但严重的不良反应，临床应引起足够重视。其发生机制可能为 SGLT-2 抑制剂增加脂质动员和游离脂肪酸氧化，使血浆中酮体水平升高，尤其是 β-羟丁酸和乙酰乙酸的水平升高。同时胰岛素缺乏或碳水化合物摄入减少会促进糖异生，增加肝脏酮体的生成。因此，感染、禁食、长期胰岛素治疗突然停药或减量过多过快等诱因可导致酮症酸中毒。

在 2 型糖尿病患者中开展的四个大型研究发现使用 SGLT-2 抑制剂的 2 型糖尿病患者酮症酸中毒风险显著增加，分别为 DECLARE-TIMI 58（RR=2.18，95%CI=1.10～4.30），VERTIS CV（RR=4.75，95%CI=1.11～20.37），CREDENCE（RR=10.8，95%CI=1.39～83.7），以及 SCORED（RR=2.14，95%CI=1.14～4.03）[3, 7, 32, 33]。但是另有研究进一步分

析显示，在来自 DAPA-HF、DAPA-CKD、EMPEROR-Reduced 和 EMPEROR-Preserved 研究的 8927 名未合并糖尿病的受试者中，均未发现因使用 SGLT-2 抑制剂而导致的酮症酸中毒[4-6, 21]。

酮症酸中毒高危人群包括糖化血红蛋白≥10%、过度饮酒导致酒精依赖、确诊后 1 年内迅速发展到需要胰岛素治疗、既往有酮症酸中毒病史、确诊为成人潜伏性自身免疫性糖尿病等患者。

SGLT-2 抑制剂相关酮症酸中毒症状往往不典型，血糖通常不超 13.9mmol/L，亦被称为"血糖不高的酮症酸中毒"，临床上不易被诊断[34]。所以当患者在服用该类药物的过程中出现恶心、呕吐、乏力等疑似酮症酸中毒的临床表现时，即使血糖未明显升高，也应及时监测患者的酮体及血清 pH 水平，立即停用 SGLT-2 抑制剂，明确是否发生酮症酸中毒并按常规流程治疗。酮症酸中毒的预防措施包括胰岛素治疗期间避免胰岛素剂量减少过快、过多或突然停用胰岛素；在禁食期间，有脱水风险、急性应激状态（如感染、创伤）时及大型手术前，应停用 SGLT-2 抑制剂；避免极低碳水化合物或生酮饮食等[35]。

（3）低血糖

SGLT-2 抑制剂通过非胰岛素依赖性机制降糖，因此单药治疗时不增加低血糖风险。EMPEROR-Reduced、DAPA-HF 和 DAPA-CKD 研究中的 5877 名非糖尿病患者未发生严重低血糖[4, 5, 21]。同时，当其与二甲双胍、DPP-4 抑制剂或胰高血糖素样肽-1（GLP-1）受体激动剂联合使用时，引起低血糖的风险较低，这主要与药物作用机制的互补效应和协同作用有关。二甲双胍可抑制肝脏糖异生、抑制脂肪分解；DPP-4 抑制剂可促进胰岛素分泌，降低胰高血糖素；而 SGLT-2 抑制剂可升高胰高血糖素，增强脂肪分解，促进肝脏糖异生，故合用时无须调整剂量[36]。一项纳入多于 141 万人的荟萃分析显示，SGLT-2 抑制剂联合二甲双胍治疗与其他口服降糖药相比，低血糖风险最低[37]。然而当 SGLT-2 抑制剂与胰岛素、胰岛素促泌剂如磺酰脲类或格列奈类等药物联合治疗时，需要警惕发生低血糖的风险，应考虑减少胰岛素等药物剂量。荟萃分析显示，当 SGLT-2 抑制剂与胰岛素联合治疗时，减少胰岛素剂量的 10%～20%将大大降低发生低血糖的风险；但胰岛素减量超过 20%时需要警惕因胰岛素剂量过度减少而增加的酮症酸中毒风险。

（4）低血容量

SGLT-2 抑制剂通过增加尿钠排泄引起渗透性利尿，从而降低血容量。CANVAS 研究结果显示，卡格列净组血容量不足的发生率显著高于安慰剂组[38]。DAPA-CKD 研究也发现使用达格列净的患者发生低血容量的风险更高[21]。然而 EMPA-REG、DECLARE-TIMI 58、CREDENCE、DAPA-HF 和 EMPEROR-Reduced 研究均表明低血容量的发生率无组间差异[3-5, 7, 39]。DAPA-HF 研究亚组分析发现，在服用高剂量利尿剂的患者中，达格列净治疗组低血容量的发生率高于安慰剂组[40]。

高龄、肾功能损伤和使用利尿剂或部分降压药物均是引起低血容量的危险因素。低血容量临床表现大多为头晕、直立性低血压等，较少见且严重的表现为脱水。预防措施包括治疗前先对患者血容量状况进行评估，必要时调整利尿药及降压药的剂量，以降低发生低血容量的风险。对于出现血容量减少的患者，建议暂时停用 SGLT-2 抑制剂，直至血容量纠正为止。

（5）肾功能损伤

EMPA-REG 研究发现恩格列净组中 28.3% 受试者 eGFR 下降＞10%，1.4% 受试者 eGFR 下降＞30%[41]；CREDENCE 研究发现卡格列净组中 21% 受试者 eGFR 下降＞10%，4% 受试者 eGFR 下降＞30%[7]。一项真实世界研究纳入 209 025 名服用 SGLT-2 抑制剂的患者，在服用 SGLT-2 抑制剂的最初 6 个月内，44.1% 患者 eGFR 下降＞10%，6.3% 患者 eGFR 下降＞30%，均高于其他降糖药物引起 eGFR 下降的发生率。在服用 SGLT-2 抑制剂的患者中，eGFR 下降＞10% 或＞30% 的危险因素包括黑种人、充血性心力衰竭、急性肾损伤病史、低 eGFR 水平、蛋白尿，以及 ACEI/ARB、利尿剂的使用。

SGLT-2 抑制剂引起 eGFR 下降的机制尚未完全清楚，推测可能与 SGLT-2 抑制剂减少近端肾小管对钠离子的重吸收、调节管球反馈、使肾脏入球小动脉收缩有关[42]；这与 ACEI/ARB 导致肾脏出球小动脉扩张、减轻高灌注有相似之处[43]。临床研究显示，SGLT-2 抑制剂治疗初期，eGFR 会短暂地、可逆性地降低，一般降低 3～5ml/（min·1.73m^2），在用药 4 周后保持稳定，且在停药后基本恢复至基线水平[44]。

在临床中，使用 SGLT-2 抑制剂后建议定期监测患者的肾功能，并根据肾功能情况及时调整用药方案。在用药后至少 4 周内监测 eGFR，如果下降幅度与基线相比＞10% 通常无须处理。如果 eGFR 下降＞30% 则需降低用药的剂量或停止用药；eGFR 下降的患者需谨慎同时服用 RAAS 抑制剂、利尿剂和 SGLT-2 抑制剂；若已经使用 RAAS 抑制剂，2 周后监测患者的 eGFR，如果 eGFR≥20ml/（min·1.73m^2），则再启用 SGLT-2 抑制剂[45]。

（6）截肢

CANVAS 研究显示相较安慰剂组，卡格列净组下肢截肢风险增加[2]，但在 CREDENCE 研究中未发现截肢风险显著增加[7]。在达格列净、恩格列净相关的大型对照研究中也未发现截肢风险增加[1, 3-5, 21]。SGLT-2 抑制剂类药物引起外周血管疾病与截肢的相关危险因素尚未完全清楚。CANVAS 研究中的截肢相关风险在对既往外周血管疾病史、既往截肢史及 eGFR 亚组分析中结果相似。在 CANVAS 和 CREDENCE 研究的二次分析中也未能发现任何试验因素可以解释截肢风险差异的原因。

虽然 SGLT-2 抑制剂与截肢关系的报道并不一致，但仍应避免在活动性足部疾病患者中使用 SGLT-2 抑制剂，若患者出现明显的足部感染或皮肤溃疡等并发症，可考虑中止 SGLT-2 抑制剂的治疗。同时，对于所有使用 SGLT-2 抑制剂的糖尿病患者，应注意常规预防性足部护理[46]。对于有截肢高危因素，如既往有截肢史、外周血管疾病、周围神经病变，以及解决足部并发症后需要重启治疗的患者，需要平衡用药风险与获益，谨慎决策[47]。

（7）骨折

SGLT-2 抑制剂通过促进钠、葡萄糖排泄，影响骨矿物质代谢、甲状旁腺激素和 1, 25-二羟维生素 D 水平，从而可能间接影响骨转换及骨密度，增加骨微细结构破坏，进而增加骨折风险[48]。同时因低血糖、低血容量等不良反应引起的意外跌倒也可能导致骨折的发生。

CANVAS 研究结果显示，卡格列净组的骨折发生率显著高于安慰剂组[2]。但 CREDENCE、EMPA-REG、DECLARE-TIMI 58、DAPA-CKD、DAPA-HF 和 EMPEROR-Reduced 研究均显示 SGLT-2 抑制剂组骨折发生率与安慰剂比较差异无统计学意义[1, 3-5 7, 21]。一项纳入 27 项随机对照试验的荟萃分析显示，SGLT-2 抑制剂不增加骨折风险，进一步亚组分析发现，不同类型的 SGLT-2 抑制剂与骨折风险无关。另有一项关于卡格列净与安慰剂对照的研究表明,对老年 2 型糖尿病患者使用卡格列净治疗超过 104 周后,髋部的骨密度显著降低,但其他部位的骨密度却没有显著降低。SGLT-2 抑制剂对骨折风险的影响仍有争议,未来仍需更多的随机对照试验、荟萃分析和大型真实世界研究来分析其对骨代谢、骨密度和骨折的影响。

建议在使用 SGLT-2 抑制剂前充分评估患者跌倒风险,对于有较高骨折风险的患者,如既往有骨折史、高龄、有骨质疏松症的患者,可考虑监测骨密度以评估骨折风险,权衡利弊和获益后决定是否用药[49]。同时因慢性肾脏病患者患肾性骨病的风险增加,建议在使用 SGLT-2 抑制剂期间对包括钙、磷和甲状旁腺激素在内的骨代谢指标进行监测,以降低骨折风险。

1.4.3　特殊人群用药

(1)未成年人

目前关于 18 岁以下未成年人使用 SGLT-2 抑制剂的治疗数据不足,因此对该人群使用 SGLT-2 抑制剂带来的获益和风险尚不清楚。目前并不推荐未成年人使用 SGLT-2 抑制剂。

(2)孕妇和哺乳期患者

孕妇接受 SGLT-2 抑制剂治疗的数据有限。动物研究发现使用 SGLT-2 抑制剂后,幼年大鼠出生后出现肾盂及肾小管不可逆性扩张等不良反应。基于动物研究数据,不建议孕妇使用 SGLT-2 抑制剂,在备孕和妊娠期间将 SGLT-2 抑制剂转换为胰岛素治疗。

目前关于哺乳期使用 SGLT-2 抑制剂的研究数据较为缺乏。SGLT-2 抑制剂蛋白结合率高,乳汁中 SGLT-2 抑制剂及其代谢产物的浓度较高,可能对婴儿肾脏发育产生风险,不建议哺乳期妇女使用 SGLT-2 抑制剂。

(3)肾功能异常患者

SGLT-2 抑制剂的药效作用依赖于一定水平的肾功能,因此需要根据肾功能调整药物剂量[50]。轻度肾损伤患者使用时一般无须调整药物剂量,中重度肾损伤患者使用时需要减量或避免使用。终末期肾病及透析患者则禁忌使用 SGLT-2 抑制剂。

(4)肝功能异常患者

SGLT-2 抑制剂基本不通过肝药酶代谢,轻度肝损伤患者使用时无须调整剂量,重度肝损伤患者使用时,需要综合评估用药获益和风险,谨慎用药。

(罗　群　许由珺)

参 考 文 献

[1] Zinman B,Wanner C,Lachin JM,et al. Empagliflozin,cardiovascular outcomes,and mortality in type 2 diabetes[J]. N Engl J Med,2015,373(22):2117-2128.

[2] Neal B,Perkovic V,Mahaffey KW,et al. Canagliflozin and cardiovascular and renal events in type 2 diabetes[J]. N Engl J Med,2017,377(7):644-657.

[3] Wiviott SD，Raz I，Bonaca MP，et al. Dapagliflozin and cardiovascular outcomes in type 2 diabetes[J]. N Engl J Med，2019，380（4）：347-357.

[4] McMurray JJV，Solomon SD，Inzucchi SE，et al. Dapagliflozin in patients with heart failure and reduced ejection fraction[J]. N Engl J Med，2019，381（21）：1995-2008.

[5] Packer M，Anker SD，Butler J，et al. Cardiovascular and renal outcomes with empagliflozin in heart failure[J]. N Engl J Med，2020，383（15）：1413-1424.

[6] Anker SD，Butler J，Filippatos G，et al. Empagliflozin in heart failure with a preserved ejection fraction[J]. N Engl J Med，2021，385（16）：1451-1461.

[7] Perkovic V，Jardine MJ，Neal B，et al. Canagliflozin and renal outcomes in type 2 diabetes and nephropathy[J]. N Engl J Med，2019，380（24）：2295-2306.

[8] American Diabetes Association Professional Practice Committee. 11. Chronic kidney disease and risk management：Standards of medical care in diabetes—2022[J]. Diabetes Care，2022，45（Suppl 1）：S175-S184.

[9] Rossing P，Caramori ML，Chan JCN，et al. Executive summary of the kdigo 2022 clinical practice guideline for diabetes management in chronic kidney disease：an update based on rapidly emerging new evidence[J]. Kidney Int，2022，102（5）：990-999.

[10] Visseren FLJ，Mach F，Smulders YM，et al. 2021 ESC Guidelines on cardiovascular disease prevention in clinical practice[J]. Eur Heart J，2021，42（34）：3227-3337.

[11] Heidenreich PA，Bozkurt B，Aguilar D，et al. 2022 AHA/ACC/HFSA guideline for the management of heart failure：executive summary：a report of the American college of cardiology/american heart association joint committee on clinical practice guidelines[J]. Circulation，2022，145（18）：e876-e894.

[12] Garcia-Ropero A，Badimon JJ，Santos-Gallego CG. The pharmacokinetics and pharmacodynamics of SGLT2 inhibitors for type 2 diabetes mellitus：the latest developments[J]. Expert Opin Drug Metab Toxicol，2018，14（12）：1287-1302.

[13] Packer M. Mechanisms leading to differential hypoxia-inducible factor signaling in the diabetic kidney：modulation by SGLT2 inhibitors and hypoxia mimetics[J]. Am J Kidney Dis，2021，77（2）：280-286.

[14] Liu X，Xu C，Xu L，et al. Empagliflozin improves diabetic renal tubular injury by alleviating mitochondrial fission via ampk/sp1/pgam5 pathway[J]. Metabolism，2020，111：154334.

[15] Bosch A，Ott C，Jung S，et al. How does empagliflozin improve arterial stiffness in patients with type 2 diabetes mellitus? Sub analysis of a clinical trial[J]. Cardiovasc Diabetol，2019，18（1）：44.

[16] Packer M. Sglt2 inhibitors produce cardiorenal benefits by promoting adaptive cellular reprogramming to induce a state of fasting mimicry：a paradigm shift in understanding their mechanism of action[J]. Diabetes Care，2020，43（3）：508-511.

[17] Kogot-Levin A，Hinden L，Riahi Y，et al. Proximal tubule mTORC1 is a central player in the pathophysiology of diabetic nephropathy and its correction by SGLT2 inhibitors[J]. Cell Rep，2020，32（4）：107954.

[18] Santos-Gallego CG，Requena-Ibanez JA，San Antonio R，et al. Empagliflozin ameliorates adverse Left ventricular remodeling in nondiabetic heart failure by enhancing myocardial energetics[J]. J Am Coll Cardiol，2019，73（15）：1931-1944.

[19] Packer M，Anker SD，Butler J，et al. Effects of sodium-glucose cotransporter 2 inhibitors for the treatment of patients with heart failure：proposal of a novel mechanism of action[J]. JAMA Cardiology，2017，2（9）：1025-1029.

[20] Kang S，Verma S，Hassanabad AF，et al. Direct effects of empagliflozin on extracellular matrix remodelling

in human cardiac myofibroblasts：novel translational clues to explain EMPA-REG OUTCOME results[J]. Can J Cardiol，2020，36（4）：543-553.

[21] Heerspink HJL，Stefánsson BV，Correa-Rotter R，et al. Dapagliflozin in patients with chronic kidney disease[J]. N Engl J Med，2020，383（15）：1436-1446.

[22] Wheeler DC，Toto RD，Stefánsson BV，et al. A pre-specified analysis of the DAPA-CKD trial demonstrates the effects of dapagliflozin on major adverse kidney events in patients with IgA nephropathy[J]. Kidney Int，2021，100（1）：215-224.

[23] Wheeler DC，Jongs N，Stefánsson BV，et al. Safety and efficacy of dapagliflozin in patients with focal segmental glomerulosclerosis：a prespecified analysis of the dapagliflozin and prevention of adverse outcomes in chronic kidney disease（DAPA-CKD）trial[J]. Nephrol Dial Transplant，2022，37（9）：1647-1656.

[24] Group TEKC，Herrington WG，Staplin N，et al. Empagliflozin in patients with chronic kidney disease[J]. N Engl J Med，2023，388（2）：117-127.

[25] Solomon SD，McMurray JJV，Claggett B，et al. Dapagliflozin in heart failure with mildly reduced or preserved ejection fraction[J]. N Engl J Med，2022，387（12）：1089-1098.

[26] 中华医学会肾脏病学分会专家组. 糖尿病肾脏疾病临床诊疗中国指南[J]. 中华肾脏病杂志，2021，37（3）：255-304.

[27] 中华医学会糖尿病学分会，朱大龙. 中国 2 型糖尿病防治指南（2020 年版）[J]. 中华糖尿病杂志，2021，7（4）：315-409.

[28] 廖玉华，余淼，袁璟，等. 心力衰竭 SGLT2 抑制剂临床应用的中国专家共识[J]. 临床心血管病杂志，2022，38（8）：599-605.

[29] Lega IC，Bronskill SE，Campitelli MA，et al. Sodium glucose cotransporter 2 inhibitors and risk of genital mycotic and urinary tract infection：a population-based study of older women and men with diabetes[J]. Diabetes Obes Metab，2019，21（11）：2394-2404.

[30] Zhang N，Yu X，Zhang K，et al. A retrospective case series of Fournier's gangrene：necrotizing fasciitis in perineum and perianal region[J]. BMC Surg，2020，20（1）：259.

[31] Paudel S，John PP，Poorbaghi SL，et al. Systematic review of literature examining bacterial urinary tract infections in diabetes[J]. J Diabetes Res，2022，2022：3588297.

[32] Cannon CP，Pratley R，Dagogo-Jack S，et al. Cardiovascular outcomes with ertugliflozin in type 2 diabetes[J]. N Engl J Med，2020，383（15）：1425-1435.

[33] Bhatt DL，Szarek M，Pitt B，et al. Sotagliflozin in patients with diabetes and chronic kidney disease[J]. N Engl J Med，2021，384（2）：129-139.

[34] Milder DA，Milder TY，Kam PCA. Sodium-glucose co-transporter type-2 inhibitors：pharmacology and peri-operative considerations[J]. Anaesthesia，2018，73（8）：1008-1018.

[35] Sampani E，Sarafidis P，Papagianni A. Euglycaemic diabetic ketoacidosis as a complication of SGLT-2 inhibitors：epidemiology，pathophysiology，and treatment[J]. Expert Opin Drug Saf，2020，19（6）：673-682.

[36] van Baar MJB，van Ruiten CC，Muskiet MHA，et al. SGLT2 inhibitors in combination therapy：from mechanisms to clinical considerations in type 2 diabetes management[J]. Diabetes Care，2018，41（8）：1543-1556.

[37] Palmer SC，Mavridis D，Nicolucci A，et al. Comparison of clinical outcomes and adverse events associated with glucose-lowering drugs in patients with type 2 diabetes：a meta-analysis[J]. JAMA，2016，316（3）：313-324.

[38] Neal B，Perkovic V，Matthews DR. Canagliflozin and cardiovascular and renal events in type 2 diabetes[J]. N Engl J Med，2017，377（21）：2099.

[39] Wanner C，Inzucchi SE，Lachin JM，et al. Empagliflozin and progression of kidney disease in type 2 diabetes[J]. N Engl J Med，2016，375（4）：323-334.

[40] Jackson AM，Dewan P，Anand IS，et al. Dapagliflozin and diuretic use in patients with heart failure and reduced ejection fraction in DAPA-HF[J]. Circulation，2020，142（11）：1040-1054.

[41] Kraus BJ，Weir MR，Bakris GL，et al. Characterization and implications of the initial estimated glomerular filtration rate 'dip' upon sodium-glucose cotransporter-2 inhibition with empagliflozin in the EMPA-REG OUTCOME trial[J]. Kidney Int，2021，99（3）：750-762.

[42] Sridhar VS，Tuttle KR，Cherney DZI. We can finally stop worrying about SGLT2 inhibitors and acute kidney injury[J]. Am J Kidney Dis，2020，76（4）：454-456.

[43] van Bommel EJM，Muskiet MHA，van Baar MJB，et al. The renal hemodynamic effects of the SGLT2 inhibitor dapagliflozin are caused by post-glomerular vasodilatation rather than pre-glomerular vasoconstriction in metformin-treated patients with type 2 diabetes in the randomized，double-blind RED trial[J]. Kidney Int，2020，97（1）：202-212.

[44] Mosenzon O，Wiviott SD，Cahn A，et al. Effects of dapagliflozin on development and progression of kidney disease in patients with type 2 diabetes：an analysis from the DECLARE-TIMI 58 randomised trial[J]. Lancet Diabetes Endocrinol，2019，7（8）：606-617.

[45] Committee W，Maddox TM，Januzzi JL Jr，et al. 2021 update to the 2017 ACC expert consensus decision pathway for optimization of heart failure treatment：answers to 10 pivotal issues about heart failure with reduced ejection fraction：a report of the American college of cardiology solution set oversight committee[J]. J Am Coll Cardiol，2021，77（6）：772-810.

[46] Fralick M，Patorno E，Fischer MA. Sodium-glucose cotransporter 2 inhibitors and the risk of amputation：results and challenges from the real world[J]. JAMA Intern Med，2018，178（9）：1199-1200.

[47] Chang HY，Singh S，Mansour O，et al. Association between sodium-glucose cotransporter 2 inhibitors and lower extremity amputation among patients with type 2 diabetes[J]. JAMA Intern Med，2018，178（9）：1190-1198.

[48] Taylor SI，Blau JE，Rother KI. Possible adverse effects of SGLT2 inhibitors on bone[J]. Lancet Diabetes Endocrinol，2015，3（1）：8-10.

[49] Zhuo M，Hawley CE，Paik JM，et al. Association of sodium-glucose cotransporter-2 inhibitors with fracture risk in older adults with type 2 diabetes[J]. JAMA Netw Open，2021，4（10）：e2130762.

[50] Barnett AH，Mithal A，Manassie J，et al. Efficacy and safety of empagliflozin added to existing antidiabetes treatment in patients with type 2 diabetes and chronic kidney disease：a randomised，double-blind，placebo-controlled trial[J]. Lancet Diabetes Endocrinol，2014，2（5）：369-384.

第2章 胰高血糖素样肽-1受体激动剂

随着糖尿病在全球发病率的持续攀升，患有糖尿病并发症的人数也将达到前所未有的规模。全球目前糖尿病患者约5.1亿，预计2030年将增至5.7亿，而到2045年将增至6.4亿，预计增幅将达25%。而我国目前糖尿病患者约1.4亿，到2045年预计将增至1.7亿。糖尿病肾病（diabetic kidney disease，DKD）作为糖尿病引起的一个主要微血管并发症，其在欧美国家长期占据终末期肾病（end-stage renal disease，ESRD）病因的首位，DKD占ESRD的近50%。近年来，DKD已经成为我国住院慢性肾脏病患者的首位病因，对人民健康和社会经济均造成了沉重的负担[1]。因此，如何更有效地治疗和管理DKD，并延缓DKD发展为ESRD一直是全球糖尿病和肾脏病研究领域的焦点。

多年以来，对于DKD的药物治疗，血管紧张素转化酶抑制剂或血管紧张素受体阻滞剂一直是DKD管理蛋白尿和延缓肾功能进展的主要药物，但未有其他有效药物的临床应用，因此迫切需要寻找新的治疗药物来预防DKD的进展。欣喜的是，近年来新型降糖药物包括SGLT-2抑制剂和肠促胰岛素类药物的出现显著改变了糖尿病和DKD的治疗前景。其中，肠促胰岛素类药物包括胰高血糖素样肽-1（glucagon-like peptide-1，GLP-1）受体激动剂和DPP-4抑制剂，这类药物除了可有效降低血糖外，还被逐渐证实可以降低血压和体重，延缓肾病进展，降低ESRD的风险，降低动脉粥样硬化性心血管事件的风险，以及降低死亡风险。目前已有大量研究表明SGLT-2抑制剂有较显著的肾脏保护作用，虽然肠促胰岛素类药物的肾脏保护作用和机制并未像SGLT-2抑制剂那样被广泛讨论和认知，然而更多进行中的基础和临床研究正在逐步揭示其降糖外的心肾靶器官保护作用和机制[2, 3]。例如，针对利拉鲁肽（liraglutide）、度拉糖肽（dulaglutide）和司美格鲁肽（semaglutide）等GLP-1受体激动剂的临床试验显示这类药物对改善DKD患者蛋白尿、肾功能进展和降低肾脏病复合终点的益处[4, 5]，而另一类肠促胰岛素类药物DPP-4抑制剂的临床试验结果仅观察到其对DKD患者减少蛋白尿的益处，其肾脏保护作用较为局限。因此，GLP-1受体激动剂对糖尿病和DKD患者潜在的临床获益非常值得肾内科医生去了解和重视[6-8]。本章将重点介绍GLP-1受体激动剂这类新药治疗糖尿病和除降糖作用以外的心肾保护作用机制，并对已完成的临床试验和临床应用注意事项做详细的介绍。

2.1 药物概述

GLP-1是一种长度为30个或31个氨基酸的肽激素，源自胰高血糖素原肽的组织特异性翻译后加工。它由结肠内的肠内分泌L细胞和脑干孤束核内的一群神经元在食物消耗后产生。它的激素原为胰高血糖素原，其主要在肠道、大脑和胰腺中表达，并在这些器官内产生不同的激素和肽产物[9]。人体的肠道除了吸收营养等功能外，也被认为是人体最大的内分泌器官，肠道内分泌细胞可分泌和释放多种激素，这些肠源性激素可调节食物消化吸收，以及胰腺和肝脏等器官的功能。目前在肠道内已发现两种肠促胰岛素——抑胃肽（gastric inhibitory polypeptide，GIP）和 GLP-1，研究表明只有在肠道和大脑产生的游离 GLP-1 可以与 GLP-1 受体相互作用。GLP-1 已知的主要生物学作用是作为人体的食欲、热量摄入和血糖的生理调节因子，这些作用由进餐后的 GLP-1 增加介导，包括在摄入碳水化合物后刺激胰岛 B 细胞分泌胰岛素、抑制胰岛 A 细胞分泌胰高血糖素、减缓胃排空并通过直接作用于中枢神经系统诱导饱腹感。进一步研究表明，GLP-1 这些重要的生物学作用是通过其与 GLP-1 受体的结合来介导和发挥的。GLP-1 受体是一种 G 蛋白偶联受体，属于 B 类 G 蛋白偶联受体（G-protein-coupled receptor，GPCR）家族，可被内源性 GLP-1 和合成的 GLP-1 受体激动剂激活而发挥作用[10]。基于这些理论基础，GLP-1 受体激动剂经过药物研发、大量的临床前试验和临床试验，最终被广泛用于 2 型糖尿病患者的降糖治疗，且其除降糖外对患者体重的控制和额外心肾获益的作用也被进一步证实，这是一个里程碑式的发现[11]。

药物设计或药物递送的技术方法使人工合成的 GLP-1 受体激动剂类药物的半衰期延长至 1 周，远远超过了内源性 GLP-1 的半衰期。GLP-1 受体激动剂通常有两个主要的结构类型，分别为基于毒蜥外泌肽-4（exendin-4）的化合物和基于人源 GLP-1 的类似物。基于短效毒蜥外泌肽-4 的化合物的代表药物有艾塞那肽（exenatide）和利西那肽（lixisenatide），这类降糖药物的半衰期较短，为 2~4 小时，可对胃排空产生强烈的急性抑制作用，并具有强大的餐后抗高血糖作用，其诱导的胃排空延迟降低了葡萄糖进入十二指肠的速度，从而减慢了葡萄糖在循环中的吸收。与之相比，基于人源 GLP-1 的药物与天然 GLP-1 的序列同源性高于基于毒蜥外泌肽-4 的药物，这使得它们能够更好地接近内源性 GLP-1 的功能，半衰期更长和疗效也更好，其代表药物包括目前已上市且较广泛使用的以皮下注射方式给药的利拉鲁肽、司美格鲁肽、度拉糖肽，以及 2021 年在美国新上市的司美格鲁肽口服制剂。当以推荐剂量、推荐给药间隔给药时，这类长效 GLP-1 受体激动剂可以持久并稳定地介导 GLP-1 受体激活，且与短效药物相比，血液中持续升高的药物水平和相关的 GLP-1 受体激活可使糖化血红蛋白（HbA1c）和空腹血糖的降低幅度更大，而对胃排空的影响不如短效药物明显。此外，这类药物可通过中枢神经系统来影响食欲和引起饱腹感，这个作用可能是 GLP-1 受体激动剂介导体重下降的一个主要因素[12]。

2005 年艾塞那肽作为首个 GLP-1 受体激动剂类药物在美国批准上市，之后新研发上市的 GLP-1 受体激动剂进一步改善了此类药物的药物代谢动力学和药物效应动力学，如采用了结合大载体分子来限制肾脏对药物的清除作用，或与其他化合物共同给药以延迟皮下组织的吸收等多种策略，从而延长了这些药物的半衰期和治疗作用。例如，利拉鲁肽和司美格鲁肽通过与血浆白蛋白结合，引起肾脏的药物清除率降低并防止药物降解，利拉鲁肽的半衰期约为 13 小时，而司美格鲁肽因与白蛋白有更高的亲和力，使其半衰期达到 1 周。艾塞那肽的半衰期约为 2.4 小时，但艾塞那肽缓释制剂通过将艾塞那肽与一种可生物降解的聚合物微球偶联，来延缓皮下注射位点药物的释放，半衰期也可达到 1 周。度拉糖肽通过与免疫球蛋白 G 的可结晶片段（Fc）结合，可延缓肾脏对药物的清除，其半衰期约为 5 天[2]。肠促胰岛素 GLP-1 可增强胰岛素分泌并通过广泛的生理作用促进葡萄糖代谢。而 2 型糖尿病患者的肠促胰岛素作用严重降低或丧失，肠促胰岛素系统缺陷是导致葡萄糖不耐受的关键因素。因此，在 GLP-1 介导的降糖作用基础上研发合成的 GLP-1 受体激动剂已在 2 型糖尿病患者群体中广泛使用，其不依赖葡萄糖的心脏和肾脏保护效果及其作用机制也被不断地发现。

2.2　作 用 机 制

本节将介绍 GLP-1 受体激动剂对 2 型糖尿病患者的降糖治疗机制，以及其对心肾等靶器官的获益作用和病理生理机制，其中重点介绍各类型 GLP-1 受体激动剂对糖尿病肾病的保护作用及其机制。

通常，GLP-1 受体激动剂类药物可将 HbA1c 水平降低约 1.0%，然而，具体降低的程度取决于药物类型、剂量、基线 HbA1c 水平和基础治疗的选择。在为个体患者选择最合适的药物时，应考虑短效和长效 GLP-1 受体激动剂的药物代谢动力学和药物效应动力学特征之间的差异。短效 GLP-1 受体激动剂一般在餐前给药，可以强烈抑制餐后胰高血糖素水平并显著延缓胃排空，延缓葡萄糖进入十二指肠的速度，阻碍餐后葡萄糖的吸收，从而主要降低餐后血糖。由于短效 GLP-1 受体激动剂血浆药物浓度下降很快，对之后的空腹状态和下一次进餐的影响较小。相比之下，长效 GLP-1 受体激动剂可以更强烈地降低空腹血糖，主要是由于长效制剂的药物浓度保持长时间升高，而对葡萄糖依赖性胰岛素分泌具有持续刺激作用。与短效 GLP-1 受体激动剂不同，长效制剂在给药后不会明显地中断胃动力，因而对餐后血糖的影响不如短效制剂显著。长效制剂对胃排空的影响不明显主要归因于持续的 GLP-1 受体激活引起的药物耐受[13]。

在 GLP-1 受体激动剂的降糖作用机制基本明确后，国际上对各种新批准的 2 型糖尿病降糖药物开展了大规模的心血管结局研究（cardiovascular outcomes trials，CVOT），通常包括主要的心血管疾病结果和次要的肾脏病结果。这里重点讨论 GLP-1 受体激动剂降糖药物的肾脏病结果，令人欣喜的是，各种类型的 GLP-1 受体激动剂在这些临床试验研究中都表现出肾脏获益和肾脏保护作用[14, 15]。例如，在 2 型糖尿病患者的治疗中，度拉糖肽相比甘精胰岛素可以明显减缓 eGFR 下降幅度，且度拉糖肽的这种肾功能保护作用独立于降糖作用，并且在有大量蛋白尿的糖尿病患者中最为显著。而关于利拉鲁肽的临床试验研究表明，与安慰剂相比，利拉鲁肽可减少 DKD 患者的白蛋白尿并保护肾功能，还可有效降低持续性大量白蛋白尿、血清肌酐水平持续翻倍、肾衰竭或肾病死亡等肾脏病结局的发生率。同样，研究发现司美格鲁肽可以有效减少糖尿病患者肾病的发病率和恶化率，且考虑司美格鲁肽的肾脏保护作用与其可减少大量白蛋白尿相关[2]。

近年来国内外一直在积极研究肠促胰岛素对糖尿病患者肾脏影响和保护的作用机制，其保护机制可能包括免疫调节、抗炎和抗氧化等作用。DKD 发病机制较为复杂，涉及糖尿病环境下的代谢变化和免疫失调、肾脏的血流动力学损伤、炎症和氧化应激水平升高、线粒体结构和功能失调、细胞自噬保护作用减弱和凋亡增加，以及组织纤维化等多个发病因素。研究表明炎症、氧化应激和纤维化的生物标志物可以在早期 DKD 患者的尿液和血液中检测到。高糖环境下长时间的炎症促使大量促炎细胞因子如 IL-1、IL-6、IL-18 和肿瘤坏死因子（tumor necrosis factor，TNF）、趋化分子如 CCL2 的释放，同时线粒体呼吸链产生过量的活性氧（reactive oxygen species，ROS），ROS 引起 DNA 链断裂，激活与 DNA 修复有关的多 ADP 核糖聚合酶（PARP），PARP 通过改变修饰甘油醛-3-磷酸脱氢酶（GAPDH）抑制其活性，从而激活晚期糖基化终末产物（AGE），使其形成增加，还可激活蛋白激酶 C（PKC）、增加多元醇通路活性和激活己糖胺途径等多条生化途径，而这些途径也可进一步引起 ROS 的积聚，激活血管内皮损伤通路，导致细胞的损伤和凋亡，从而造成肾脏等多个靶器官的损伤和纤维化。此外，DKD 的发生发展还和 JAK、NF-κB、丝裂原活化蛋白激酶（MAPK）、转化生长因子-β（TGF-β）等多个炎症和氧化应激相关的信号通路激活密切相关[16-18]。

在深入了解 DKD 分子发病机制的基础上，将 GLP-1 受体激动剂对 DKD 的治疗和肾脏保护作用机制分为几个方面来具体阐述（图 2-1）。首先，肠促胰岛素可通过降低高血糖和强化血糖控制来降低肾小球高滤过和高压力，并且减弱肾脏对糖尿病中氨基酸或胰高血糖素等升高肾小球滤过率的敏感性，同时可能减少异常代谢产物如 AGE 的形成，而 AGE 的形成会激活固有免疫系统并导致持续的炎症；此外，降低血糖也可减弱高糖诱导的 NADPH 氧化酶的活性，从而改善糖尿病环境下肾脏的氧化应激[19]。然而，除了通过降低血糖来保护肾脏外，GLP-1 受体激动剂也表现出降糖之外独立的减轻糖尿病肾损伤的作用机制。这些直接的肾脏保护机制包括抗炎症、抗氧化、免疫调控、排尿利钠和抗纤维化等多种分子作用机制[2, 20, 21]。

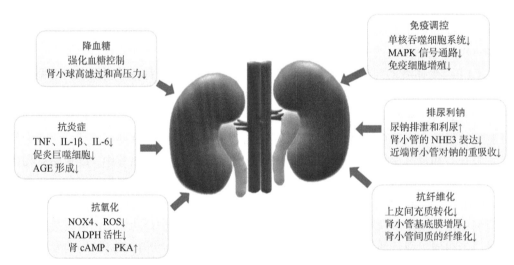

图 2-1　GLP-1 受体激动剂在糖尿病环境下的潜在肾脏保护作用机制示意图

在 DKD 小鼠模型中，实验证实 GLP-1 受体激动剂利拉鲁肽可通过下调 NOX4、NF-κB、TGFβ1 和 ICAM1 在肾脏的表达，降低 NADPH 活性和激活 PKA 信号通路，减少促炎细胞因子（TNF 和 IL-1β）的产生及促炎巨噬细胞对肾脏的浸润等多条途径来降低肾脏的氧化应激和炎症水平[22, 23]。此外，这类肠促胰岛素还阻断了单核吞噬细胞系统的激活，减少了炎症细胞的侵袭，并减少了促炎细胞因子、趋化因子、黏附分子和促纤维化信号的产生，从而减轻 DKD 的病理损伤，包括阻碍肾小球系膜基质扩张和基底膜增厚，以及增加足细胞数目等，在临床上表现为糖尿病小鼠白蛋白尿减少和肾小球高滤过的改善，且在糖尿病大鼠实验中也得到了类似的结果[2]。此外，GLP-1 受体激动剂可通过介导循环生物标志物的变化对免疫系统起调控作用。系列研究表明度拉糖肽、艾塞那肽等多种肠促胰岛素可降低人体的 C 反应蛋白（CRP）水平，并抑制免疫细胞增殖和氧化应激，其具体可能机制包括下调 MAPK 信号通路的激活，减少 ROS 的产生，减少促炎细胞因子 TNF、IL-1β 和 IL-6，以及减少趋化因子 CCL5 和 CXCL10。与之类似，利拉鲁肽在治疗糖尿病患者时，可调节巨噬细胞功能，导致促炎巨噬细胞减少和抗炎巨噬细胞增加，还能减少促炎细胞因子 TNF、IL-1β 和 IL-6，上调 IL-10 和血清脂联素的水平。同时，利拉鲁肽治疗还可降低白蛋白尿水平和尿中性粒细胞明胶酶相关载脂蛋白（NGAL）水平，并减少肾小球细胞增殖和免疫球蛋白沉积。此外，GLP-1 对各种组织具有抗氧化保护作用。在 GLP-1 受体敲除的糖尿病小鼠模型中观察到增加的肾小球 ROS、NADPH 上调，肾脏 cAMP 和 PKA 活性降低。用利拉鲁肽治疗可抑制糖尿病小鼠肾病的进展，表现为蛋白尿和肾小球系膜基质扩张减少，肾小球 ROS 和 NADPH 水平降低，以及肾 cAMP 和 PKA 升高，表明其在保护慢性高血糖状态下减轻肾脏氧化应激方面发挥着重要的作用[24]。而另一项研究显示利拉鲁肽可通过抑制脂质合成和促进脂肪分解来减轻 DKD 大鼠的肾小管异位脂质沉积[25]。这些研究表明 GLP-1 受体激动剂通过其抗炎、抗氧化、调控脂质代谢和抗纤维化等作用机制来减轻 DKD 结构损伤，包括减轻肾小球系膜基质扩张、修复足细胞功能、减少炎症细胞浸润、阻碍肾小管基底膜增厚和小管间质的纤维化[26-29]。

此外，GLP-1 受体激动剂还表现出排钠和利尿作用。在高血压大鼠的实验模型中，由于局部一氧化氮产生增加，GLP-1 受体激动剂的治疗增加了尿钠排泄并具有利尿作用，伴随着血流量增加和肾脏血管阻力降低。与动物模型相似，GLP-1 受体激动剂在健康志愿者和肥胖或糖尿病患者中也可诱导尿钠排泄增多。其产生尿钠排泄的作用机制之一是介导抑制钠-氢交换蛋白 3（NHE3）的表达。GLP-1 与其受体的结合可激活 PKA，诱导随后的 NHE3 磷酸化，从而引起近端肾小管对钠重吸收的抑制。虽然 GLP-1 受体激动剂如何通过诱导尿钠排泄作用产生 DKD 肾脏保护作用的机制尚未完全阐明，但目前有两种可能的机制来阐释这一机制途径，一种解释是这类药物诱导肾小管 NHE3 活性降低，氯化钠远端输送增加而激活管球反馈，从而降低糖尿病环境下肾小球的高滤过和高压力；另一种解释为这类药物通过尿钠排泄的增加和利尿作用引起血压尤其是收缩压的下降，从而间接保护肾脏[30, 31]。

2.3　临床试验

对一系列新型的 GLP-1 受体激动剂均开展了国际多中心大规模的临床药物试验，以充分评估这类药物的疗效和安全性。特别是在美国 FDA 的建议下，还对各种 GLP-1 受体激动剂开展了大规模的 CVOT，以评估其对心血管的安全性，这些 CVOT 通常包括了主要的心血管结局和次要的肾脏结局[32]。下面将介绍对这些药物开展的临床试验中的肾脏相关研究结果。

在对 2 型糖尿病患者使用利拉鲁肽治疗的 LEADER 研究中，试验招募了 9340 名有心血管高风险的 2 型糖尿病患者，其中约 23% 的参与者患有中度至重度 CKD。该临床试验糖尿病微血管方面的研究结果显示，与安慰剂组相比，利拉鲁肽治疗组的新发肾病或肾病恶化的发生率下降了 22%，大量白蛋白尿的发生率下降了 26%，且利拉鲁肽治疗组中包括新发持续性大量白蛋白尿、血清肌酐水平持续加倍、肾衰竭或因肾病死亡的肾脏复合结局减少[33, 34]。

在使用度拉糖肽治疗的 AWARD-7 研究中调查了度拉糖肽对 577 名 2 型糖尿病合并中重度 CKD 患者的疗效[平均 eGFR 38ml/（min·1.73m^2）]，将研究参与者随机分配到接受度拉糖肽针 1.5mg 每周一次、度拉糖肽针 0.75mg 每周一次或甘精胰岛素（剂量个体化）每日一次这 3 个治疗组中，在 52 周时评估 eGFR 和 UACR。结果显示与甘精胰岛素治疗组相比，每周使用度拉糖肽 0.75mg 或 1.5mg 治疗组在 52 周时的平均 eGFR 下降幅度显著低于甘精胰岛素组，在这些患者中，甘精胰岛素组的平均 eGFR 下降为 5.5ml/（min·1.73m^2），而度拉糖肽 0.75mg 和 1.5mg 组的平均 eGFR 分别下降为 0.7ml/（min·1.73m^2）和 0.5ml/（min·1.73m^2）。但是度拉糖肽组和甘精胰岛素组对患者 UACR 降低的差异无统计学意义[35]。

而另一项关于度拉糖肽的 REWIND 研究中，次要肾脏结局显示，在对参与研究的糖尿病患者平均随访 5.4 年后，与安慰剂组相比，度拉糖肽治疗组的复合肾脏结局（即新发大量白蛋白尿、eGFR 从基线持续下降≥30% 或需要慢性肾脏替代治疗）显著减少（HR=0.85，95% CI 0.77～0.93，P = 0.0004），因此，REWIND 研究扩展了 AWARD-7 研究晚期 DKD 患者试验的证据，表明度拉糖肽对无 DKD 或早期 DKD 患者也具有肾脏保护作用[36]。

评估司美格鲁肽在 2 型糖尿病受试者中心血管和其他事件长期结局的试验（SUSTAIN-6）评估了注射用司美格鲁肽与安慰剂相比心血管安全性的非劣效性[37]。该研究共纳入 3297 名患有 2 型糖尿病并确定心血管疾病和（或）CKD 的患者。SUSTAIN-6 研究包括新发或恶化的肾病次要结果，定义为持续大量白蛋白尿、血清肌酐水平持续加倍、eGFR ＜45ml/（min·1.73m^2）或需要持续肾脏替代治疗。结果显示司美格鲁肽组新发或肾病恶化的发生率显著低于安慰剂组（HR=0.64，95% CI 0.46～0.88，P = 0.005）。同时该研究观察到司美格鲁肽可持续降低蛋白尿，这一作用早在治疗 16 周时即可观察到，并且持续长达 2 年的治疗期，可使新发的大量白蛋白尿发生率降低 46%，提示司美格鲁肽降低新发和肾病恶化率的作用可能是由其可持续降低蛋白尿的效果所致。此外，针对司美格鲁肽的另一项 FLOW 研究目前正在进行中，该研究专门观察评估司美格鲁肽在 2 型糖尿病患者治疗中是否可以延缓肾病的发展并降低主要肾脏复合结局，包括 eGFR 下降 50%、肾衰竭、死于肾脏或心血管疾病。其结果将有助于深入了解 GLP-1 受体激动剂对 DKD 的治疗作用。

一项艾塞那肽微球长效制剂降低心血管事件的研究（EXSCEL）共招募了 14 752 名患有或既往没有心血管疾病的 2 型糖尿病患者。艾塞那肽组和安慰剂组分别有 2.2% 和 2.5% 的糖尿病患者出现新发的大量白蛋白尿（HR=0.87，95% CI 0.70～1.07），但在肾脏复合终点事件（包括 eGFR 下降 40%、肾脏替代、肾脏死亡或大量白蛋白尿）的发生率上，艾塞那肽组和安慰剂组之间没有显著的统计学差异[38]。在其他临床试验中，艾塞那肽微球长效制剂的治疗显示可降低 2 型糖尿病伴蛋白尿患者的 UACR[39]。

利西那肽治疗急性冠状动脉综合征试验（ELIXA）共招募了 6068 名患有 2 型糖尿病且有心肌梗死或不稳定型心绞痛病史的患者，平均随访 108 周，结果显示与安慰剂相比，利西那肽可使新发大量白蛋白尿和 UACR 进展的风险降低[40, 41]。

2.4　临床应用与注意事项

目前在我国批准上市的 GLP-1 受体激动剂药物均为针剂，2021 年在美国新上市了司美格鲁肽的口服制剂。GLP-1 受体激动剂药物针剂有一些共同特征，但每种药物使用方法不同，这里将首先介绍 GLP-1 受体激动剂针剂使用的共同特点和注意事项，然后再对每种药品的使用特性做具体介绍，以方便临床医师快速掌握每种 GLP-1 受体激动剂在临床上的使用方法和相关注意事项。

GLP-1 受体激动剂适用于成人 2 型糖尿病患者，禁用于 1 型糖尿病、糖尿病酮症酸中毒、妊娠期和哺乳期患者，一般在计划妊娠前应至少停用该类药物 2 个月。其针剂药物通常在腹部、大腿或上臂进行皮下注射，不可静脉注射或肌内注射。一种 GLP-1 受体激动剂不应与其他 GLP-1 受体激动剂联合使用。值得注意的是，各类型的 GLP-1 受体激动剂在啮齿动物实验中，高剂量暴露时可引起甲状腺 C 细胞肿瘤，但尚不清楚这类药物是否会导致人类的甲状腺 C 细胞肿瘤，考虑到其潜在风险，这类药物禁用于有甲状腺髓样癌个人或家族史的患者，以及多发性内分泌肿瘤综合征Ⅱ型（MENⅡ）患者。

2.4.1　利拉鲁肽

利拉鲁肽是通过基因重组技术，利用酵母生产的人 GLP-1 类似物。利拉鲁肽注射液使用方法为皮下注射，每天注射一次，推荐该药物在每天同一时间注射。为了改善胃肠耐受性，起始剂量为每天 0.6mg，使用至少 1 周后，剂量应增至每天 1.2mg。如果需要进一步控制血糖水平，在以 1.2mg 每天一次治疗至少 1 周后，剂量可酌情增至每天 1.8mg，推荐每日剂量不超过 1.8mg。利拉鲁肽可与二甲双胍联合治疗，而无须改变二甲双胍剂量；但与磺酰脲类药物联合治疗时，应考虑减少磺酰脲类药物的剂量，并需定期监测血糖，以降低低血糖的风险。

利拉鲁肽用于轻度、中度或重度肾损伤患者时不需要调整剂量，但在终末期肾病患者中无治疗经验，目前不推荐该药物用于终末期肾病患者，也不推荐用于重度肝损伤患者。

利拉鲁肽最常见的不良反应为恶心和腹泻，其他常见不良反应包括鼻咽炎、支气管炎、低血糖、厌食、食欲下降、头痛头晕、心率增快、呕吐、便秘、胃食管反流病、皮疹、乏力、脂肪酶或淀粉酶升高等，偶见不良反应为脱水、胆石症、胆囊炎、荨麻疹、急性肾损伤，速发型超敏反应和胰腺炎罕见。

2.4.2　司美格鲁肽

司美格鲁肽注射液为皮下注射，每周注射一次，可在一天中任意时间注射，无须根据进餐时间给药。起始注射剂量为 0.25mg 每周一次，4 周后应增至 0.5mg 每周一次。在以 0.5mg 每周一次治疗至少 4 周后，如果需要进一步控制血糖水平，剂量可酌情增至 1mg 每周一次，一般不推荐每周剂量超过 1mg。当司美格鲁肽用于联合已有的二甲双胍治疗时，可维持当前二甲双胍剂量不变；但与磺酰脲类药物联合治疗时，应考虑减少磺酰脲类药物的剂量，并需定期监测血糖，以降低低血糖的风险。此外，司美格鲁肽的口服剂型已在国外上市，其用法用量为每天一次口服，起始口服剂量为 3mg 每天一次，每天第一次进食或喝水前至少前 30 分钟服药，且随药物一起服用的水不可超过 120ml。在 3mg 每天一次口服 30 天后，增至 7mg 每天一次。在以 7mg 每天一次治疗至少 1 个月后，如果需要进一步控制血糖水平，剂量可最大增至 14mg 每天一次[2]。司美格鲁肽禁用于有甲状腺髓样癌个人史或家族史的患者及 MEN Ⅱ 患者。应告知患者该药物可能引起甲状腺髓样癌的潜在风险和甲状腺肿瘤的症状，尽管目前两者在人类中的相关性尚未确定。对于有肾损伤的特殊人群，司美格鲁肽在轻度、中度或重度肾损伤患者中使用时无须调整剂量，但在重度肾损伤患者中使用司美格鲁肽的经验有限，不推荐终末期肾病患者使用该药物。

司美格鲁肽常见不良反应为胃肠系统症状，包括恶心、腹泻和呕吐，通常这些胃肠不良反应为轻度或中度且持续时间较短。其他常见不良反应包括食欲下降，合并其他降糖药时发生低血糖、头晕、糖尿病视网膜病变、腹胀腹痛、便秘、胃食管反流病、胆石症、疲乏、脂肪酶或淀粉酶升高、体重下降等，药物过敏反应和急性胰腺炎较为少见。

2.4.3　度拉糖肽

度拉糖肽注射液适用于控制成人 2 型糖尿病患者的血糖，推荐起始量为 0.75mg 每周一次。为进一步改善血糖控制，剂量可加至 1.5mg 每周一次。最大推荐剂量为 1.5mg 每周一次。可在一天中任意时间进行皮下注射，和进餐与否无关。若遗漏给药，如果距下一次预定给药时间大于 3 天（72 小时），应尽快给药。如果距下一次规定给药时间少于 3 天（72 小时），应放弃这次给药，且定期进行下次计划给药。当在二甲双胍基础上加用度拉糖肽时，可继续二甲双胍的当前剂量。当在磺酰脲类药物基础上加用度拉糖肽时，应当考虑减少磺酰脲类药物的剂量，以降低低血糖的风险。

轻度、中度或重度肾损伤患者[eGFR 15～90ml/（min·1.73m²）]无须进行剂量调整。在终末期肾病患者[<15ml/（min·1.73m²）]中的治疗经验非常有限，因此不推荐度拉糖肽用于此类人群。

度拉糖肽常见不良反应为胃肠系统症状，包括恶心、腹泻和呕吐，这些不良反应通常为轻度或重度，呈一过性。其他不良反应与长效 GLP-1 受体激动剂较类似。值得注意的是，接受度拉糖肽治疗的患者有报告脱水，有时会导致急性肾损伤或肾损伤程度加重，尤其是在治疗开始时。许多报告的不良肾脏事件发生在出现恶心、呕吐、腹泻或脱水的患者中，因此应告知接受度拉糖肽治疗的患者可能发生脱水的风险，尤其是与胃肠道副作用相关的脱水风险，并应采取预防措施，避免体液消耗。此外，曾报告急性胰腺炎与度拉糖肽相关，应告知并观察患者急性胰腺炎的特征性症状，包括持续性剧烈腹痛。若怀疑发生了胰腺炎，应停用度拉糖肽。若确诊胰腺炎，不应再次使用度拉糖肽。此外，在接受 GLP-1 受体激动剂（包括度拉糖肽）治疗的患者中，已有急性肾损伤和 CKD 加重的上市后报告，有时可能需要透析。在这些事件中，不清楚有些患者是否有基础肾病，但大部分患者曾有恶心、呕吐、腹泻或脱水的经历。因此，肾损伤患者在起始度拉糖肽治疗或递增剂量时应谨慎。对于报告严重胃肠道反应的肾损伤患者，应监测其肾功能。

2.4.4　聚乙二醇洛塞那肽

聚乙二醇洛塞那肽是我国首个自主创新的 GLP-1 受体激动剂，是国家一类新药，也是全球第一个聚乙二醇化的长效 GLP-1 受体激动剂，于 2019 年在我国获批上市。对于在饮食控制和运动基础上血糖控制不佳的 2 型糖尿病患者，聚乙二醇洛塞那肽注射液应皮下注射，推荐起始剂量为 0.1mg 每周一次，如血糖控制效果不满意，可增加到 0.2mg 每周一次。该药物可以在一天中任何时间（进餐前或进餐后）使用。忘记注射时，如果距下次计划注射时间超过 3 天，可以立即给予补充注射；如果距下次计划注射时间少于或等于 3 天，则无须补充注射。两针之间应至少间隔 3 天。

对于有肾损伤的特殊人群，聚乙二醇洛塞那肽在轻度肾损伤患者中使用时无须调整剂量，中度肾损伤［肌酐清除率<60ml/（min·1.73m^2）］患者如需使用应降低剂量。该药物目前未在重度肾损伤［肌酐清除率<30ml/（min·1.73m^2）］患者及 ESRD 患者中进行研究，因此不建议在上述患者中使用该药物。聚乙二醇洛塞那肽在老年人中用药剂量无须调整，但不建议 18 岁以下患者使用。

聚乙二醇洛塞那肽主要的不良反应与其他 GLP-1 受体激动剂相同，主要为胃肠道不良反应，包括恶心、呕吐、腹泻等，但发生率均较低，而且多为一过性，严重程度多为轻中度，无重度不良反应。临床试验中有低血糖事件发生，但是发生率较低。其他常见不良反应包括食欲下降、腹胀、头晕、呃逆、乏力等。此外，GLP-1 受体激动剂作为多肽类均具有免疫原性，因此患者在接受该药物治疗后可能会产生抗药抗体，阳性抗体可能对疗效产生一定的影响。

聚乙二醇洛塞那肽预灌封注射器的使用说明如下：注射时，一手拇指和食指轻轻将注射部位的皮肤及皮下脂肪提起，另一手持注射器，针头斜面向上，与皮肤保持 30°～40°倾斜角度或垂直快速刺入皮下（低体重患者建议以 30°～40°角进针）。进针深度应根据皮下脂肪厚度决定，通常针头刺入深度为 0.5～1.0cm，回抽无回血后注入药液。

（詹　明）

参 考 文 献

[1] Zhang L，Long J，Jiang W，et al. Trends in chronic kidney disease in China[J]. N Engl J Med，2016，375（9）：905-906.

[2] Alicic RZ，Cox EJ，Neumiller JJ，et al. Incretin drugs in diabetic kidney disease：biological mechanisms and clinical evidence[J]. Nat Rev Nephrol，2021，17（4）：227-244.

[3] Tuttle KR，Wong L，St Peter W，et al. Moving from evidence to implementation of breakthrough therapies for diabetic kidney disease[J]. Clin J Am Soc Nephrol，2022，17（7）：1092-1103.

[4] Yu JH，Park SY，Lee DY，et al. GLP-1 receptor agonists in diabetic kidney disease：current evidence and future directions[J]. Kidney Res Clin Pract，2022，41（2）：136-149.

[5] Xu Y，Fu EL，Clase CM，et al. GLP-1 receptor agonist versus DPP-4 inhibitor and kidney and cardiovascular outcomes in clinical practice in type-2 diabetes[J]. Kidney Int，2022，101（2）：360-368.

[6] Prattichizzo F，de Candia P，Ceriello A. Diabetes and kidney disease：emphasis on treatment with SGLT-2 inhibitors and GLP-1 receptor agonists[J]. Metabolism，2021，120：154799.

[7] Górriz JL，Soler MJ，Navarro-González JF，et al. GLP-1 receptor agonists and diabetic kidney disease：a call of attention to nephrologists[J]. J Clin Med，2020，9（4）：947.

[8] Sasako T，Yamauchi T. Addressing screams for evidence on renoprotection by GLP-1 receptor agonists[J]. Kidney Int，2022，101（2）：222-224.

[9] Holt MK，Richards JE，Cook DR，et al. Preproglucagon neurons in the nucleus of the solitary tract are the main source of brain GLP-1，mediate stress-induced hypophagia，and limit unusually large intakes of food[J]. Diabetes，2019，68（1）：21-33.

[10] Muskiet MHA，Tonneijck L，Smits MM，et al. GLP-1 and the kidney：from physiology to pharmacology and outcomes in diabetes[J]. Nat Rev Nephrol，2017，13（10）：605-628.

[11] Drucker DJ. Mechanisms of action and therapeutic application of glucagon-like peptide-1[J]. Cell Metab，2018，27（4）：740-756.

[12] Górriz JL，Romera I，Cobo A，et al. Glucagon-like peptide-1 receptor agonist use in people living with type 2 diabetes mellitus and chronic kidney disease：a narrative review of the key evidence with practical considerations[J]. Diabetes Ther，2022，13（3）：389-421.

[13] Vitale M，Haxhi J，Cirrito T，et al. Renal protection with glucagon-like peptide-1 receptor agonists[J]. Curr Opin Pharmacol，2020，54：91-101.

[14] Brown E，Heerspink HJL，Cuthbertson DJ，et al. SGLT2 inhibitors and GLP-1 receptor agonists：established and emerging indications[J]. Lancet，2021，398（10296）：262-276.

[15] Tsuchida KI，Taneda S，Yokota I，et al. The renoprotective effect of once-weekly GLP-1 receptor agonist dulaglutide on progression of nephropathy in Japanese patients with type 2 diabetes and moderate to severe chronic kidney disease（JDDM67）[J]. J Diabetes Investig，2022，13（11）：1834-1841.

[16] Kodera R，Shikata K，Kataoka HU，et al. Glucagon-like peptide-1 receptor agonist ameliorates renal injury through its anti-inflammatory action without lowering blood glucose level in a rat model of type 1 diabetes[J]. Diabetologia，2011，54（4）：965-978.

[17] Zhan M，Usman IM，Sun L，et al. Disruption of renal tubular mitochondrial quality control by Myo-inositol oxygenase in diabetic kidney disease[J]. J Am Soc Nephrol，2015，26（6）：1304-1321.

[18] Zhan M，Usman I，Yu J，et al. Perturbations in mitochondrial dynamics by p66Shc lead to renal tubular oxidative injury in human diabetic nephropathy[J]. Clin Sci（Lond），2018，132（12）：1297-1314.

[19] Meier JJ. GLP-1 receptor agonists for individualized treatment of type 2 diabetes mellitus[J]. Nat Rev Endocrinol，2012，8（12）：728-742.

[20] Przezak A，Bielka W，Pawlik A. Incretins in the therapy of diabetic kidney disease[J]. Int J Mol Sci，2021，22（22）：12312.

[21] Skov J. Effects of GLP-1 in the kidney[J]. Rev Endocr Metab Disord，2014，15（3）：197-207.

[22] Winiarska A，Knysak M，Nabrdalik K，et al. Inflammation and oxidative stress in diabetic kidney disease：the targets for SGLT2 inhibitors and GLP-1 receptor agonists[J]. Int J Mol Sci，2021，22（19）：10822.

[23] Baylan U，Korn A，Emmens RW，et al. Liraglutide treatment attenuates inflammation markers in the cardiac，cerebral and renal microvasculature in streptozotocin-induced diabetic rats[J]. Eur J Clin Invest，2022，52（9）：e13807.

[24] Fujita H，Morii T，Fujishima H，et al. The protective roles of GLP-1R signaling in diabetic nephropathy：possible mechanism and therapeutic potential[J]. Kidney Int，2014，85（3）：579-589.

[25] Kawanami D，Takashi Y. GLP-1 receptor agonists in diabetic kidney disease：from clinical outcomes to mechanisms[J]. Front Pharmacol，2020，11：967.

[26] Tanaka T，Higashijima Y，Wada T，et al. The potential for renoprotection with incretin-based drugs[J]. Kidney Int，2014，86（4）：701-711.

[27] Moellmann J，Klinkhammer BM，Onstein J，et al. Glucagon-like peptide 1 and its cleavage products are renoprotective in murine diabetic nephropathy[J]. Diabetes，2018，67（11）：2410-2419.

[28] Hviid AVR，Sørensen CM. Glucagon-like peptide-1 receptors in the kidney：impact on renal autoregulation[J]. Am J Physiol Renal Physiol，2020，318（2）：F443-F454.

[29] Li R，She D，Ye Z，et al. Glucagon-like peptide 1 receptor agonist improves renal tubular damage in mice with diabetic kidney disease[J]. Diabetes Metab Syndr Obe，2022，15：1331-1345.

[30] Tommerdahl KL，Kendrick J，Bjornstad P. The role of glucagon-like peptide 1（GLP-1）receptor agonists in the prevention and treatment of diabetic kidney disease[J]. Clin J Am Soc Nephrol，2022，17（6）：905-907.

[31] Muskiet MH，Smits MM，Morsink LM，et al. The gut-renal axis：do incretin-based agents confer renoprotection in diabetes?[J]. Nat Rev Nephrol，2014，10（2）：88-103.

[32] Howse PM，Chibrikova LN，Twells LK，et al. Safety and efficacy of incretin-based therapies in patients with type 2 diabetes mellitus and CKD：a systematic review and meta-analysis[J]. Am J Kidney Dis，2016，68（5）：733-742.

[33] Mann JFE，Ørsted DD，Brown-Frandscn K，et al. Liraglutide and renal outcomes in type 2 diabetes[J]. N Engl J Med，2017，377（9）：839-848.

[34] Cherney DZ，Tuttle KR. Liraglutide for the treatment of type 2 diabetes and safety in diabetic kidney disease：liraglutide and diabetic kidney disease[J]. Clin J Am Soc Nephrol，2020，15（4）：444-446.

[35] Tuttle KR，Lakshmanan MC，Rayner B，et al. Dulaglutide versus insulin glargine in patients with type 2 diabetes and moderate-to-severe chronic kidney disease（AWARD-7）：a multicentre，open-label，randomised trial[J]. Lancet Diabetes Endocrinol，2018，6（8）：605-617.

[36] Gerstein HC，Colhoun HM，Dagenais G R，et al. Dulaglutide and cardiovascular outcomes in type 2 diabetes（REWIND）：a double-blind，randomised placebo-controlled trial[J]. Lancet，2019，394（10193）：121-130.

[37] Williams TC，Stewart E. Semaglutide and cardiovascular outcomes in patients with type 2 diabetes[J]. N Engl J Med，2017，376（9）：891.

[38] Holman RR，Bethel MA，Mentz RJ，et al. Effects of once-weekly exenatide on cardiovascular outcomes in

type 2 diabetes[J]. N Engl J Med，2017，377（13）：1228-1239.

[39] van der Aart-van der Beek AB，van Raalte DH，Guja C，et al. Exenatide once weekly decreases urinary albumin excretion in patients with type 2 diabetes and elevated albuminuria：Pooled analysis of randomized active controlled clinical trials[J]. Diabetes Obes Metab，2020，22（9）：1556-1566.

[40] Pfeffer MA，Claggett B，Diaz R，et al. Lixisenatide in patients with type 2 diabetes and acute coronary syndrome[J]. N Engl J Med，2015，373（23）：2247-2257.

[41] Muskiet MHA，Tonneijck L，Huang Y，et al. Lixisenatide and renal outcomes in patients with type 2 diabetes and acute coronary syndrome：an exploratory analysis of the ELIXA randomised，placebo-controlled trial[J]. Lancet Diabetes Endocrinol，2018，6（11）：859-869.

第3章　新型盐皮质激素受体拮抗剂

肾素-血管紧张素系统（renin-angiotensin system，RAS）抑制剂可以减少尿蛋白并延缓肾功能下降，多年来一直是 CKD 的主要治疗手段，但并不能完全阻断疾病的进展。随着 ACEI 或 ARB 治疗时间的延长，部分患者会出现血浆醛固酮水平升高，即"醛固酮逃逸现象"。醛固酮水平过高对心血管系统及肾脏会产生诸多不利影响，最终导致高血压、心肾功能损伤甚至多器官功能衰竭。

醛固酮（aldosterone）是一种盐皮质激素，由肾上腺皮质球状带细胞合成和分泌，它的合成和释放受 RAS 的调节，参与细胞外液量、血压和钾平衡。醛固酮通过盐皮质激素受体（mineralocorticoid receptor，MR）起作用，MR 主要在心脏、肾脏和血管中表达。MR 过度活化可引起内皮功能障碍、纤溶紊乱、氧化应激和心血管、肾脏纤维化，最终导致器官损伤、功能障碍甚至衰竭。非奈利酮（finerenone）作为第三代盐皮质激素受体拮抗剂（mineralocorticoid receptor antagonist，MRA），是一种新型的具有高选择性和强效的非甾体类 MRA，能够阻断 MR 的表达，有效保护心肾功能。

3.1　药　物　概　述

第一代 MRA 螺内酯问世已有几十年，但直到 RALES(Randomized Aldactone Evaluation Study) 试验[1]发表后，临床医生才开始在心血管疾病患者中广泛使用这些药物。螺内酯作为非选择性 MRA，除了可抑制 MR，还有抑制性激素受体的作用，导致男性乳腺发育、勃起功能障碍及女性月经不调[2, 3]等不良反应，在一定程度上限制了其使用范围。对螺内酯副作用的担忧促进了更新、更有选择性的 MRA 的开发。第二代 MRA 依普利酮（eplerenone）能够靶向结合 MR，没有与性激素受体相关的不良反应，特异性较高，但亲和力显著较低，意味着需要更高剂量以获得与螺内酯相似的 MR 阻断作用[4, 5]，而且依普利酮和螺内酯在肾脏分布的浓度均远高于心脏组织的浓度，导致相当一部分患者，尤其是肾功能下降者用药后容易出现高钾血症。因此，虽然二者均积累了一定的心肾保护作用的证据，但上述不良反应限制了其临床的广泛应用。

非奈利酮作为第三代 MRA，是一种新型的具有高选择性和强效的非甾体类 MRA[6-8]，其受体选择特异性高于螺内酯，而受体亲和力又强于依普利酮[9]，这些特性使其可以以较低的剂量达到与前两者相似的治疗效应，又避免了非特异性阻断性激素受体所导致的不良反应。非奈利酮几乎等量分布于心脏和肾脏组织中，这也是非奈利酮较螺内酯和依普利酮具有更强的心脏保护作用、较低高钾血症风险的原因之一[10]。大量证据表明非奈利酮能够改善 CKD 患者蛋白尿，延缓 CKD 的进展。2021 年 7 月，FDA 批准非奈利酮上市，用于治疗患有 2 型糖尿病的 CKD 患者。2022 年 2 月，欧盟批准非奈利酮 10mg 和 20mg 的上市申请，用于治疗与 2 型糖尿病相关的 CKD（3 期和 4 期并伴有白蛋白尿）成人患者。2022 年 6 月，非奈利酮在中国获批用于与 2 型糖尿病相关的 CKD 成人患者。下文将重点介绍第三代 MRA 非奈利酮及其在 CKD 治疗中的应用。

非奈利酮对 MR 的拮抗作用具有高度选择性，其 MR 半数最大抑制浓度（half maximal inhibitory concentration，IC_{50}）为 18nmol/L，糖皮质激素受体、雄激素受体及孕激素受体的 IC_{50} 均＞10 000nmol/L。非奈利酮在肾脏及心脏分布均匀，接近 1∶1，在性腺无分布，不通过血脑屏障。非奈利酮的半衰期短，约 2 小时，且无活性代谢物，高钾血症发生风险较低。

表 3-1 显示了不同 MRA 的主要药理特征。

表 3-1　不同 MRA 的药理特征

	甾体结构		非甾体结构
	螺内酯	依普利酮	非奈利酮
半衰期（h）	1.4	3～6	2.2～2.8
IC_{50}-MR（nmol/L）	36	713	18
IC_{50}-GR（nmol/L）	764	3060	＞10 000
IC_{50}-AR（nmol/L）	133	＞100 000	＞10 000
IC_{50}-PR（nmol/L）	1200	＞100 000	＞100 000
MR 亲和力	高	中等（40 倍＜SPL）	高（类似于 SPL）
其他 SHR	中等	对 GR、AR 和 PR 的亲和力降低＞100 倍	对 GR、AR 和 PR 的亲和力降低＞500 倍
组织分布（肾脏/心脏）	肾脏＞心脏（至少 6 倍）	肾脏＞心脏（约 3 倍）	肾脏 = 心脏
效应	部分激动剂	部分激动剂	反向激动剂
主要不良反应	高钾血症、女性男性化、性功能障碍、月经不调	低钠血症、阴道出血、高脂血症、高钾血症、CYP3A 酶介导的药物相互作用	高钾血症（发生率较低）

注：AR，雄激素受体（androgen receptor）；GR，糖皮质激素受体（glucocorticoid receptor）；IC_{50}，半数最大抑制浓度（half maximal inhibitory concentration）；MR，盐皮质激素受体；PR，孕激素受体（progesterone receptor）；SHR，类固醇激素受体（steroid hormone receptor）；SPL，螺内酯（spironolactone）。

3.2　作 用 机 制

近年来，MRA 相关研究取得了较大进展，该类药物能抑制 MR 过度激活造成的细胞损伤，有利于心肾功能的修复，但其造成的高钾血症、性激素相关不良反应限制了其在临床的广泛应用。新一代非甾体选择性 MRA 非奈利酮呈现出良好的疗效，可显著降低首次发生心肌梗死、心血管死亡、卒中或因心力衰竭住院的非致死性事件的复合风险，同时可减少心血管和肾脏受损的重要致病因素，防止 MR 过度激活带来的多种损伤及炎症和纤维化过程。下文将其作用机制进行阐述。

3.2.1　醛固酮/MR 的病理生理作用

醛固酮是由肾上腺皮质球状带分泌的一种盐皮质激素，是 RAS 激活的下游靶点。醛固酮通过与 MR 结合，形成激素-受体二聚体，迁移入细胞核，引发靶基因转录，产生一系列生物学效应。醛固酮的主要生理作用是通过与位于肾脏远曲小管和集合管细胞的 MR 结合后发挥保钠排钾的作用，参与体内钾钠平衡、容量平衡及血压的调节。除肾脏远曲小管和集合管外，MR 还表达于如平滑肌细胞、内皮细胞、足细胞、成纤维细胞、T 细胞及巨噬细胞等其他多种细胞[11, 12]。细胞特异性过表达和敲除 MR 的实验证实了醛固酮及 MR 的过度活化在肾脏和心血管疾病发生发展中的病理生理作用。MR 过度活化引起的病理生理改变包括水钠潴留、促炎作用、促纤维化作用、促进氧化应激及直接诱导足细胞损伤，从而引发心肾组织损伤。应用 MRA 干预治疗可使动物模型中心肾组织氧化应激及炎性反应水平降低，纤维化程度显著减轻，为 MR 过度激活导致的心肾病理生理效应提供了更直接有力的佐证[13, 14]。

3.2.2　阻断 MR 过度活化是 CKD 治疗的重要靶点之一

配体水平（醛固酮、糖皮质激素）增加、受体水平（MR 表达）增加、Ras 相关 C3 肉毒毒素底物 1（ras-related C3 botulinum toxin substrate 1，Rac1）相关的 MR 活性增加等多种途径可使 MR 过度活化并导致心肾不良结局[15]。一项纳入 95 例接受肾活检的肾病患者的研究[16]，检测了 MR 及其靶基因糖皮质激素诱导激酶 1（glucocorticoid activated kinase 1，SGK1）的表达与炎症标志物、血清醛固酮水平的相关性，其中 SGK1 为 MR 下游醛固酮反应蛋白基因，提示 CKD 患者 MR 受体表达可明显上调，为 MR 过度活化的原因之一。阻断 MR 过度活化可减少 CKD 伴 2 型糖尿病患者的不良肾脏和心血管事件结局[15]。MR 活化受多个通道调控，仅抑制 RAS 无法充分阻断 MR 受体活化[17]。接受 RAS 抑制剂治疗的 CKD 患者有 40%～53%出现醛固酮逃逸现象。RAS 抑制剂为 CKD 伴 2 型糖尿病患者的标准治疗，但仍存在 CKD 进展及心血管事件高风险[18]。双重 RAS 抑制剂联用并未带来进一步获益，且安全性欠佳。MRA 联合 RAS 抑制剂治疗可降低尿蛋白并减少心血管事件风险，较 RAS 抑制剂有更优的肾脏保护作用。甾体类 MRA 对肾脏的远期获益尚无大型研究数据证实，且不良反应较多[19]。

3.2.3　MRA 在 CKD 治疗中的作用

研究已证实以 MR 表达于小鼠体内肾脏成纤维细胞、叶间动脉血管内皮细胞和血管平滑肌细胞，以及体外培养的肾脏成纤维细胞、足细胞和系膜细胞。重要的是，醛固酮诱导的肾脏纤维化损伤与血压的系统性影响无关[13]，炎症、氧化应激及纤维化似乎在醛固酮介导的 CKD 进展中起主要作用[20]。减少内皮依赖性血管舒张被认为是由醛固酮介导的一氧化氮（nitric oxide，NO）生物利用度降低所导致。此外，MRA 可通过其对转化生长因子 β 1（transforming growth factor β1，TGF-β1）、骨桥蛋白、结缔组织生长因子（connective tissue growth factor，CTGF）、血小板源性生长因子（platelet-derived growth factor，PDGF）、纤溶酶原激活物抑制剂-1（plasminogen activator inhibitor-1，PAI-1）、CC 趋化因子配体 2（CC-chemokine ligand 2，CCL2）、局部氧化应激和内皮功能的影响[21, 22]，阻断醛固酮介导的肾小球肥大、肾小球硬化、蛋白尿及肾脏血流量的下降，起到防治肾脏纤维化、肾小球系膜基质扩张和肾小球硬化的作用，具体见图 3-1。

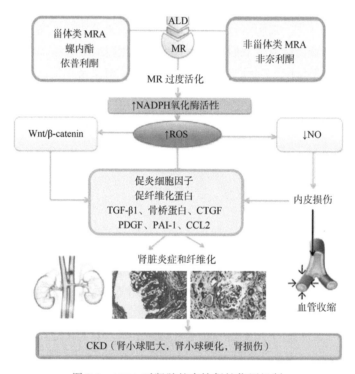

图 3-1　MRA 对肾脏的直接保护作用机制

在糖尿病出现肾脏并发症之前，醛固酮被用来治疗糖尿病的另一个原因与其胰岛素抵抗作用相关[23]。醛固酮影响胰岛素敏感性的机制与胰岛素受体底物 1（insulin receptor substrate-1，IRS-1）和胰岛素受体底物 2（insulin receptor substrate-2，IRS-2）的表达相关[24-26]。另外，醛固酮通过调节 SGK1、Na^+-K^+-ATPase、上皮细胞钠通道及集合管细胞上的其他通道起水平衡的作用[27, 28]。

尽管目前 MRA 还未被推荐作为 CKD 治疗的标准用药，但已经有很多研究证实了新型盐皮质激素受体拮抗剂非奈利酮的肾脏保护前景。

3.2.4　非奈利酮在 CKD 治疗中的作用机制

在慢性肾脏病中，非奈利酮作为第三代 MRA，是非甾体型选择性 MRA。与传统甾体型 MRA 和 MR 的配体结合域结合不同，其化学结构为基于 DHP-1 结构研发的大块状结构，其侧链通过大量范德瓦耳斯力及氢键与 MR 蛋白稳定结合，使 MR 的构象发生改变，导致 MR 受体 C 端激活功能域的螺旋 12 突出，而该结构域可通过结合重要的共激活体在 MR 的激活中发挥重要作用。非奈利酮引起的 MR 这一构象改变使共调节因子的募集受到影响，完全拮抗醛固酮-MR 受体复合物引起的转录因子聚集，进而改变 MR 的稳定性、核转位及激活，使下游的促炎性反应及纤维化等靶基因的表达受抑制。这一独特的机制可能是非奈利酮比传统 MRA 有更强的抗炎、抗纤维化效应的作用基础[29, 30]。

3.3　临　床　试　验

3.3.1　Ⅰ期临床试验

两项随机单中心研究在健康男性志愿者中评估了非奈利酮的安全性、耐受性和药物代谢动力学。研究 1 是一项首次人体、单盲、安慰剂对照、平行组、剂量递增研究；研究 2 是一项相对生物利用度研究。结果显示非奈利酮在健康男性中具有良好的药物代谢动力学和耐受性，其中单剂量高达 80mg 的非奈利酮在健康个体中也具有良好的耐受性，不会干扰神经激素水平、血流动力学参数或正常的电解质稳态。高脂肪/高热量的食物影响了非奈利酮的吸收率，但不影响其吸收程度，非奈利酮给药剂量不受食物的影响[31]。

3.3.2　Ⅱ期临床试验

（1）MRA 耐受性研究-糖尿病肾病（miner-alocorticoid receptor antagonist tolerability study-diabetic nephropathy，ARTS-DN）研究

ARTS-DN 研究是一项评估非奈利酮在 2 型糖尿病伴糖尿病肾病患者中的安全性和有效性的研究，是非奈利酮与 RAS 抑制剂联合用于 2 型糖尿病伴糖尿病肾病患者的第一个Ⅱb 期试验。该研究是在 23 个国家、148 个地区进行的随机、双盲、安慰剂对照、平行组的研究，于 2013 年 6 月至 2014 年 2 月招募受试者，于 2014 年 8 月完成。在 1501 名筛选患者中，最后纳入 821 例 2 型糖尿病合并白蛋白尿（UACR≥30mg/g）、eGFR>30ml/（min·1.73m^2）、已经接受 RAS 抑制剂治疗且血钾≤4.8mmol/L 的患者，接受安慰剂或非奈利酮（1.25～20mg/d）治疗 90 天。研究结果显示，非奈利酮呈剂量依赖性降低 UACR 水平，最大效应见于 20mg/d 治疗组，UACR 降低了 38%，且尿蛋白变化与收缩压改变不相关。提示在 RAS 抑制剂治疗的基础上加用非奈利酮可以更有效地降低尿蛋白，有望带来长期的肾脏获益[32]。

（2）MRA 耐受性研究-心力衰竭（miner-alocorticoid receptor antagonist tolerability study-heart failure，ARTS-HF）研究

ARTS-HF 研究是一项随机双盲、用依普利酮对照的Ⅱb 期多中心研究。纳入 1060 名 HFrEF 合并 2 型糖尿病和（或）CKD 的患者，在急诊就诊后 7 天内因慢性 HF 恶化而住院，随机接受非奈利酮（5 种剂量之一，剂量范围为 2.5～20.0mg 每天 1 次）或依普利酮（25mg 隔日 1 次至 50mg 每天 1 次）治疗，持续 90 天。主要研究终点是治疗 90 天后血 NT-proBNP 水平下降＞30%的患者比例；次要终点是评估非奈利酮对复合临床终点（全因死亡、心血管住院或慢性心力衰竭恶化的紧急情况）的影响，以及与基线相比，对健康相关生活质量变化的影响。研究结果显示非奈利酮各剂量组与依普利酮治疗组在血浆 NT-proBNP 下降＞30%的患者比例上差异无统计学意义。10/20mg 每天 1 次非奈利酮组较依普利酮组的临床复合终点事件风险显著降低（HR=0.56，95% CI 0.35～0.90，P=0.02）。两组高钾血症（≥5.6mmol/L）发生率的差异无统计学意义（4.7% vs 4.2%），但用药 90 天时依普利酮组的血钾较基线升高值比非奈利酮各剂量组高。因此，在需要住院治疗的 HFrEF 恶化且同时患有 DM 和（或）CKD 的患者中，非奈利酮降低 NT-proBNP 水平的程度与依普利酮相似，且具有良好的安全性。本研究为在Ⅲ期研究的设置中进一步评估非奈利酮提供了依据，并且还表明非奈利酮 10/20mg 每天 1 次是待测试的最合适的剂量方案[33]。

3.3.3　Ⅲ期临床试验

（1）非奈利酮减少糖尿病肾病的肾衰竭和疾病进展（finerenone in reducing kidney failure and disease progression in diabetic kidney disease，FIDELIO-DKD）研究

FIDELIO-DKD 研究是在 ACEI 或 ARB 治疗的基础上进一步评估非奈利酮对肾脏保护作用的研究。在这项随机双盲研究中，入选标准包括：①UACR 30～300mg/g、eGFR 25～60ml/（min·1.73m^2）且有糖尿病视网膜病变；②UACR 300～5000mg/g，且 eGFR 25～75ml/（min·1.73m^2）。将 5734 例合并糖尿病的 CKD 患者按 1∶1 的比例随机分配至非奈利酮组和安慰剂组。在标准治疗基础上，患者接受非奈利酮 10/20mg 每天 1 次口服（n=2833）或安慰剂治疗（n=2841）；标准治疗包括降糖治疗和最大耐受剂量的 RAS 抑制剂。主要终点是肾脏事件发生率（肾衰竭，eGFR 较基线下降≥40%，或肾性死亡的复合终点）；次要终点是心血管事件发生率（心源性死亡、非致死性心肌梗死、非致死性卒中，或因心力衰竭住院的复合终点）。中位随访时间 2.6 年。结果表明，在 CKD 3～4 期和蛋白尿严重升高的患者中，非奈利酮可降低 CKD 进展和心血管事件风险；无论是否有心血管病史，非奈利酮均可减少主要及次要复合终点事件的发生，显著改善患者心血管事件结局[34]。

（2）非奈利酮降低糖尿病肾病心血管疾病病死率和发病率（finerenone in reducing cardiovascular mortality and morbidity in diabetic kidney disease，FIGARO-DKD）研究

FIGARO-DKD 研究是一项随机双盲、安慰剂对照及事件驱动性的临床研究，主要观察非奈利酮治疗降低合并 2 型糖尿病的 CKD 患者心肾终点事件的有效性和安全性。入选标准包括：①UACR 30～300mg/g，eGFR 25～90ml/（min·1.73m^2）；②UACR≥300mg/g，eGFR≥60ml/（min·1.73m^2），且临床诊断 CKD 合并 2 型糖尿病，接受 RAS 抑制剂治疗

至少 4 周。7352 例患者接受了随机分组，中位随访时间为 3.4 年。主要终点是心血管事件发生率（心血管疾病死亡、非致死性心肌梗死、非致死性卒中或因心力衰竭住院的心血管复合终点），次要终点是肾脏事件发生率（肾衰竭，eGFR 较基线持续下降≥ 40%，或肾性死亡的复合终点）。结果表明，非奈利酮组 3686 例患者中有 458 例（12.4%）发生主要终点事件，安慰剂组 3666 例患者中有 519 例（14.2%）发生主要终点事件（HR=0.87，95%CI 0.76～0.98，P = 0.03）；非奈利酮组中有 350 例（9.5%）患者和安慰剂组中有 395 例（10.8%）患者出现主/次要终点事件（HR=0.87，95% CI 0.76～1.01）。与安慰剂组相比，非奈利酮组从基线到第 4 个月 UACR 的降低幅度比安慰剂组高。两组的不良事件发生率相似[35]。

（3）非奈利酮在慢性肾脏病和 2 型糖尿病中的作用：结合 FIDELIO-DKD 和 FIGARO-DKD 试验方案分析（finerenone in chronic kidney disease and type 2 diabetes：Combined FIDELIO-DKD and FIGARO-DKD trial programme analysis，FIDELITY）

FIDELITY 分析是一项结合 FIDELIO-DKD 研究和 FIGARO-DKD 研究的荟萃分析，覆盖了 eGFR G1～G4 期的 CKD 合并 2 型糖尿病患者，这是迄今为止在 2 型糖尿病合并 CKD 中最大的心肾结局计划分析。FIDELITY 预先设定的汇总分析的目的是评估在最大耐受 RAS 抑制作用下非奈利酮治疗 CKD 合并 2 型糖尿病患者的有效性和安全性，并探讨 CKD 分期与非奈利酮对于心血管和肾脏特异性复合终点影响的相关性。共纳入 13 171 例 2 型糖尿病合并轻度至重度 CKD 患者，将两项涉及Ⅲ期、多中心、双盲试验中的 CKD 合并 2 型糖尿病患者以 1∶1 的比例随机分配到非奈利酮组或安慰剂组。研究结局包括①心血管复合终点，即发生心血管死亡、非致死性心肌梗死、非致死性卒中或因心力衰竭住院；②肾脏复合终点，即发生肾衰竭，eGFR 从基线水平持续降低≥57%且持续至少 4 周，或肾病相关死亡事件。

由于相似的设计和终点等特征，FIDELIO-DKD 和 FIGARO-DKD 研究在本质上是互补的。在所研究的人群中略有重叠，并且它们相似的设计和重叠的研究地点允许对其结果进行比较和汇总。然而，非奈利酮的疗效和安全性尚未在整个 CKD 范围内对 2 型糖尿病进行全面评估。FIDELITY 研究是合并了这些具有相似设计、评估和行为的补充研究。

FIDELITY 研究结果显示非奈利酮组和安慰剂组复合心血管终点事件发生率分别为 12.7%和 14.4%。非奈利酮较安慰剂可使心血管复合事件发生风险显著降低 14%（HR= 0.86，95%CI 0.78～0.95，P=0.0018）。非奈利酮的心血管获益的主要驱动因素是心力衰竭住院和心血管死亡风险的降低，其中因心力衰竭住院的发生风险降低 22%（HR=0.78，95%CI 0.66～0.92，P=0.003），心血管死亡风险降低 12%（HR=0.88，95%CI 0.76～1.02，P=0.092）。亚组分析显示，无论患者基线 eGFR 或 UACR 水平如何，是否接受 SGLT-2 抑制剂或 GLP-1 受体激动剂治疗，非奈利酮均表现出一致的心血管获益。在肾脏事件方面，非奈利酮组和安慰剂组肾脏复合终点事件发生率分别为 5.5%和 7.1%。非奈利酮组降低肾脏复合终点的风险达 23%（HR=0.77，95%CI 0.67～0.88，P=0.0002）。除肾病死亡发生率太低而无法进行组间比较外，非奈利酮组的复合肾脏终点的所有单个事件发生率均显著低于安慰剂组。在安全性方面，非奈利酮总体不良事件发生率与安慰剂无显著差异。非奈利酮对血压影响较轻微，安慰剂校正后 4 个月的收缩压减低幅度仅为 3.7mmHg。尽管非奈利酮组高钾血症发生率较安慰剂组有所升高（14.0% vs 6.9%），但因高钾血症永久停药率较低，仅为 1.7%。

此外，非奈利酮无性激素相关不良反应，男性乳房发育率低于安慰剂组（0.1% vs 0.2%）[36]。

（4）非奈利酮在非糖尿病 CKD 患者中的疗效安全性（a trial to learn how well finerenone works and how safe it is in adult participants with non-diabetic chronic kidney disease，FIND-CKD）研究

FIND-CKD 研究于 2021 年 9 月启动，预期于 2025 年完成。FIND-CKD 研究纳入包括中国在内的 19 个国家、270 个中心的非糖尿病 CKD 患者。从 3160 例患者中筛选入组 1580 例。入选标准包括≥18 岁的 CKD 患者，已接受最大可耐受剂量的 ACEI 或 ARB 治疗≥4 周，UACR 200～3500mg/g，且 eGFR 25～90ml/（min·1.73m²），血清 K⁺≤4.8mmol/L。排除标准包括 1 型或 2 型糖尿病，HbA1c≥6.5%（48mmol/mol），未控制的高血压，症状性 HFrEF 患者，近期正在接受免疫抑制治疗，其他肾脏病（筛选前 6 个月内已知的常染色体隐性/显性多囊肾病，或狼疮性肾炎，或抗中性粒细胞胞质抗体相关性血管炎）。将 1580 例患者随机分为非奈利酮组（10mg 或 20mg 每天 1 次）和安慰剂组。非奈利酮的起始剂量由 eGFR 决定，如 eGFR<60ml/(min·1.73m²)，则起始剂量为 10mg，如 eGFR≥60ml/（min·1.73m²），则起始剂量为 20mg，所有患者的目标剂量均为 20mg 每天 1 次，根据血清钾和 eGFR 情况决定。研究主要终点是 eGFR 年平均变化率，由 eGFR 整体倾斜率测定（基线至 32 个月）。次要终点包括至肾衰竭、eGFR 持续降低≥57%、心力衰竭住院或心血管死亡复合终点发生的时间。

3.4 临床应用与注意事项

3.4.1 临床应用

（1）指南推荐

2021 年版 KDIGO《慢性肾脏病血压管理临床实践指南》中提到，MRA 在低 eGFR 患者中可能会出现高钾血症或可逆性肾功能下降。有 CKD 或糖尿病病史的患者使用一代或二代 MRA 时发生高钾血症的风险会增加，应密切监测血钾水平和肾功能。这些研究多见于螺内酯和依普利酮。随着新一代 MRA 的问世，这种情况得到改善。非奈利酮的非甾体结构决定了其对 MR 的高度选择性及高亲和力，在肾脏和心脏组织均匀分布，半衰期短，使其对心血管的活性达到最大化，而高钾副作用减少。

2021 年 3 月，由中华医学会糖尿病学分会微血管并发症学组制定的《中国糖尿病肾脏病防治指南（2021 年版）》正式发布，该指南提到，对于部分顽固性蛋白尿和难治性高血压患者，在保证其 eGFR >45ml/（min·1.73m²）且排除高血钾病史的前提下，可以尝试使用 MRA，但是必须密切监测患者的肾功能和血钾水平（证据级别：B）。非奈利酮与 ACEI/ARB 联合应用可降低 2 型糖尿病肾病患者的尿蛋白水平。

2021 年 12 月，非奈利酮在美国糖尿病协会（ADA）的新治疗指南《糖尿病医疗护理标准（2022 年）》中获得 A 级推荐，用于心血管事件或 CKD 风险增加的 CKD 伴 2 型糖尿病患者，或无法使用 SGLT-2 抑制剂的患者。

2022 年 4 月 2 日，美国 ACC/AHA/HFSA 更新发布《心力衰竭管理指南（2022 年）》，

该指南指出，对于 NYHA 心功能分级Ⅱ～Ⅳ级有症状的 HFrEF 患者，若 eGFR＞30ml/（min·1.73m^2），血清钾＜5.0mmol/L，建议使用 MRA 降低发病率和死亡率。开始使用时应仔细监测钾、肾功能和利尿剂剂量，并应密切随访监测，尽可能降低高钾血症和肾损伤不全的发生风险。

2022 年 9 月 1 日，为了进一步提高我国临床医师对甾体类及非甾体类 MRA 的认识，规范 MRA 应用，中华医学会杂志社、《中华内科杂志》编辑委员会组织肾内科、心血管内科、内分泌科专家，参考国内外文献及相关指南、共识，并结合中国专家的临床经验制定了《盐皮质激素受体拮抗剂临床应用多学科中国专家共识（2022）》，同步在《中华内科杂志》正式发表。该共识推荐使用非奈利酮治疗 CKD 伴 2 型糖尿病，以降低尿蛋白，延缓肾功能持续下降，降低终末期肾病、心血管死亡、非致死性心肌梗死及因心力衰竭住院的风险（推荐级别：适合）。可根据临床实际情况，酌情考虑使用 MRA 治疗 CKD 不伴 2 型糖尿病的患者，以降低尿蛋白、延缓肾病进展及降低心血管事件风险（推荐级别：不确定）。

（2）剂量和给药

根据 eGFR 和血清钾阈值，推荐的起始剂量是每日一次 10mg 或 20mg 口服。4 周后根据 eGFR 和血清钾阈值将剂量加至每日一次 20mg 的目标剂量。

片剂可空腹服用或与食物同服。对于不能吞下整片药物的患者，可在使用前及口服前将其粉碎，并与水或苹果酱等软性食物混合。

3.4.2　注意事项

（1）高钾血症

非奈利酮可引起高钾血症。

在 FIDELITY 研究中，与安慰剂（6.9%）相比，非奈利酮组高钾血症相关的不良事件发生率更高（14.0%），但因高钾血症导致永久停药率仅为 1.7%，无相关死亡事件。非奈利酮组血清钾浓度在第 4 个月时与安慰剂组达到最大差异（0.19mmol/L），此后，平均血清钾浓度保持稳定[34]。

在开始用非奈利酮治疗之前应测量所有患者的血清钾和 eGFR，并相应地调整剂量。如果血清钾＞5.0mmol/L，不可启动服用非奈利酮薄膜包衣片治疗。在非奈利酮治疗期间定期测量血清钾并相应地调整剂量（表 3-2）。对于有高钾血症风险的患者，包括那些同时服用降低钾排泄或增加血清钾药物的患者，可能需要更频繁的监测。

表 3-2　基于当前血清钾浓度和所服药物剂量进行剂量调整

当前血清钾浓度（mmol/L）	当前所服药物剂量（mg）	
	10mg 每天 1 次	20mg 每天 1 次
≤4.8	剂量加至 20mg 每天 1 次*	维持 20mg 每天 1 次
4.8～5.5	维持 10mg 每天 1 次	维持 20mg 每天 1 次
＞5.5	暂停服药，当血清钾≤5.0mmol/L 时，考虑 10mg 每天 1 次重新开始	暂停服药，当血清钾≤5.0mmol/L 时，以 10mg 每天 1 次恢复服药

*若与此前测量相比，eGFR 下降超过 30%，维持 10mg 每天 1 次剂量。

（2）妊娠期女性

没有关于非奈利酮在妊娠期使用的现有数据。动物研究表明，暴露于非奈利酮时的发育毒性约为人类预期的 4 倍。在大鼠的胚胎-胎儿毒性研究中，非奈利酮可导致胎盘重量减少和胎儿毒性迹象，包括胎儿重量减少和延迟骨化。母体大鼠的毒性剂量为 10mg/（kg·d），相当于人类的未结合非奈利酮血浆药物浓度-时间曲线下面积（$AUC_{unbound}$）的 19 倍。在 30mg/（kg·d）时，内脏和骨骼变异的发生率增加（轻微水肿、脐带缩短、囟门略微扩大），一个胎儿表现出复杂的畸形，包括罕见的畸形（双主动脉弓），$AUC_{unbound}$ 约为人类的 25 倍。在产前和产后发育毒性的研究中，大鼠在妊娠期和哺乳期接触非奈利酮时，观察到幼鼠死亡率增加、幼鼠体重降低，以及耳廓展开延迟等其他不良反应。此外，开始喂饲药物约 4 倍于人类预期的 $AUC_{unbound}$，观察到子代幼崽出现轻微的运动活动增加，但无其他神经行为变化，约 2 倍于人类预期的 $AUC_{unbound}$ 的剂量，并非安全边际剂量[37]。

（3）哺乳期女性

没有关于人乳中存在非奈利酮或其代谢物对母乳喂养婴儿的影响或药物对产乳影响的数据。在大鼠的产前和产后发育毒性研究中，观察到幼崽死亡率增加和幼崽体重降低。这些发现表明，非奈利酮存在于大鼠乳汁中。当药物存在于动物乳汁中时，该药物很可能存在于人类母乳中。母乳喂养的婴儿有暴露于非奈利酮的潜在风险，因此在治疗期间和治疗后 1 天内应避免母乳喂养[37]。

（4）儿童

非奈利酮的安全性和有效性尚未在 18 岁以下的患者中得到证实[37]。

（5）老年患者

在 FIDELIO-DKD 研究接受非奈利酮的 2827 名患者中，58%的患者年龄在 65 岁及以上，15%的患者年龄在 75 岁及以上。在这些患者和年轻患者之间的安全性或有效性方面没有观察到总体差异，无须调整剂量[34]。

（6）肝损伤患者

避免在严重肝损伤患者中使用非奈利酮（Child-Pugh 分级 C 级）。对于轻度或中度肝损伤患者（Child-Pugh 分级 A 级或 B 级），不建议调整剂量。对于中度肝损伤患者（Child-Pugh 分级 B 级），建议加强血清钾监测[38]。

（王　芳）

参 考 文 献

[1] Pitt B，Zannad F，Remme WJ，et al. The effect of spironolactone on morbidity and mortality in patients with severe heart failure. Randomized Aldactone Evaluation Study Investigators[J]. N Engl J Med，1999，341（10）：709-717.

[2] Greenblatt DJ，Koch-Weser J. Gynecomastia and impotence：complications of spironolactone therapy[J]. JAMA，1973，223（1）：82.

[3] Corvol P，Michaud A，Menard J，et al. Antiandrogenic effect of spirolactones：mechanism of action[J]. Endocrinology，1975，97（1）：52-58.

[4] Garthwaite SM, McMahon EG. The evolution of aldosterone antagonists[J]. Mol Cell Endocrinol, 2004, 217（1-2）: 27-31.

[5] Samuel JL, Delcayre C. Heart failure: aldosterone antagonists are underused by clinicians[J]. Nat Rev Cardiol, 2010, 7（3）: 125-127.

[6] Bärfacker L, Kuhl A, Hillisch A, et al. Discovery of BAY 94-8862: a nonsteroidal antagonist of the mineralocorticoid receptor for the treatment of cardiorenal diseases[J]. ChemMedChem, 2012, 7（8）: 1385-1403.

[7] Fagart J, Hillisch A, Huyet J, et al. A new mode of mineralocorticoid receptor antagonism by a potent and selective nonsteroidal molecule[J]. J Biol Chem, 2010, 285（39）: 29932-29940.

[8] Pitt B, Filippatos G, Gheorghiade M, et al. Rationale and design of ARTS: a randomized, double-blind study of BAY 94-8862 in patients with chronic heart failure and mild or moderate chronic kidney disease[J]. Eur J Heart Fail, 2012, 14（6）: 668-675.

[9] Bramlage P, Swift SL, Thoenes M, et al. Non-steroidal mineralocorticoid receptor antagonism for the treatment of cardiovascular and renal disease[J]. Eur J Heart Fail, 2017, 19（6）: 811.

[10] Rico-Mesa JS, White A, Ahmadian-Tehrani A, et al. Mineralocorticoid receptor antagonists: a comprehensive review of finerenone[J]. Curr Cardiol Rep, 2020, 22（11）: 140, 955-968.

[11] Shavit L, Lifschitz MD, Epstein M. Aldosterone blockade and the mineralocorticoid receptor in the management of chronic kidney disease: current concepts and emerging treatment paradigms[J]. Kidney Int, 2012, 81（10）: 955-968.

[12] Messaoudi S, Azibani F, Delcayre C, et al. Aldosterone, mineralocorticoid receptor, and heart failure[J]. Mol Cell Endocrinol, 2012, 350（2）: 266-272.

[13] Bauersachs J, Jaisser F, Toto R. Mineralocorticoid receptor activation and mineralocorticoid receptor antagonist treatment in cardiac and renal diseases[J]. Hypertension, 2015, 65（2）: 257-263.

[14] Haller H, Bertram A, Stahl K, et al. Finerenone: a new mineralocorticoid receptor antagonist without hyperkalemia: an opportunity in patients with CKD?[J]. Curr Hypertens Rep, 2016, 18（5）: 41.

[15] Cosimato C, Agoritsas T, Mavrakanas TA. Mineralocorticoid receptor antagonists in patients with chronic kidney disease[J]. Pharmacol Ther, 2021, 219: 107701.

[16] Quinkler M, Zehnder D, Eardley KS, et al. Increased expression of mineralocorticoid effector mechanisms in kidney biopsies of patients with heavy proteinuria[J]. Circulation, 2005, 112（10）: 1435-1443.

[17] Bomback AS, Klemmer PJ. The incidence and implications of aldosterone breakthrough[J]. Nat Clin Pract Nephrol, 2007, 3（9）: 486-492.

[18] Brenner BM, Cooper ME, de Zeeuw D, et al. Effects of losartan on renal and cardiovascular outcomes in patients with type 2 diabetes and nephropathy[J]. N Engl J Med, 2001, 345（12）: 861-869.

[19] Zuo C, Xu G. Efficacy and safety of mineralocorticoid receptor antagonists with ACEI/ARB treatment for diabetic nephropathy: a meta-analysis[J]. Int J Clin Pract, 2019: e13413.

[20] Taira M, Toba H, Murakami M, et al. Spironolactone exhibits direct renoprotective effects and inhibits renal renin-angiotensin-aldosterone system in diabetic rats[J]. Eur J Pharmacol, 2008, 589（1-3）: 264-271.

[21] Hollenberg NK. Aldosterone in the development and progression of renal injury[J]. Kidney Int, 2004, 66（1）: 1-9.

[22] Furumatsu Y, Nagasawa Y, Tomida K, et al. Effect of renin-angiotensin-aldosterone system triple blockade on non-diabetic renal disease: addition of an aldosterone blocker, spironolactone, to combination treatment with an angiotensin-converting enzyme inhibitor and angiotensin Ⅱ receptor blocker[J]. Hypertens Res,

2008，31（1）：59-67.

[23] Dartsch T，Fischer R，Gapelyuk A，et al. Aldosterone induces electrical remodeling independent of hypertension[J]. Int J Cardiol，2013，164（2）：170-178.

[24] Sato A. The necessity and effectiveness of mineralocorticoid receptor antagonist in the treatment of diabetic nephropathy[J]. Hypertens Res，2015，38（6）：367-374.

[25] Wada T，Ohshima S，Fujisawa E，et al. Aldosterone inhibits insulin-induced glucose uptake by degradation of insulin receptor substrate（IRS）1 and IRS2 via a reactive oxygen species-mediated pathway in 3T3-L1 adipocytes[J]. Endocrinology，2009，150（4）：1662-1669.

[26] Hitomi H，Kiyomoto H，Nishiyama A，et al. Aldosterone suppresses insulin signaling via the downregulation of insulin receptor substrate-1 in vascular smooth muscle cells[J]. Hypertension，2007，50（4）：750-755.

[27] Luther JM，Luo P，Kreger MT，et al. Aldosterone decreases glucose-stimulated insulin secretion in vivo in mice and in murine islets[J]. Diabetologia，2011，54（8）：2152-2163.

[28] Stockand JD. New ideas about aldosterone signaling in epithelia[J]. Am J Physiol Renal Physiol，2002，282（4）：F559-F576.

[29] Connell JM，Davies E. The new biology of aldosterone[J]. J Endocrinol，2005，186（1）：1-20.

[30] Amazit L，Le Billan F，Kolkhof P，et al. Finerenone impedes aldosterone-dependent nuclear import of the mineralocorticoid receptor and prevents genomic recruitment of steroid receptor coactivator-1[J]. J Biol Chem，2015，290（36）：21876-21889.

[31] Grune J，Beyhoff N，Smeir E，et al. Selective mineralocorticoid receptor cofactor modulation as molecular basis for finerenone's antifibrotic activity[J]. Hypertension，2018，71（4）：599-608.

[32] Lentini S，Heinig R，Kimmeskamp-Kirschbaum N，et al. Pharmacokinetics，safety and tolerability of the novel，selective mineralocorticoid receptor antagonist finerenone - results from first-in-man and relative bioavailability studies[J]. Fundam Clin Pharmacol，2016，30（2）：172-184.

[33] Ruilope LM，Agarwal R，Chan JC，et al. Rationale，design，and baseline characteristics of ARTS-DN：a randomized study to assess the safety and efficacy of finerenone in patients with type 2 diabetes mellitus and a clinical diagnosis of diabetic nephropathy[J]. Am J Nephrol，2014，40（6）：572-581.

[34] Filippatos G，Anker SD，Böhm M，et al. A randomized controlled study of finerenone vs. eplerenone in patients with worsening chronic heart failure and diabetes mellitus and/or chronic kidney disease[J]. Eur Heart J，2016，37（27）：2105-2114.

[35] Bakris GL，Agarwal R，Anker SD，et al. Effect of finerenone on chronic kidney disease outcomes in type 2 diabetes[J]. N Engl J Med，2020，383（23）：2219-2229.

[36] Pitt B，Filippatos G，Agarwal R，et al. Cardiovascular events with finerenone in kidney disease and type 2 diabetes[J]. N Engl J Med，2021，385（24）：2252-2263.

[37] Agarwal R，Filippatos G，Pitt B，et al. Cardiovascular and kidney outcomes with finerenone in patients with type 2 diabetes and chronic kidney disease：the FIDELITY pooled analysis[J]. Eur Heart J，2022，43（6）：474-484.

[38] Frampton JE. Finerenone：first approval[J]. Drugs，2021，81（15）：1787-1794.

第4章 前蛋白转化酶枯草溶菌素9抑制剂

血脂异常是CKD的常见并发症，也是评估CKD预后的重要指标。KDIGO于2013年发布了《慢性肾脏病血脂管理临床实践指南》[1]，推荐对所有新确诊成年CKD患者进行血脂管理。已有大量研究证实，临床主流调脂药物（他汀类、胆固醇吸收抑制类等）可显著降低CKD患者心血管事件的发生率及全因死亡率，但是关于其对肾功能、蛋白尿、肝毒性等预后的影响，不同临床研究仍存在争议[2]。对于接受血液透析的患者，他汀类药物并不能显著降低心血管死亡风险[3]。新型调脂药物前蛋白转化酶枯草溶菌素9（proprotein convertase subtilisin/kexin type 9，PCSK9）抑制剂的出现为CKD患者血脂精准管理提供了更多选择。

4.1 药物概述

目前全球有三款PCSK9抑制剂上市：依洛尤单抗（evolocumab），商品名瑞百安（Repatha），于2018年7月经中国国家药品监督管理局（National Medical Products Administration，NMPA）批准上市；阿利西尤单抗（alirocumab），商品名波立达（Praluent），于2019年12月经中国NMPA批准上市；英克司兰钠注射液（inclisiran），商品名乐可为（Leqvio），于2020年12月在欧盟获批上市，2023年8月经中国NMPA批准上市。

依洛尤单抗为单剂量预充式注射笔，无色至淡黄色澄明液体，规格为1.0ml：140mg。健康受试者单次皮下注射依洛尤单抗140mg或420mg后，在3～4天可达到血药峰浓度，绝对生物利用度为72%，单次给药后稳态分布容积为（3.3±0.5）L，有效半衰期为11～17天。依洛尤单抗有两个消除阶段，在低浓度下的消除主要是通过与靶蛋白PCSK9的饱和结合，而在较高浓度下的消除主要是通过非饱和蛋白水解途径进行。依洛尤单抗的药物代谢动力学参数不受年龄、性别、种族、轻中度肝损伤及肌酐清除率等影响[4]。

阿利西尤单抗为单剂量预充式注射笔，无色至淡黄色澄明液体，规格为1.0ml：75mg和1.0ml：150mg。健康受试者单次皮下给药后（75mg、150mg、300mg），在3～7天可达到血药峰浓度[5]，阿利西尤单抗的绝对生物利用度约为85%，单次给药后稳态分布容积为0.04～0.05L/kg，有效半衰期为17～20天。不同给药部位时，阿利西尤单抗（75mg）的血药浓度变化达峰时间分别为腹部2.96天、上臂6.95天、大腿3.06天；低密度脂蛋白胆固醇（low-density lipoprotein cholesterol，LDL-C）水平在注射后第15天达到最低点，此时各组的平均百分比下降48.4%（腹部）、39.5%（上臂）和45.6%（大腿）[6]。阿利西尤单抗的药物代谢动力学参数不受年龄、性别、种族、轻中度肝损伤等的影响。

inclisiran 为单剂量预充式注射笔，无色至淡黄色澄明液体，规格为 1.5ml：284mg。单次皮下注射后，inclisiran 在体内快速分布，药物峰浓度和曲线下面积呈剂量依赖关系。推荐给药方案为 284mg，给药后 4 小时可达到血药峰浓度，平均 C_{max} 为 509ng/ml，表观分布容积约为 500L。给药 48 小时后药物血浆浓度无法测出，且重复给药并未出现体内蓄积效应。inclisiran 在肝脏中有较高的摄取，约 16% 的 inclisiran 通过肾脏清除。对于老年人无须调整剂量；对于轻度（Child-Pugh 分级 A 级）或中度（Child-Pugh 分级 B 级）肝损伤患者无须调整剂量，严重肝损伤（Child-Pugh 分级 C 级）患者应谨慎使用；对于轻度或中度肾损伤患者无须调整剂量，在重度肾损伤患者中使用 inclisiran 的治疗经验有限，建议在这些患者中应谨慎使用。

4.2　作　用　机　制

人类 *PCSK9* 基因定位于 1 号染色体（1p32.3），属于前蛋白转化酶枯草溶菌素家族，长约 22kb，编码含 692 个氨基酸组成的酶原蛋白，主要在内质网合成。*PCSK9* 基因在肝脏高表达，在肾脏及肠道也有少量表达。2003 年 Abifadel 等首次发现 *PCSK9* 功能获得性基因突变可导致家族性高胆固醇血症[7]；此后又有研究发现，*PCSK9* 功能获得性基因突变与外周动脉粥样硬化及早发冠心病相关[8, 9]；而 *PCSK9* 功能缺失型基因突变与低水平循环 LDL-C 和低心血管疾病发生风险相关[10]。

后续研究进一步揭示了 PCSK9 与低密度脂蛋白受体（low-density lipoprotein receptor, LDL-R）相互作用的机制[11, 12]。正常情况下，LDL-C 通过与肝细胞膜表面的 LDL-R 结合形成复合物，被内吞进肝细胞，两者分离后，LDL-C 即在溶酶体被降解，LDL-R 可重新返回肝细胞膜表面，结合循环中剩余的 LDL-C。PCSK9 可与 LDL-C 和 LDL-R 形成的复合物结合，使之全部进入溶酶体并被降解，引起循环中 LDL-R 数量减少，LDL-C 的清除能力降低，最终导致循环 LDL-C 水平升高。因此，抑制 PCSK9 是一种降低血浆中 LDL-C 水平的有效策略。

PCSK9 抑制剂通过不同途径影响体内 PCSK9 的功能或数量，主要分为以下三种[13]：①阻断 PCSK9 与 LDL-R 的结合，如单克隆抗体、模拟抗体蛋白物；②抑制 PCSK9 合成，如小分子干扰 RNA（siRNA）、反义寡核苷酸；③作用于 PCSK9 蛋白催化结构域，如小分子肽类。目前多种 PCSK9 抑制剂已进入临床试验阶段，但是只有 3 款 PCSK9 抑制剂上市。依洛尤单抗和阿利西尤单抗为单克隆抗体，这类 PCSK9 抑制剂可直接与循环中的 PCSK9 蛋白结合，阻断循环中 PCSK9 与 LDL-R 的结合[14]（图 4-1），从而阻止 PCSK9 介导的 LDL-R 降解，使得 LDL-R 可重新循环至肝细胞表面。通过抑制 PCSK9 与 LDL-R 的结合，导致能够清除血液中 LDL-C 的 LDL-R 数量增加，从而降低 LDL-C 水平。inclisiran 为 siRNA 类药物，由 2 条互补的核糖核酸链组成，其中引导链被装载到 RNA 诱导沉默复合物（RNA-induced silencing complex, RISC）中，可与 PCSK9 的互补 mRNA 序列结合，结合的 mRNA 被切割和降解，进而降低 PCSK9 蛋白水平，导致血浆 LDL-C 浓度大幅降低[15]。

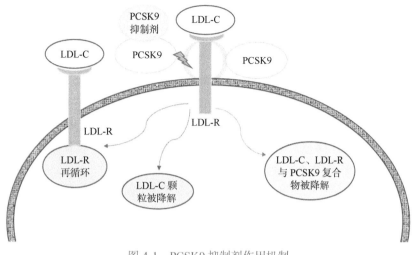

图 4-1　PCSK9 抑制剂作用机制

4.3　临　床　试　验

PCSK9 抑制剂具有靶向性强、半衰期长、作用机制明确等多项优势，在前期临床试验中展现出良好的治疗前景，无论是作为他汀类药物的辅助用药，还是作为单一疗法用药，其均可快速、稳定地降低血浆 LDL-C 水平且无明显不良反应。

4.3.1　依洛尤单抗

（1）纯合子型家族性高胆固醇血症

TESLA 研究：该研究旨在评价依洛尤单抗对于纯合子型家族性高胆固醇血症患者的临床安全性和有效性[16]。TESLA 研究是一项为期 12 周的随机、双盲、安慰剂对照试验，最终在 10 个国家招募了 50 例受试者（≥12 岁），入选标准为通过基因诊断或临床诊断标准确诊为纯合子型家族性高胆固醇血症的患者。将患者按 2∶1 的比例随机分为两组，在接受常规降脂治疗（他汀类药物联合或不联合依折麦布）的基础上，一组接受依洛尤单抗 420mg，皮下注射，每 4 周 1 次；另一组按相同频率接受安慰剂，皮下注射。主要终点为治疗 12 周后血浆 LDL-C 水平与安慰剂组相比较基线的百分比变化。研究发现，依洛尤单抗治疗组在第 12 周时，相较于基线 LDL-C 水平下降了 23.1%，相较于安慰剂组 LDL-C 水平下降了 30.9%（$P<0.0001$）；依洛尤单抗还显著降低了载脂蛋白 B、脂蛋白 a 水平；研究期间未报告严重不良事件，未检测到抗依洛尤单抗抗体。

（2）原发性高胆固醇血症（杂合子型家族性和非家族性）或混合性血脂异常

1）RUTHERFORD-2 研究：该研究旨在评价依洛尤单抗联合他汀类药物治疗杂合子型家族性高胆固醇血症的有效性和安全性[17]。RUTHERFORD-2 研究是一项为期 12 周的多中心、随机、双盲、安慰剂对照试验，最终招募了 331 例受试者（18～80 岁），入选标准为临床确诊为杂合子型家族性高胆固醇血症的患者，且强化他汀治疗下 LDL-C 水平

≥2.6mmol/L。随机分为四组：依洛尤单抗 140mg，皮下注射，每 2 周 1 次（q2w）；依洛尤单抗 420mg，皮下注射，每月 1 次（qm）；以及各自匹配的安慰剂组。主要终点为血浆 LDL-C 在第 12 周的水平，以及第 10 周、第 12 周均值水平与基线相比的百分比变化。研究发现，两种依洛尤单抗给药方案在第 12 周均可显著降低 LDL-C，与安慰剂组相比，依洛尤单抗 q2w 方案 LDL-C 水平下降了 59.2%（P<0.0001），qm 方案 LDL-C 水平下降了 61.3%（P<0.0001）；第 10 周和第 12 周均值水平，q2w 方案 LDL-C 水平下降了 60.2%（P<0.0001），qm 方案 LDL-C 水平下降了 65.6%（P<0.0001）。依洛尤单抗耐受性良好，不良事件发生率与安慰剂组无显著性差异。

2）MENDEL-2 研究：该研究旨在评价 PCSK9 抑制剂单药治疗对于原发性高胆固醇血症患者的有效性和安全性[18]。MENDEL-2 研究是一项随机、双盲、以安慰剂和依折麦布作为对照的临床试验，最终在 9 个国家招募了 615 例受试者（18~80 岁），入选标准为 LDL-C 水平≥100mg/dl 且<190mg/dl，甘油三酯水平≤400mg/dl，Framingham 10 年冠心病风险评分≤10%。患者随机分为 6 组：①依洛尤单抗 140mg 皮下注射 q2w+安慰剂口服每天 1 次（po qd）；②依洛尤单抗 420mg 皮下注射 qm+安慰剂 po qd；③安慰剂 皮下注射 q2w+依折麦布 10mg po qd；④安慰剂 皮下注射 qm+依折麦布 10mg po qd；⑤安慰剂 皮下注射 q2w+安慰剂 po qd；⑥安慰剂 皮下注射 qm+安慰剂 po qd。治疗 12 周后主要终点为血浆 LDL-C 在第 12 周的水平，以及第 10 周和第 12 周均值水平与基线相比的百分比变化。依洛尤单抗 q2w 治疗 12 周后 LDL-C 水平较基线水平下降 57.0%，安慰剂组下降 0.1%，依折麦布组下降 17.8%；依洛尤单抗 qm 治疗 12 周后 LDL-C 水平较基线水平下降 56.1%，安慰剂组下降 1.3%，依折麦布组下降 18.6%。两种依洛尤单抗给药方案均可显著降低血浆 LDL-C 水平，与安慰剂组或依折麦布组相比疗效显著。

3）LAPLACE-2 研究：该研究旨在评价 PCSK9 抑制剂联合他汀类药物治疗原发性高胆固醇血症和混合性血脂异常的有效性和安全性[19]。LAPLACE-2 研究是一项随机、双盲、以安慰剂和依折麦布作为对照的临床试验，最终在 17 个国家和地区招募了 2067 例受试者（18~80 岁），入选标准为 LDL-C 水平≥150mg/dl（未接受他汀治疗），LDL-C 水平≥100mg/dl（中等强度他汀治疗），LDL-C 水平≥80mg/dl（高强度他汀治疗），且甘油三酯水平≤400mg/dl。患者首先随机分成 5 组，接受高强度（阿托伐他汀 80mg 或瑞舒伐他汀 40mg）或中等强度他汀治疗（阿托伐他汀 10mg、瑞舒伐他汀 5mg 或辛伐他汀 40mg）；4 周后以上每组患者再次随机分成 5 组，在他汀治疗的基础上分别给予安慰剂 po qd、依折麦布 10mg po qd、依洛尤单抗 140mg 皮下注射 q2w 或依洛尤单抗 420mg 皮下注射 qm。治疗 12 周后主要终点为血浆 LDL-C 在第 12 周的水平，以及第 10 周、第 12 周均值水平与基线相比的百分比变化。研究发现，在他汀治疗基础上，两种依洛尤单抗给药方案均可显著降低 LDL-C 水平；其降脂作用优于依折麦布组，依洛尤单抗的安全性和耐受性与安慰剂或依折麦布无显著差别。

4）OSLER 研究：该研究旨在评价依洛尤单抗在原发性高胆固醇血症患者中的长期临床安全性和有效性，是评估 PCSK9 抑制剂安全性和疗效规模最大、观测时间最长的研究。OSLER 研究共纳入 4465 例高胆固醇血症患者（OSLER-1 研究 n=1324，OSLER-2 研究 n=3141），随机分为接受常规治疗（他汀或其他降脂治疗，n=1489）或接受常规治疗联合依洛尤单抗治疗（ n=2976，OSLER-1：420mg qm；OSLER-2：140mg q2w 或 420mg qm）。研究的主要终点是不良事件发生率，次要终点是 LDL-C 水平的百分比变化，预先设定的探索性终点为心血管事件发生率，包括死亡、冠脉事件（心肌梗死、需住院的不稳定型心绞痛或冠脉血运重建）、脑血管事件（卒中或短暂性脑缺血发作）及需要住院治疗的心力衰竭。研究发现[20]，经 12 周治疗后，联合依洛尤单抗组 LDL-C 水平较常规治疗组降低了 61%，且 LDL-C 在 1 年随访周期内保持低水平；联合依洛尤单抗组总不良事件发生率为 69.2%，常规治疗组为 64.8%，严重不良事件发生率均为 7.5%，两组间差异无统计学意义；患者 1 年心血管事件发生率显著低于常规治疗组（0.95% vs 2.18%，HR=0.47，P=0.003）。OSLER-1 延长研究显示[21]，对于高胆固醇血症患者，联合依洛尤单抗显著降低 LDL-C 水平的疗效及降低心血管事件风险获益可持续长达 5 年，同时总体安全性和耐受性良好。

（3）心血管疾病二级预防

FOURIER 研究：该研究旨在评价在优化他汀治疗的基础上加用依洛尤单抗能否进一步降低心血管事件，它是关于 PCSK9 抑制剂的第一项临床终点试验。FOURIER 研究是一项随机、双盲、安慰剂对照试验，在 49 个国家招募了 27 564 例受试者（40～85 岁），入选标准为存在明确的动脉硬化证据，包括心肌梗死、缺血性卒中、症状性外周动脉疾病史等，且优化他汀治疗基础上 LDL-C 水平≥70mg/dl。患者随机分为两组，一组接受依洛尤单抗 140mg 皮下注射 q2w 或者 420mg 皮下注射 qm；另一组接受安慰剂皮下注射（皮下注射 qm）。主要终点为复合终点，包括心血管死亡、非致死性心肌梗死和卒中、因不稳定型心绞痛住院和冠脉血运重建；主要二级终点为心血管死亡、非致死性心肌梗死或卒中。中位随访时间为 26 个月。研究显示[22]，依洛尤单抗可使 LDL-C 水平从中位基线值 92mg/dl 降至 30mg/dl（P<0.001），疗效持久而平稳，而研究结束时安慰剂组治疗前后 LDL-C 水平无显著差异；与安慰剂组相比，依洛尤单抗组主要复合终点事件（9.8% vs 11.3%，HR=0.85，P<0.001）和次要复合终点事件（5.9% vs 7.4%，HR=0.80，P<0.001）发生率均显著降低；在不良事件方面，包括过敏反应、认知功能、新发糖尿病和肌肉相关不良反应，两组间差异均无统计学意义。FOURIER 研究首次证实对于具有明确心血管病史的患者，在他汀类药物治疗基础上加用 PCSK9 抑制剂能够有效、安全地降低主要心血管事件发生率，也再次证明强化他汀治疗理念是安全的，应坚持长期高强度他汀治疗理念。

4.3.2　阿利西尤单抗

（1）纯合子型家族性高胆固醇血症

ODYSSEY HoFH 研究：该研究旨在评价阿利西尤单抗对于纯合子型家族性高胆固醇血症患者的临床安全性和有效性[23]。ODYSSEY HoFH 研究是一项为期 12 周的随机、双盲、安慰剂对照试验，最终在 13 个国家招募了 69 例受试者（≥18 岁），入选标准为通过基因诊断或临床诊断标准确诊为纯合子型家族性高胆固醇血症的患者。患者按 2∶1 的比例随机分为两组，在接受常规降脂治疗的基础上，一组接受阿利西尤单抗 150mg 皮下注射 q2w；另一组按相同频率接受安慰剂，皮下注射。主要终点为治疗 12 周后血浆 LDL-C 水平与安慰剂组相比较基线的百分比变化。研究发现，治疗 12 周时阿利西尤单抗组 LDL-C 水平下降了 26.9%，安慰剂组升高了 8.6%，两组间 LDL-C 水平变化差异为 35.6%（$P<0.0001$）；阿利西尤单抗还显著降低了载脂蛋白 B、脂蛋白 a、总胆固醇及非高密度胆固醇水平；研究期间所有受试者均未报告严重不良事件，在阿利西尤单抗组，1 例患者在基线时出现抗体反应为阳性（此后均为阴性反应），1 例患者在第 12 周时出现低滴度反应，安慰剂组没有在患者中检测到中和抗体。

（2）原发性高胆固醇血症（杂合子型家族性和非家族性）或混合性血脂异常

1）ODYSSEY FH Ⅰ/Ⅱ研究：该研究旨在评价阿利西尤单抗治疗杂合子型家族性高胆固醇血症的长期安全性及有效性。ODYSSEY FH Ⅰ/Ⅱ研究共纳入 735 例受试者（FH Ⅰ研究 $n=486$，FH Ⅱ研究 $n=249$），纳入标准为杂合子型家族性高胆固醇血症患者，在接受最大耐受量他汀治疗后，血浆 LDL-C 水平仍未达标，即有心血管疾病史患者 LDL-C≥70mg/dl，或无心血管疾病史患者 LDL-C≥100mg/dl。按 2∶1 随机分为阿利西尤单抗组（75mg，皮下注射，q2w）和安慰剂组（皮下注射，q2w），如第 8 周 LDL-C≥70mg/dl，则在第 12 周调整阿利西尤单抗剂量为 150mg 皮下注射 q2w[24]。主要终点为第 24 周 LDL-C 水平较基线的百分比变化。结果显示，24 周时，FH Ⅰ研究中阿利西尤单抗组 LDL-C 平均水平从基线 144.7mg/dl 下降至 71.3mg/dl，较安慰剂组降低了 57.9%（$P<0.0001$）；FH Ⅱ研究中阿利西尤单抗组 LDL-C 水平从基线 134.6mg/dl 下降至 67.7mg/dl，较安慰剂组降低 51.4%（$P<0.0001$），这种 LDL-C 降低作用可维持至 78 周。第 24 周时，FH Ⅰ和 FH Ⅱ研究中 LDL-C ＜70mg/dl 的达标率分别为 59.8% 和 68.2%。FH Ⅰ/Ⅱ研究中阿利西尤单抗组注射部位不良反应发生率分别为 12.4% 和 11.4%，安慰剂组为 11.0% 和 7.4%，两组间差异无统计学意义。

2）ODYSSEY COMBO Ⅱ研究：该研究旨在比较阿利西尤单抗和依折麦布对于应用最大耐受剂量他汀但血脂控制仍不理想的心血管疾病高危患者的有效性和安全性[25]。ODYSSEY COMBO Ⅱ研究共纳入 720 例受试者，纳入标准为接受最大耐受剂量他汀治疗后，有心血管疾病史且 LDL-C≥70mg/dl 的患者，或心血管疾病高危患者合并 LDL-C≥100mg/dl。随机分为阿利西尤单抗组（75mg，皮下注射，q2w）和依折麦布组（10mg，口服，qd）。主要终点为第 24 周 LDL-C 水平较基线的百分比变化。研究发现，24 周时阿利西尤单抗组 LDL-C 水平较基线下降了 50.6%±1.4%，依折麦布组 LDL-C 水平较基线下降了 20.7%±1.9%，阿利西尤单抗组 LDL-C 下降水平较依折麦布组低 29.8%±2.3%（$P<0.0001$）；阿利西尤单抗组中，77.0% 的患者实现了 LDL-C＜1.8mmol/L，依折麦布治疗组 45.6% 的患者实现了 LDL-C＜1.8mmol/L，两组之间有统计学差异（$P<0.0001$），52 周时阿利西尤单抗组 LDL-C 仍保持较低水平。该研究表明合并高心血管风险的高胆固醇血症患者长期应用阿利西尤单抗可更大幅度地降低 LDL-C 水平，疗效优于依折麦布，且耐受性良好。

3）ODYSSEY LONG TERM 研究：该研究旨在评估阿利西尤单抗对于应用最大耐受剂量他汀但血脂控制仍不理想的心血管疾病高危患者的有效性和安全性。ODYSSEY LONG TERM 研究是一项随机、双盲、安慰剂对照临床试验，在非洲、欧洲、北美和南美的 27 个国家共招募了 2341 例受试者（≥18 岁），纳入标准为家族性高胆固醇血症患者或者心血管事件高危患者，接受了最大耐受剂量他汀治疗但 LDL-C 水平＞70mg/dl。患者按 2∶1 随机分组：阿利西尤单抗组（150mg，皮下注射，q2m）和安慰剂组（皮下注射，q2m），主要终点是第 24 周 LDL-C 水平较基线的百分比变化[26]。第 24 周时，接受阿利西尤单抗治疗的患者 LDL-C 水平较基线下降 61.0%，而安慰剂组 LDL-C 水平上升了 0.8%，阿利西尤单抗治疗后 LDL-C 水平下降显著低于安慰剂组（$P<0.001$），至 78 周时阿利西尤单抗组 LDL-C 仍保持在较低水平；第 78 周时阿利西尤单抗组心血管事件发生风险明显低于安慰剂组（1.7% vs 3.3%，HR=0.52，P=0.02）；与安慰剂组相比，阿利西尤单抗组注射部位反应、肌痛、神经认知功能不良事件等的发生率较高，但无显著性差异。

（3）心血管疾病二级预防

ODYSSEY OUTCOMES 研究：该研究旨在评估急性冠状动脉综合征患者应用阿利西尤单抗是否可降低主要不良心血管事件的发生。ODYSSEY OUTCOMES 研究是一项多中心、随机、双盲、安慰剂对照临床试验，在 57 个国家招募了 18 924 例受试者，纳入标准是在过去 12 个月内发生过急性冠脉综合征，且患者接受最大耐受剂量他汀（阿托伐他汀 40mg 或 80mg，瑞舒伐他汀 20mg 或 40mg）治疗后 LDL-C≥70mg/dl，或非高密度脂蛋白胆固醇水平≥100mg/dl，或载脂蛋白 B 水平≥80mg/dl。将患者随机分为两组：阿利西尤单抗组（75mg，皮下注射，q2m），安慰剂组（皮下注射，q2m），平均随访 2.8 年。主要终点是包括冠心病相关死亡、非致死性心肌梗死、缺血性卒中、需住院的不稳定型心绞痛等的复合终点。研究发现[27]，与安慰剂组相比，治疗 24 周时阿利西尤单抗组 LDL-C 水平显著降低（$P<0.001$）；随访结束时阿利西尤单抗组有 903 名患者（9.5%）出现复合主要终点事件，安慰剂组有 1052 名患者（11.1%）出现复合主要终点事件，阿利西尤单抗组显著降低风险 15%（HR=0.85；$P<0.001$）；阿利西尤单抗组有 334 例患者（3.5%）死亡，安慰剂组 392 例患者（4.1%）死亡，阿利西尤单抗组显著降低风险 15%（HR=0.85；$P<0.001$）；亚组分析表明，LDL-C>100mg/dl 的患者获益最为明显，其复合主要终点事件风险和全因死亡风险分别下降了 24% 和 29%。安全性方面，除注射部位局部反应外，阿利西尤单抗组患者在肝脏、肌肉等主要器官组织的不良反应与安慰剂无显著差异。ODYSSEY OUTCOMES 研究证实，对近期曾发生急性冠状动脉综合征的患者，在最大耐受剂量他汀治疗基础上给予阿利西尤单抗有显著终点获益。

4.3.3　inclisiran

inclisiran Ⅰ期临床试验是一项随机、单盲、安慰剂对照、剂量递增研究，该研究旨在评估 inclisiran 对于没有接受降脂治疗的高 LDL-C 水平健康志愿者的安全性和有效性[14]。受试者为 18～65 岁健康成人（n=32），LDL-C 水平≥3.00mmol/L。按 3∶1 随机分配为 inclisiran 治疗组（n=24，剂量范围 0.015～0.400mg/kg，皮下注射）和安慰剂组（n=8）。主要终点是各组患者不良事件和严重不良事件的发生率，次要终点是 inclisiran 的药物代谢动力学特征及 PCSK9 和 LDL-C 水平较基线时的变化。研究发现，inclisiran 组和安慰剂组患者治疗相关不良事件均为轻度至中度，咳嗽、肌肉/骨骼疼痛和鼻咽炎最常见，两组间治疗相关不良事件发生率无显著差异（79% vs 88%）；inclisiran 单剂量给药可导致血浆 PCSK9 蛋白快速且呈剂量依赖性降低，与安慰剂组相比，在给予最大剂量 inclisiran 0.400mg/kg 时，

PCSK9 水平在给药后第 3 天较安慰剂组平均下降 69.7%（$P<0.0001$），LDL-C 水平在给药后第 10 天较安慰剂组平均下降了 40.1%（$P<0.0001$）。初步研究表明，inclisiran 的降脂作用是快速和持久的，同时具备安全性。

针对 inclisiran，目前已启动了全球多中心随机、双盲、安慰剂对照大型临床试验 ORION 系列研究。Ⅱ期临床试验包括 ORION-1、ORION-2、ORION-3。Ⅲ期临床试验包括 ORION-4、ORION-5、ORION-8、ORION-9、ORION-10、ORION-11 等。

ORION-1 研究针对 LDL-C 水平升高的心血管疾病高危患者或杂合子型家族性高胆固醇血症患者，共纳入 501 例受试者，分别给予单次皮下注射 200mg、300mg、500mg inclisiran 及安慰剂对照，或两次（第 1 天和第 90 天）皮下注射 200mg、300mg、500mg inclisiran 及安慰剂对照[28]。随访至 180 天发现，单次注射 inclisiran 200mg、300mg、500mg 组 LDL-C 水平分别下降 27.9%、38.4%、41.9%，两次注射 inclisiran 100mg、200mg、300mg 组 LDL-C 水平分别下降 35.5%、44.9%、52.6%，均显著低于安慰剂组；其中两次注射 inclisiran 300mg 时，LDL-C 水平下降幅度最大，48% 接受该方案的受试者 LDL-C 水平降至 1.3mmol/L 以下。随访至 240 天时，各 inclisiran 治疗组 PCSK9 和 LDL-C 水平仍然显著低于安慰剂组；最常见的不良事件是肌痛、头痛、疲劳、鼻咽炎、背痛、高血压、腹泻和头晕等，以上不良事件发生率在 inclisiran 组和安慰剂组之间无显著差异。ORION-3 研究为 ORION-1 研究的扩展研究，患有动脉粥样硬化性心血管疾病（atherosclerotic cardiovascular disease, ASCVD）或具有 ASCVD 高危因素（如糖尿病、家族性高胆固醇血症或 10 年心血管事件风险 >20%），且 LDL-C 水平升高的成人患者完成 1 年期的 ORION-1 研究后，进入 ORION-3 长期扩展研究，旨在评估 inclisiran 对心血管疾病高危患者的长期（4 年）有效性和安全性[29]。研究发现，对于 ASCVD 患者，每年两次皮下注射 inclisiran 可强效、持久、平稳地降低 LDL-C 水平，且患者长期安全性和耐受性良好。

ORION-2 研究针对纯合子型家族性高胆固醇血症患者，最终有 4 例受试者完成了该项研究[29]，即第 1 天接受 inclisiran 皮下注射 300mg，在第 90 天如患者血清平均 PCSK9 水平较基线下降未超过 70%，第 90 天接受第二次 inclisiran 皮下注射 300mg，随访时间超过 180 天。研究发现 4 名受试者均实现了水平稳定持久的 PCSK9 水平降低，但只有 3 名受试者实现了 LDL-C 水平持续下降，有 1 名患者未观察到 LDL-C 水平下降，未报告药物相关不良事件或注射部位反应。在此研究上，开展了针对纯合子型家族性高胆固醇血症的Ⅲ期临床试验——ORION-5 研究，该研究旨在评估 inclisiran 在此类患者中的有效性、安全性及耐受性[31]。研究纳入了 56 例接受最大耐受剂量降脂治疗后 LDL-C 水平仍升高的纯合子型家族性高胆固醇血症患者，第 150 天随访时发现 inclisiran 可显著降低患者 PCSK9 水平（–60.6%，$P<0.0001$），但不能降低 LDL-C 水平（–1.68%，$P=0.90$），患者长期安全性和耐受性良好。

ORION-9 研究纳入了 482 名杂合子型家族性高胆固醇血症患者，在第 1、90、270 和 450 天接受 inclisiran（300mg，皮下注射）或安慰剂[30]。研究发现，在第 510 天，inclisiran 组 LDL-C 水平较基线降低 39.7%，安慰剂组升高了 8.2%，inclisiran 较安慰剂显著降低 LDL-C 水平达 47.9%（$P<0.001$）。ORION-10 研究和 ORION-11 研究针对心血管疾病高危患者，分别在美国和欧洲开展，旨在评估 inclisiran 的降脂效果及安全性[31]。ORION-10 研究共纳入 1561 例受试者，这些患者在入组前均接受了最大耐受剂量的降脂治疗，于入组后第 1 天、

第 90 天及之后每 6 个月接受 inclisiran（300mg，皮下注射）或安慰剂，在第 510 天，inclisiran 可进一步降低 LDL-C 约 52.3%，且总体安全性良好；ORION-11 研究共纳入 1 617 例受试者，干预方式同 ORION-10 研究，在第 510 天，inclisiran 可进一步降低 LDL-C 约 49.9%，总体安全性良好。ORION-8 研究（NCT03814187）是一项开放标签、长期扩展研究，已完成 ORION-3、ORION-9、ORION-10、ORION-11 研究的受试者将在该项研究中接受为期 3 年的 inclisiran 治疗，以评估其长期疗效及安全性。

ORION-4 研究（NCT03705234）针对心血管疾病高危患者，拟纳入 15 000 例受试者（既往心肌梗死、卒中、外周血管疾病病史），平均随访时间为 5 年，旨在评估 inclisiran 能否降低心血管终点事件，目前该研究尚在招募中。

4.3.4　PCSK9 抑制剂与 CKD 相关临床试验

已有研究发现 PCSK9 水平与肾病综合征患者高胆固醇血症有关[32]，肾病综合征大鼠的血清 LDL-C 水平显著升高，肝脏 LDL-R 蛋白表达显著降低，肝脏 PCSK9 表达显著上调，提示肾病综合征患者中 LDL-R 缺乏和血浆 LDL-C 升高与 PCSK9 上调有关[33]，而基因敲除 PCSK9 可改善肾病综合征小鼠的血脂异常[34]。CKD 患者心血管疾病发生风险增加，许多 LDL-C 升高的 CKD 患者在使用他汀类药物及依折麦布时仍无法达标，PCSK9 抑制剂为 CKD 患者血脂精准管理提供了更多选择。因为单克隆抗体不经肾脏消除，而是经网状内皮系统消除，肾功能不会影响 PCSK9 抑制剂的药物代谢动力学，所以对于肾功能损伤的患者，仍可考虑使用 PCSK9 抑制剂。

Toth 等评估了阿利西尤单抗对于合并肾功能损伤的高脂血症患者的降脂效果及安全性[35]。该研究汇集了来自 8 项 III 期 ODYSSEY 临床试验的受试人群，最终纳入 4629 例高胆固醇血症患者，合并肾功能损伤[eGFR 30～59ml/（min·1.73m^2）]或不合并肾功能损伤[eGFR≥60ml/（min·1.73m^2）]。总体而言，该研究 10.1% 的患者合并肾功能损伤，超过 99% 的患者接受他汀类药物治疗；对于肾功能损伤的患者，接受阿利西尤单抗治疗的患者占 10.5%（315/3010），对照组占 9.4%（152/1619）。在亚组分析中，阿利西尤单抗组和对照组的基线 LDL-C 水平具有可比性。对于肾功能损伤患者，阿利西尤单抗组在第 24 周时 LDL-C 下降 46.1%～62.2%，对于不合并肾功能损伤患者，阿利西尤单抗组在第 24 周时 LDL-C 下降 48.3%～60.1%。脂蛋白 a、非高密度脂蛋白胆固醇、载脂蛋白 B 和甘油三酯水平也同样降低。所有阿利西尤单抗组中，68% 的患者蛋白尿呈阴性，22% 的患者呈微量蛋白尿，9% 的患者呈阳性。与对照组相比，无论是否合并蛋白尿，阿利西尤单抗组在第 24 周时的 eGFR 水平均是稳定的，未观察到明显下降。此外，随访至 104 周发现，无论是否合并肾功能损伤，阿利西尤单抗对肾功能的影响与对照组无显著性差异；无论 CKD 程度如何，两个治疗亚组的安全性数据无显著性差异。因此，对于 LDL-C 升高的患者，阿利西尤单抗可持续降低 LDL-C，其有效性和安全性与肾功能正常患者相当。但是该研究存在一定局限性，未纳入严重 CKD 及 ESRD 患者。

Lee 等评估了严重 CKD 及 ESRD 对依洛尤单抗药物代谢动力学的影响[36]。该研究共纳入 18 例受试者：肾功能正常组[eGFR≥90ml/（min·1.73m^2），$n=6$]，严重 CKD[eGFR＜

30ml/（min·1.73m²），$n=6$]，ESRD 接受血液透析（$n=6$）的患者。单次给予依洛尤单抗（140mg，皮下注射）后，各组平均 T_{max} 为 3～5 天。与肾功能正常组相比，严重 CKD 组 C_{max} 下降了 35%，AUC_{last} 下降了 37%，AUC_{inf} 升高了 3%；ESRD 组 C_{max} 下降了 33%，AUC_{last} 下降了 35%，AUC_{inf} 降低了 33%。然而统计学分析提示 C_{max}、AUC_{last}、AUC_{inf} 在不同肾功能状态下无明显变化趋势。患者基线水平的肌酐清除率对 C_{max} 和 AUC_{last} 无显著影响。三组患者在依洛尤单抗给药后第 11～15 天，观察到与基线浓度相比最低的 LDL-C 平均百分比变化。肾功能正常组 LDL-C 与基线相比的最大平均百分比变化为–60%（–68%～–51%），严重 CKD 组–58%（–66%～–48%），ESRD 组中为–49%（–58%～–38%）。LDL-C AUC_{1-57} 与肾功能下降无显著相关（$P=0.23$），基线肌酐清除率对 LDL-C AUC_{1-57} 无显著影响（$r^2=0.11$，$P=0.19$）。依洛尤单抗单次注射后第 4 小时，三组患者 PCSK9 浓度与基线相比平均百分比变化均迅速下降（>73%），在第 2～11 天达到最低（>94%），之后逐渐恢复至基线水平，三组间 PCSK9 浓度变化幅度及趋势相似。该研究报告了 1 例严重不良事件，即高钾血症（6.3mmol/L），研究者将此不良事件归因于严重 CKD，与依洛尤单抗治疗无关。综上，依洛尤单抗在肾功能正常患者、严重 CKD 及 ESRD 患者中药物代谢动力学没有显著差异，LDL-C 下降水平相似，以上结果支持在严重肾损伤或 ESRD 患者中使用依洛尤单抗，且无须调整剂量。

ORION-7 研究评估了 inclisiran 在肾损伤患者中的药物代谢动力学、安全性和耐受性[37]。该研究受试人群包括肾功能正常者[eGFR≥90ml/（min·1.73m²）]，轻度[eGFR 为 60～89ml/（min·1.73m²）]、中度[eGFR 为 30～59ml/（min·1.73m²）]和重度[eGFR 为 15～29ml/（min·1.73m²）]肾功能损伤患者（$n=31$），分别接受 inclisiran（300mg）或安慰剂。研究发现，肾功能正常患者 AUC_{0-inf} 为 7890（h·ng）/ml，重度肾功能损伤患者 AUC_{0-inf} 为 18 800（h·ng）/ml；与肾功能正常者相比，重度肾功能损伤患者 C_{max} 增加了 4 倍。与安慰剂组相比，inclisiran 治疗第 60 天时肾功能正常组 PCSK9 水平下降 68.1%±12.4%（$P<0.01$），轻度肾功能损伤组水平下降 74.2%±12.3%（$P<0.01$），中度肾功能损伤组水平下降 79.8%±4.9%（$P<0.01$），重度肾功能损伤组水平下降 67.9%±16.4%（$P<0.01$）。各组肾功能损伤患者 PCSK9 下降水平与肾功能正常组相比，差异均无统计学意义。与安慰剂组相比，LDL-C 水平在肾功能正常组下降 57.6%±10.7%（$P<0.01$），轻度肾功能损伤组下降 35.1%±13.5%（$P<0.01$），中度肾功能损伤组下降 53.1%±21.3%（$P<0.01$），重度肾功能损伤组下降 49.2%±26.6%（$P<0.01$）。随着肾脏损伤程度的增加，inclisiran 的肾脏清除率降低，但未报道与其相关的严重不良事件。因此，在肾功能正常或不同程度损伤患者中使用 inclisiran 无须调整剂量。

4.4　临床应用与注意事项

4.4.1　指南推荐及专家共识

研究发现 LDL-C 可能是导致动脉粥样硬化斑块形成的始动环节，LDL-C 水平越高，暴露于高水平 LDL-C 的时间越长，发生 ASCVD 的风险越高。心血管病危险等级是确定患者血脂异常干预时机及干预强度的主要依据。《2018 AHA/ACC 胆固醇指南》（2018 年美国心脏协会/美国心脏病学会胆固醇临床实践指南）[38]将 ASCVD 患者的风险进一步细分为极高风险和非极高风险，并进行不同的治疗推荐，强调极高风险人群在最大耐受剂量他汀类药物治疗的同时，也提出了非他汀类药物在临床应用中的推荐。指南推荐，对于已接受他汀类药物最大耐受剂量而 LDL-C 水平仍未达标的患者，他汀类药物联合依折麦布作为降低 LDL-C 水平的首选联合策略，如 4～6 周后 LDL-C 仍未达标，建议联用 PCSK9 抑制剂。2019 年 ESC 血脂异常管理指南[39]推荐，对于予最大耐受剂量他汀和依折麦布治疗 4～6 周后 LDL-C 水平仍未达标的患者，建议联用 PCSK9 抑制剂；对于 ACS 患者，在已使用最大耐受剂量他汀和依折麦布联合治疗后，若 LDL-C 仍未达标，应考虑在事件发生后尽早加用 PCSK9 抑制剂。

《中国胆固醇教育计划调脂治疗降低心血管事件专家建议（2019）》[40]提出了"超高危 ASCVD"的概念（表 4-1），代表原"极高危"患者中心血管事件风险特别高的部分人群。该专家建议推荐调脂治疗目标如下：ASCVD 超高危患者 LDL-C＜1.4mmol/L（55mg/dl），或与基线比较降低幅度≥50%；ASCVD 极高危患者 LDL-C＜1.8mmol/L（70mg/dl），或与基线比较降低幅度≥50%；ASCVD 高危患者 LDL-C＜2.6mmol/L（100mg/dl）；ASCVD 中危/低危患者 LDL-C＜3.4mmol/L（130mg/dl）。

《中国胆固醇教育计划调脂治疗降低心血管事件专家建议（2019）》推荐调脂治疗综合策略中关于 PCSK9 抑制剂的使用如下：①对于超高危患者，要求 LDL-C＜1.4mmol/L，可在生活方式改变的基础上启动他汀类药物治疗，对于 LDL-C 基线值较高的患者，可直接启动他汀类药物与依折麦布联合治疗；如果使用他汀类药物联合依折麦布治疗后 LDL-C 仍≥1.4mmol/L，建议加用 PCSK9 抑制剂。如果预估他汀类药物加用依折麦布不能使患者 LDL-C 达标，可直接启动他汀类药物与 PCSK9 抑制剂联合治疗；对于采用联合治疗后仍不能达标的患者，要求 LDL-C 较基线值降低≥50%。②对于极高危患者，要求 LDL-C＜1.8mmol/L，可在生活方式改变的基础上启动他汀类药物治疗，如果他汀类药物治疗后 LDL-C 仍≥1.8mmol/L，建议联用依折麦布，如仍不达标，可考虑加用 PCSK9 抑制剂。对于采用联合治疗后仍不能达标的患者，要求 LDL-C 较基线值降低≥50%。③对于 LDL-C 水平≥4.9mmol/L 且无 ASCVD 的严重高胆固醇血症，可直接启动他汀类药物治疗，如果 LDL-C 仍≥2.6mmol/L，可联合依折麦布，如 LDL-C 仍不达标，可联合 PCSK9 抑制剂。④如患者不能耐受任何种类和剂量的他汀类药物，可考虑应用依折麦布，必要时可联合应用 PCSK9 抑制剂。

基于亚洲及中国人群的临床血脂管理经验，我国于 2020 年发布了《超高危动脉粥样硬化性心血管疾病患者血脂管理中国专家共识》[41]。该共识建议，中国超高危 ASCVD 患者的风险分层采用严重事件+高风险因素模式，定义为发生过≥2 次严重的 ASCVD 事件或发生过 1 次严重的 ASCVD 事件合并≥2 个高风险因素的患者为超高危 ASCVD 患者。对所有超高危 ASCVD 患者，LDL-C 干预目标及调脂策略与《中国胆固醇教育计划调脂治疗降低心血管事件专家建议（2019）》相同。

表 4-1　心血管病危险分层[40]

危险分层	临床疾病和（或）危险因素
超高危	ASCVD 患者并存以下情况之一：①复发的 ASCVD 事件；②冠状动脉多支血管病变；③近期 ACS；④心、脑或外周多血管床动脉粥样硬化性血管疾病；⑤LDL-C≥4.9mmol/L（190mg/dl）；⑥糖尿病
极高危	ASCVD 糖尿病+高血压 糖尿病+1 项其他危险因素 a 且 LDL-C≥3.4mmol/L（130mg/dl）
高危	糖尿病 高血压+2 项其他危险因素 a 且 LDL-C≥2.6mmol/L（100mg/dl） 慢性肾脏病（3 期或 4 期） LDL-C≥4.9mmol/L（190mg/dl）
低危/中危	高血压或 0～3 项其他危险因素

注：ASCVD，动脉粥样硬化性心血管疾病；ACS，急性冠脉综合征；LDL-C，低密度脂蛋白胆固醇。

a 其他危险因素包括年龄（男性≥45 岁或女性≥55 岁）、吸烟、低高密度脂蛋白胆固醇、体重指数≥28kg/m² 、早发缺血性心血管病家族史。

4.4.2　安全性及特殊人群使用

PCSK9 抑制剂使用过程中常见的不良反应为鼻咽炎、上呼吸道感染、流感、背痛、注射部位不良反应等。曾报道出现超敏反应，包括血管性水肿，如发生相关症状及体征，应立即终止 PCSK9 抑制剂治疗。

基于一项包含 10 例纯合子型家族性高胆固醇血症青少年患者（13～17 岁）的为期 12 周的安慰剂对照研究，确定了 PCSK9 抑制剂联合其他降脂治疗用于青少年患者的安全性和有效性。尚未确定 PCSK9 抑制剂用于年龄低于 13 岁青少年患者的安全性和有效性。对于 75 岁以上的老年患者，目前在 PCSK9 抑制剂的相关研究中未观察到这类人群不良事件发生率显著增加。

依洛尤单抗和阿利西尤单抗抗体不会通过肾脏途径清除，预计肾功能不会影响依洛尤单抗的药物代谢动力学，因此肾损伤患者使用 PCSK9 单克隆抗体无须调整剂量。与健康患者相比，轻度或中度肝损伤患者依洛尤单抗和阿利西尤单抗单次皮下给药后，可观察到平均 C_{max} 降低，平均 AUC 降低，但是这些患者无须调整剂量。目前尚无严重肝损伤患者使用的数据。inclisiran 在肝脏中有较高的摄取，约 16% 的 inclisiran 通过肾脏清除。老年人使用 inclisiran 无须调整剂量；轻度（Child-Pugh 分级 A 级）或中度（Child-Pugh 分级 B 级）肝损伤患者使用 inclisiran 无须调整剂量，严重肝损伤（Child-Pugh 分级 C 级）患者使用 inclisiran 应谨慎；轻度、中度肾损伤的患者使用 inclisiran 无须调整剂量，在重度肾损伤患者中使用 inclisiran 的治疗经验有限，建议在这些患者中应谨慎使用。

4.4.3　用法用量及注意事项

（1）依洛尤单抗

1）心血管系统疾病的二级预防：140mg，皮下注射，q2w；或 420mg，皮下注射，qm。

2）原发性杂合子型家族性高胆固醇血症及原发性高胆固醇血症：140mg，皮下注射，q2w；或 420mg，皮下注射，qm。

3）成人或 12 岁以上青少年纯合子型家族性高胆固醇血症：420mg，皮下注射，qm。

注：依洛尤单抗 420mg 给药时，可在 30 分钟内连续使用一次性预充式自动注射器，给予 3 次注射。

（2）阿利西尤单抗

1）心血管系统疾病的二级预防：75mg，皮下注射，q2w；或 300mg，皮下注射，qm。对于每 2 周使用一次阿利西尤单抗 75mg 的患者，在开始阿利西尤单抗的 4～8 周内检测 LDL-C 水平，如果 LDL-C 水平下降不够，可以将剂量调整为 150mg，皮下注射，q2w。

2）原发性高胆固醇血症（包括杂合子型家族性和非家族性）或混合型血脂异常：75mg，皮下注射，q2w；若患者需要更大幅度降低 LDL-C 水平，可 150mg，皮下注射，q2w。

（3）inclisiran

原发性高胆固醇血症（包括杂合子型家族性和非家族性）或混合型血脂异常：284mg，皮下注射，首次给药后间隔 3 个月给药一次，之后每 6 个月给药一次。

（4）注意事项

1）依洛尤单抗和阿利西尤单抗需储存于 2～8℃冰箱内，使用前室温复温至少 30 分钟，勿使用其他方法升温；inclisiran 不需要特殊储存条件。

2）给药前，应目测是否存在颗粒物或变色情况，如果溶液变色或出现可见颗粒物，不得使用。

3）采用一次性预充式注射笔，在大腿、腹部或上臂进行皮下注射，建议轮换注射部位；不应在活动性皮肤疾病或损伤部位注射。

（王东娟）

参 考 文 献

[1] Wanner C，Tonelli M，Kidney Disease：Improving Global Outcomes Lipid Guideline Development Work Group Members. KDIGO Clinical Practice Guideline for Lipid Management in CKD：summary of recommendation statements and clinical approach to the patient[J]. Kidney Int，2014，85（6）：1303-1309.

[2] Ferro CJ，Mark PB，Kanbay M，et al. Lipid management in patients with chronic kidney disease[J]. Nat Rev Nephrol，2018，14（12）：727-749.

[3] Fellström BC，Jardine AG，Schmieder RE，et al. Rosuvastatin and cardiovascular events in patients undergoing hemodialysis[J]. N Engl J Med，2009，360（14）：1395-1407.

[4] Kasichayanula S，Grover A，Emery MG，et al. Clinical pharmacokinetics and pharmacodynamics of evolocumab，a PCSK9 inhibitor[J]. Clin Pharmacokinet，2018，57（7）：769-779.

[5] Li H，Wei Y，Yang Z，et al. Safety，tolerability，pharmacokinetics，and pharmacodynamics of alirocumab in healthy Chinese subjects：a randomized，double-blind，placebo-controlled，ascending single-dose study[J]. Am J Cardiovasc Drugs，2020，20（5）：489-503.

[6] Lunven C，Paehler T，Poitiers F，et al. A randomized study of the relative pharmacokinetics，pharmacodynamics，and safety of alirocumab，a fully human monoclonal antibody to PCSK9，after single subcutaneous administration at three different injection sites in healthy subjects[J]. Cardiovasc Ther，2014，32（6）：297-301.

[7] Abifadel M，Varret M，Rabès JP，et al. Mutations in PCSK9 cause autosomal dominant hypercholesterolemia[J]. Nat Genet，2003，34（2）：154-156.

[8] Al-Mashhadi RH，Sørensen CB，Kragh PM，et al. Familial hypercholesterolemia and atherosclerosis in cloned minipigs created by DNA transposition of a human PCSK9 gain-of-function mutant[J]. Sci Transl Med，2013，5（166）：166ra1.

[9] Naoumova RP，Tosi I，Patel D，et al. Severe hypercholesterolemia in four British families with the D374Y mutation in the PCSK9 gene：long-term follow-up and treatment response[J]. Arterioscler Thromb Vasc Biol，2005，25（12）：2654-2660.

[10] Langsted A，Nordestgaard BG，Benn M，et al. PCSK9 R46L loss-of-function mutation reduces lipoprotein（a），LDL cholesterol，and risk of aortic valve stenosis[J]. J Clin Endocrinol Metab，2016，101（9）：3281-3287.

[11] Tavori H，Fan D，Blakemore JL，et al. Serum proprotein convertase subtilisin/kexin type 9 and cell surface low-density lipoprotein receptor：evidence for a reciprocal regulation[J]. Circulation，2013，127（24）：2403-2413.

[12] Rana K，Reid J，Rosenwasser JN，et al. A spotlight on alirocumab in high cardiovascular risk patients with type 2 diabetes and mixed dyslipidemia：a review on the emerging data[J]. Diabetes Metab Syndr Obes，2019，12：1897-1911.

[13] Ahamad S，Mathew S，Khan WA，et al. Development of small-molecule PCSK9 inhibitors for the treatment of hypercholesterolemia[J]. Drug Discov Today，2022，27（5）：1332-1349.

[14] Ahn CH，Choi SH. New drugs for treating dyslipidemia：beyond statins[J]. Diabetes Metab J，2015，39（2）：87-94.

[15] Fitzgerald K，Frank-Kamenetsky M，Shulga-Morskaya S，et al. Effect of an RNA interference drug on the synthesis of proprotein convertase subtilisin/kexin type 9（PCSK9）and the concentration of serum LDL cholesterol in healthy volunteers：a randomised，single-blind，placebo-controlled，phase 1 trial[J]. Lancet，2014，383（9911）：60-68.

[16] Raal FJ，Honarpour N，Blom DJ，et al. Inhibition of PCSK9 with evolocumab in homozygous familial hypercholesterolaemia（TESLA Part B）：a randomised，double-blind，placebo-controlled trial[J]. Lancet，2015，385（9965）：341-350.

[17] Raal FJ，Stein EA，Dufour R，et al. PCSK9 inhibition with evolocumab（AMG 145）in heterozygous familial hypercholesterolaemia（RUTHERFORD-2）：a randomised，double-blind，placebo-controlled trial[J]. Lancet，2015，385（9965）：331-340.

[18] Koren MJ，Lundqvist P，Bolognese M，et al. Anti-PCSK9 monotherapy for hypercholesterolemia：the MENDEL-2 randomized，controlled phase Ⅲ clinical trial of evolocumab[J]. J Am Coll Cardiol，2014，63（23）：2531-2540.

[19] Robinson JG，Nedergaard BS，Rogers WJ，et al. Effect of evolocumab or ezetimibe added to moderate- or high-intensity statin therapy on LDL-C lowering in patients with hypercholesterolemia：the LAPLACE-2 randomized clinical trial[J]. JAMA，2014，311（18）：1870-1882.

[20] Sabatine MS，Giugliano RP，Wiviott SD，et al. Efficacy and safety of evolocumab in reducing lipids and

cardiovascular events[J]. N Engl J Med，2015，372（16）：1500-1509.

[21] Koren MJ，Sabatine MS，Giugliano RP，et al. Long-term efficacy and safety of evolocumab in patients with hypercholesterolemia[J]. J Am Coll Cardiol，2019，74（17）：2132-2146.

[22] Sabatine MS，Giugliano RP，Keech AC，et al. Evolocumab and clinical outcomes in patients with cardiovascular disease[J]. N Engl J Med，2017，376（18）：1713-1722.

[23] Blom DJ，Harada-Shiba M，Rubba P，et al. Efficacy and safety of alirocumab in adults with homozygous familial hypercholesterolemia：the ODYSSEY HoFH trial[J]. J Am Coll Cardiol，2020，76（2）：131-142.

[24] Kastelein JJ，Ginsberg HN，Langslet G，et al. ODYSSEY FH I and FH Ⅱ：78 week results with alirocumab treatment in 735 patients with heterozygous familial hypercholesterolaemia[J]. Eur Heart J，2015，36（43）：2996-3003.

[25] Cannon CP，Cariou B，Blom D，et al. Efficacy and safety of alirocumab in high cardiovascular risk patients with inadequately controlled hypercholesterolaemia on maximally tolerated doses of statins：the ODYSSEY COMBO Ⅱ randomized controlled trial[J]. Eur Heart J，2015，36（19）：1186-1194.

[26] Robinson JG，Farnier M，Krempf M，et al. Efficacy and safety of alirocumab in reducing lipids and cardiovascular events[J]. N Engl J Med，2015，372（16）：1489-1499.

[27] Schwartz GG，Steg PG，Szarek M，et al. Alirocumab and cardiovascular outcomes after acute coronary syndrome[J]. N Engl J Med，2018，379（22）：2097-2107.

[28] Ray KK，Landmesser U，Leiter LA，et al. inclisiran in patients at high cardiovascular risk with elevated LDL cholesterol[J]. N Engl J Med，2017，376（15）：1430-1440.

[29] Hovingh GK，Lepor NE，Kallend D，et al. inclisiran durably lowers low-density lipoprotein cholesterol and proprotein convertase subtilisin/kexin type 9 expression in homozygous familial hypercholesterolemia：the ORION-2 pilot study[J]. Circulation，2020，141（22）：1829-1831.

[30] Raal FJ，Kallend D，Ray KK，et al. inclisiran for the treatment of heterozygous familial hypercholesterolemia[J]. N Engl J Med，2020，382（16）：1520-1530.

[31] Ray KK，Wright RS，Kallend D，et al. Two phase 3 trials of inclisiran in patients with elevated LDL cholesterol[J]. N Engl J Med，2020，382（16）：1507-1519.

[32] Agrawal S，Zaritsky JJ，Fornoni A，et al. Dyslipidaemia in nephrotic syndrome：mechanisms and treatment[J]. Nat Rev Nephrol，2018，14（1）：57-70.

[33] Liu S，Vaziri ND. Role of PCSK9 and IDOL in the pathogenesis of acquired LDL receptor deficiency and hypercholesterolemia in nephrotic syndrome[J]. Nephrol Dial Transplant，2014，29（3）：538-543.

[34] Haas ME，Levenson AE，Sun X，et al. The role of proprotein convertase subtilisin/kexin type 9 in nephrotic syndrome-associated hypercholesterolemia[J]. Circulation，2016，134（1）：61-72.

[35] Toth PP，Dwyer JP，Cannon CP，et al. Efficacy and safety of lipid lowering by alirocumab in chronic kidney disease[J]. Kidney Int，2018，93（6）：1397-1408.

[36] Lee E，Gibbs JP，Emery MG，et al. Influence of renal function on evolocumab exposure，pharmacodynamics，and safety[J]. Clin Pharmacol Drug Dev，2019，8（3）：281-289.

[37] Wright RS，Collins MG，Stoekenbroek RM，et al. Effects of renal impairment on the pharmacokinetics，efficacy，and safety of inclisiran：an analysis of the ORION-7 and ORION-1 studies[J]. Mayo Clin Proc，2020，95（1）：77-89.

[38] Grundy SM，Stone NJ，Bailey AL，et al. 2018 AHA/ACC/AACVPR/AAPA/ABC/ACPM/ADA/AGS/APhA/ASPC/NLA/PCNA guideline on the management of blood cholesterol：a report of the American college of cardiology/american heart association task force on clinical practice guidelines[J]. J Am Coll Cardiol，2019，

139（25）：e1082-e1143.

[39] Mach F，Baigent C，Catapano AL，et al. 2019 ESC/EAS Guidelines for the management of dyslipidaemias：lipid modification to reduce cardiovascular risk[J]. Eur Heart J，2020，41（1）：111-188.

[40] 中国胆固醇教育计划调脂治疗降低心血管事件专家建议（2019）[J]. 中华内科杂志，2020，01：18-22.

[41] 中华医学会心血管病学分会动脉粥样硬化与冠心病学组，中华心血管病杂志编辑委员会. 超高危动脉粥样硬化性心血管疾病患者血脂管理中国专家共识[J]. 中华心血管病杂志，2020，48（4）：280-286.

第5章　可溶性鸟苷酸环化酶激动剂维立西呱

CKD 患者容易并发心血管疾病。2019 年 KDIGO 慢性肾脏病合并心力衰竭诊治会议共识指出 CKD 合并心力衰竭的发生率为 17%～21%[1]，且 eGFR 的下降与全因死亡、心血管死亡和心力衰竭住院风险的增加相关[2]。关于 HFrEF 的药物治疗，近些年取得了明显的进展，尤其是血管紧张素受体脑啡肽酶抑制剂（angiotensin receptor neprilysin inhibitor，ARNI）及 SGLT-2 抑制剂为代表的新型抗心力衰竭药物已获得各国指南推荐并在临床广泛应用，国外已上市的新型药物维立西呱（vericiguat）具有独特的作用机制，且能改善高危 HFrEF 患者预后，目前得到广泛关注。2022 年 5 月 19 日，中国国家药品监督管理局批准维立西呱片的上市申请。

5.1　药　物　概　述

维立西呱是一种可溶性鸟苷酸环化酶（soluble guanylate cyclase，sGC）激动剂，能通过 NO-sGC-cGMP（cGMP，cyclic guanosine monophosphate，环磷酸鸟苷）信号通路改善心肌收缩性，调节心肌功能，其化合物分子结构式如图 5-1 所示。作为片剂，维立西呱目前上市的规格有三种：2.5mg，5mg，10mg。

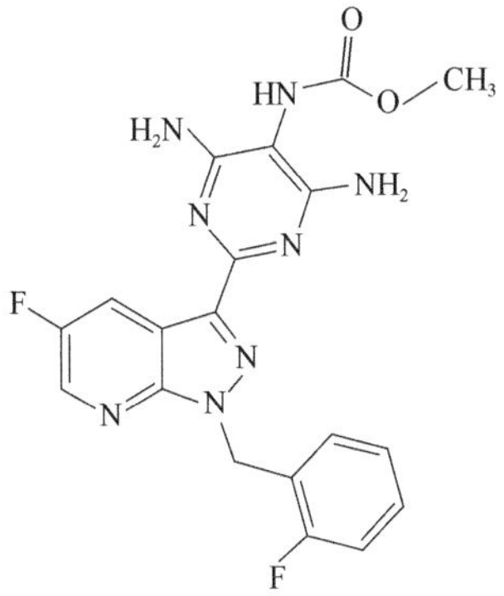

维立西呱是一种低水溶性高肠道通透性的弱碱性药物[3]。在健康人群中，维立西呱可以被快速吸收，空腹状态下达到最大血药浓度的中位时间≤2.5 小时，半衰期为 18～22 小时，心力衰竭患者半衰期为 30 小时[4]。5mg 维立西呱与食物同服可以将其生物利用度提高到 93%，比空腹时增加 19%，并可减少药物代谢动力学的变异性和延长吸收时间[4]。它的蛋白结合率约为 98%，血清白蛋白为主要

图 5-1　维立西呱的化学结构

载体。维立西呱的药物清除率较低，健康志愿者为 1.6L/h，HFrEF 患者为 1.3L/h[5]。在 eGFR≥15ml/（min·1.73m^2）患者和轻中度肝损伤患者中，除非进行药物滴定，一般无须调整使用剂量[6]。维立西呱在体内主要通过尿苷二磷酸葡醛酸转移酶（UGT）1A9、UGT1A1 进行葡萄糖醛酸化，生成无活性的 N-葡萄糖醛酸代谢物[7]。在健康受试者中，给药剂量的 53% 和 45% 分别通过尿液和粪便排出[7]。目前尚未针对 eGFR＜15ml/（min·1.73m^2）、透析患者、重度肝损伤（Child-Pugh 分级 C 级）患者进行药物代谢动力学研究。维立西呱的药物代谢动力学不受年龄、性别、种族、体重或 NT-proBNP 的影响。

Stasch 等[8]于 2001 年在 *Nature* 杂志上报道了第一个口服 sGC 激动剂 BAY41-2272，该

刺激因子可不依赖于 NO 的浓度，通过与 sGC 亚基上的调控位点相结合，进而发挥一系列生物学作用。研究结果显示 BAY41-2272 在 NO 缺乏诱导的高血压大鼠模型中具有抗血小板活性，可降低血压，提高存活率，因此可能为治疗心血管疾病提供一种新方法。2004 年 Evgenov 等[9]在急性肺动脉高压的羔羊中发现 BAY41-2272 显著降低了肺血管阻力。但是 BAY41-2272 和随后开发的 BAY41-8543 的代谢稳定性和口服生物利用度均较低，而且对 CYP450 有强烈的抑制和诱导作用，从而无法在人类中进一步开发和使用。2009 年的一项临床研究显示 sGC 激动剂 cinaciguat 可降低急性失代偿性心力衰竭患者的心脏前后负荷，增加心输出量[10]。然而随后的 COMPOSE Ⅱb 研究显示短期内静脉注射 cinaciguat 可明显降低急性心力衰竭患者的血压，但并不能改善患者的心脏指数和呼吸困难症状[11]。2013 年的一项安慰剂对照临床研究结果显示，静脉注射 cinaciguat 可显著降低急性心力衰竭患者的心脏负荷，但因高剂量静脉注射 cinaciguat 引起严重低血压事件，该试验被提前终止[12]。

利奥西呱（riociguat）是首个获批上市用于治疗肺动脉高压（pulmonary hypertension）的 sGC 激动剂，考虑到 NO-sGC-cGMP 通路在心力衰竭治疗中的潜在作用，有研究人员对此进行了研究。在由 Bonderman 等开展的 LEPHT 试验中，与安慰剂组相比，利奥西呱治疗肺动脉高压合并心力衰竭患者的平均肺动脉压变化的差异无统计学意义，但显著降低了明尼苏达心力衰竭生活质量评分[13]。DILAT-1 试验探究了利奥西呱对 HFpEF 合并肺动脉高压患者的急性血流动力学的影响，与上述试验结果类似，利奥西呱对平均肺动脉压无显著影响，但能增加患者的每搏心输出量，改善患者的血流动力学和超声心动图参数[14]。尽管利奥西呱具有潜在的心力衰竭治疗作用，但其半衰期短，需要每日给药 3 次，且刺激 sGC 生成 cGMP 的作用较强，在通过诱导肺血管舒张减少右心工作量的同时，降低了平均动脉压及舒张压水平，导致心率代偿性增加，因此并不适用于心力衰竭患者[15]。维立西呱在利奥西呱的基础上进一步优化了化合物的代谢稳定性，减少血浆清除率，实现了更长的半衰期。维立西呱刺激 sGC 生成 cGMP 的作用较利奥西呱降低，且半衰期显著延长，在药物特性上可能更加适合心力衰竭患者，随后在Ⅱ期及Ⅲ期临床试验中证实了维立西呱在心力衰竭患者中的有效性及安全性，2021 年 1 月被美国 FDA 批准用于治疗 LVEF 低于 45%的症状性慢性心力衰竭患者。

5.2　作 用 机 制

5.2.1　NO-sGC-cGMP 信号通路与心力衰竭的关系

NO 信号通路是心血管功能的主要调控通路之一。1998 年的诺贝尔生理学或医学奖授予了美国的三位药理学家 Robert F. Furchgott、Louis J. Ignarro 和 Ferid Murad，以表彰他们在"一氧化氮作为心血管系统的信号分子"方面的发现。体内的一氧化氮是由 L-精氨酸在一氧化氮合酶（nitric oxide synthase，NOS）催化下转化而来的。人体内有三种不同形式的 NOS：内皮型 NOS（endothelial NOS，eNOS），存在于多种类型的细胞中，负责正常血管内皮中 NO 的产生；神经型 NOS（neuronal NOS，nNOS），是分布于神经系统的特殊形式的 eNOS；诱导型 NOS（inducible NOS，iNOS），分布于巨噬细胞和内皮细胞，在免疫应答时才被激活[16]。生理状态下内皮细胞通过 eNOS 催化合成 NO，NO 因其气态性质容易扩散至平滑肌细胞，与 sGC 结合后激活 sGC，促进鸟苷三磷酸（guanosine triphosphate，GTP）转化为 cGMP。

　　作为重要的细胞内信使，cGMP 有 3 个主要作用靶点，cGMP 依赖的蛋白激酶或蛋白激酶 G（protein kinase，PKG），cGMP 调节的磷酸二酯酶（phosphodiesterase，PDE）及鸟苷一磷酸（guanosine monophosphate，GMP）控制的离子通道[17]。PKG 被认为是最重要的 cGMP 下游靶点，通过 PKG 发挥多种心血管保护功能[18]。①对血管平滑肌的作用：PKG 可使血管平滑肌细胞中的 L 型钙通道关闭，降低钙离子浓度，从而使血管舒张，同时使肌丝对钙离子的敏感性降低，使得血管紧张度降低。另外，PKG 可以抑制血管平滑肌增殖相关基因如细胞周期蛋白相关基因、血管内皮生长因子等的表达，从而抑制血管平滑肌增殖与分化。②对心肌细胞的作用：PKG 可使心肌细胞 L 型钙通道关闭，钙离子内流减少，肌丝对钙离子敏感性降低，从而使得心肌细胞舒张时长度增加，心肌顺应性增加；由于钙离子浓度降低，钙调磷酸酶活性被抑制，从而进一步抑制肥厚基因表达，在对抗心肌肥厚方面有重要作用；除此之外，PKG 可抑制 TGF-β 的表达，从而抑制成纤维细胞增殖，有抗心肌纤维化作用。③对内皮细胞的作用：PKG 可以调节血管扩张，刺激磷蛋白的活性，该蛋白为内皮细胞骨架蛋白，在维持内皮细胞通透性及屏障功能方面有重要作用；此外，PKG 可以增加 eNOS 催化 NO 形成过程中重要辅助因子四氢生物蝶呤的表达，并且可增加 eNOS 活性，均可使 NO 生成增加。此外，除平滑肌和血管作用以外，NO-sGC-cGMP 信号通路也负责调节其他关键的生物学功能，包括代谢和神经功能。该通路对海马和杏仁片具有长时程增强作用，可能具有改善学习和记忆的作用，还可抑制血小板聚集和内皮细胞增殖，在体外和体内具有抗血小板作用等。

　　在 HFrEF 中，炎症和氧化应激可导致 NO 生物利用度下降和 cGMP 减少[19]。cGMP 减少会引起冠状动脉、体循环和肾脏微循环功能失调，进而导致心肌损害、心室重构，同时影响冠状动脉微循环，并形成恶性循环，导致心力衰竭[20]。另外，cGMP 减少不仅对心脏有害，对肾脏和血管（包括肺循环）亦有不利影响，可能导致心力衰竭（包括 HFrEF 和 HFpEF）的进展[21]。因此 NO-sGC-cGMP 信号通路是慢性心力衰竭恶化及心力衰竭治疗的潜在靶点。

5.2.2　sGC 激动剂维立西呱的作用机制

　　鸟苷酸环化酶在体内主要以 2 种形式存在，分别是与细胞膜结合的膜结合型鸟苷酸环化酶（membrane-bound form of guanylate cyclase，mGC）及位于胞质的 sGC[22]。mGC 主要与心房利尿钠肽和 B 型脑钠肽结合，通过利尿钠肽（natriuretic peptide，NP）-mGC-cGMP 通路靠近细胞膜发挥作用。而 sGC 主要与内源性 NO 结合[19]，是 NO 信号转导通路中的核心金属酶，是 NO 的敏感器和受体。sGC 是一种异源二聚体蛋白，由一个 α 亚基和一个 β 亚基组成，其中 α1/β1 或 α2/β1 是主要的活性亚型，每个亚基分别具有 3 个结构域，包括血红素结构域、中心结构域和催化结构域。β 亚基携带一个含亚铁离子（Fe^{2+}）的血红素基团，它可以高亲和力地结合 NO。与 NO 结合后，sGC 的构象变化激活了催化结构域，从而触发 GTP 形成 cGMP[23, 24]。但是在氧化应激状态下这种结合会明显受损，使得患者对 NO 的敏感度降低[25, 26]，因此如何直接激活 cGMP 成为新的研究热点。

sGC 激动剂有双重作用模式，一种模式通过稳定 sGC 与 NO 的结合来增加 sGC 对内源性 NO 的敏感性；另一种模式不依赖 NO，通过不同的结合位点直接刺激 sGC，使 cGMP 生成增多（图 5-2）。根据开启 sGC 的活性是否需血红素基团，可将 sGC 激动剂分为 sGC 激动剂（如 BAY41-2272、利奥西呱和维立西呱）和 sGC 激活剂（如 cinaciguat）两大类。sGC 激动剂可不依赖于 NO，但需依赖含有铁的血红素基团直接激活 sGC-cGMP 信号通路，也可提高 sGC 对内源性 NO 的敏感性，进而与 NO 产生协同作用。sGC 激活剂则通过结合到特定位置使空间构象发生转变而激活 sGC 的活性，进一步激活下游的 cGMP 信号通路。维立西呱作为 sGC 激动剂，通过双重作用刺激 sGC，既可稳定 NO-sGC 结合使其对内源性 NO 敏感，也可通过不同于 NO 的结合位点直接刺激 sGC，使其活性和 cGMP 生成增加，从而使心力衰竭患者获益。

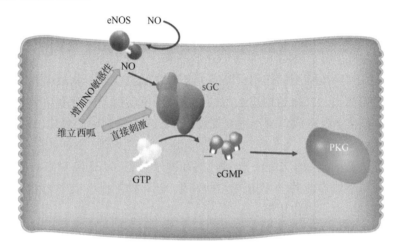

图 5-2   维立西呱的作用机制

cGMP，环磷酸鸟苷；NO，一氧化氮；sGC，可溶性鸟苷酸环化酶；GTP，鸟苷三磷酸；PKG，蛋白激酶 G；eNOS，内皮型一氧化氮合酶

5.3   临 床 试 验

5.3.1   维立西呱在 HFrEF 中的临床研究

在 HFrEF 患者中，维立西呱已经完成了 II 期临床研究（SOCRATES- REDUCED）和 III 期临床研究（VICTORIA）。这两个研究中的患者皆为高风险失代偿的心力衰竭患者，通过 sGC 刺激产生利尿和利钠等作用使患者获益。

为了探究维立西呱的最佳剂量和耐受性，2015 年进行了一项多中心、双盲、随机、安慰剂对照、剂量探索性 II 期临床试验（SOCRATES-REDUCED）[27]。该研究入选了 456 例

LVEF＜45%且近期发生心力衰竭失代偿的患者，并排除 eGFR＜30ml/（min·1.73m²）和收缩压＜110mmHg 或≥160mmHg 者。失代偿被定义为因心力衰竭住院或者院外患者，需使用静脉利尿剂，有心力衰竭体征，利尿钠肽水平升高［血脑钠肽（brain natriuretic peptide，BNP）≥300ng/L 或 NT-proBNP≥1000ng/L，心房颤动患者 BNP≥500ng/L 或 NT-proBNP ≥1600ng/L］。随机分为 5 组，安慰剂组和维立西呱最大靶剂量 1.25mg、2.5mg、5mg、10mg 组，主要终点为治疗 12 周后 NT-proBNP 的 log 值变化。最后 77%的患者完成了 12 周的临床试验，72%的患者滴定至 10mg/d。治疗 12 周后，试验组患者 NT-proBNP 的 log 值变化与安慰剂组相比无显著性差异（$P=0.15$），10mg/d 组与安慰剂组相比显著降低 NT-proBNP 水平（$P=0.048$）且 LVEF 亦有提高（$P=0.02$）。研究还显示维立西呱剂量越高，降低 NT-proBNP 的效果越显著（$P<0.05$），呈剂量相关效应。该研究显示维立西呱耐受性较好，不良事件发生率与安慰剂组类似，严重不良事件发生率低于安慰剂。一项事后分析发现维立西呱治疗效果与超敏 C 反应蛋白和血清尿酸的降低相关，这种效应呈剂量依赖性，且在最高剂量组中最为显著[28]。

VICTORIA 研究[29]开始于 2016 年，是一项多中心、随机、双盲、安慰剂对照的Ⅲ期临床试验，旨在评估在标准治疗基础上 sGC 激动剂维立西呱降低 HFrEF 患者心血管死亡和首次因心力衰竭住院复合终点的风险，研究结果在 2020 年发表于 the New England Journal of Medicine。该研究是第一个专门针对近期发生心力衰竭恶化事件的 HFrEF 患者进行的大型临床研究，由美国杜克临床研究所和加拿大 VIGOUR 中心合作开展，中国、日本、欧洲和美国等 42 个国家和地区的 616 个中心参加了这项研究。最终纳入年龄≥18 岁的患者 5050 例，具体纳入标准为：①NYHA 心功能分级Ⅱ～Ⅳ级，前 12 个月内 LVEF＜45%。②30 天内血利尿钠肽水平升高，即窦性心律时血 BNP 水平≥300pg/ml 或 NT-proBNP≥1000pg/ml，或者心房颤动时血 BNP≥500pg/ml 或 NT-proBNP≥1600pg/ml 的慢性心力衰竭患者。③患者近期存在心力衰竭恶化的表现，包括 3 个月内虽无因心力衰竭住院但接受静脉利尿剂治疗，6 个月内因心力衰竭住院。④eGFR≥15ml/（min·1.73m²）。排除标准：收缩压＜100mmHg；同时或预期使用长效硝酸盐、sGC 激动剂、5 型磷酸二酯酶（phosphodiesterase type 5，PDE-5）抑制剂；正在接受静脉强心药物；植入式左心室辅助设备。入选患者均接受 ESC/AHA/ACC 及特定指南推荐的标准治疗，包括服用 ARNI 药物。该研究为事件驱动的研究，当达到计划的事件数时研究结束。研究的主要终点是首次因心力衰竭住院或心血管死亡事件的复合终点；次要终点包括主要终点的各组成部分，首次和随后的因心力衰竭住院、全因死亡事件，以及全因死亡或因心力衰竭住院的复合终点。此外，该研究还同时评估了维立西呱的安全性和耐受性。

2016 年 9 月 25 日至 2018 年 12 月 21 日共筛查了 6857 例患者，5050 例患者进入随机分组。纳入的患者平均年龄为 67 岁，其中 24%为女性，40%的患者被归类为 NYHA 心功能分级Ⅲ级心力衰竭，平均射血分数为 29%，中心实验室测定的 NT-proBNP 中位数为 2816pg/ml。入组的患者中 93.1%已接受 β 受体阻滞剂治疗，88.0%接受 ACEI/ARB/ARNI 治疗，59.8% 接受三联药物（β 受体阻滞剂、醛固酮受体拮抗剂和 ACEI/ARB/ARNI）治疗，14.5%接受了 ARNI 治疗。所有患者经过 0～30 天的筛选期后按照 1∶1 的比例随机分为两组，其中维立西呱组 2526 例，安慰剂组 2524 例，分别给予维立西呱和安慰剂治疗，起始剂量为 2.5mg，随后根据平均收缩压和临床症状滴定剂量至 10mg。

研究结果发现，在 10.8 个月的中位时间内，维立西呱组和安慰剂组分别有 897 例（35.5%）和 972 例（38.5%）患者发生了主要结果事件（HR=0.90，95%CI 0.82～0.98，P=0.02）。维立西呱组和安慰剂组分别有 691 例（27.4%）和 747 例（29.6%）患者因心力衰竭住院（HR=0.90，95%CI 0.81～1.00）；分别有 414 例（16.4%）和 441 例（17.5%）患者死于心血管事件（HR=0.93，95%CI 0.81～1.06）。维立西呱组有 957 例（37.9%）因任何原因死亡或因心力衰竭住院，而安慰剂组有 1032 例（40.9%）（HR=0.90，95%CI 0.83～0.98，P=0.02）。症状性低血压发生率维立西呱组为 9.1%，安慰剂组为 7.9%（P=0.12）；晕厥发生率维立西呱组为 4.0%，安慰剂组为 3.5%（P=0.30）；贫血发生率维立西呱组高于安慰剂组（7.6% vs 5.4%）；最终结果表明，与安慰剂相比，维立西呱降低了 HFrEF 患者因心力衰竭住院或心血管死亡的复合终点的风险，综合评估降幅达 10%。除了 NT-proBNP＞5314ng/L，年龄≥75 岁，eGFR 15～30ml/（min·1.73m^2）或 LVEF 40%～45%亚组，维立西呱对主要终点的影响在大多数预先设定的亚组中是一致的。

VICTORIA 研究亚组分析显示基线 NT-proBNP 水平越低，维立西呱带来的获益越大。与安慰剂组相比，在基线 NT-proBNP≤4000pg/ml 的患者中，维立西呱可以使主要终点事件减少 23%（HR=0.77，95% CI 0.68～0.88），在基线 NT-proBNP≤8000pg/ml 的患者中减少 15%（HR=0.85，95% CI 0.76～0.95）[30]。亚组分析还显示接受维立西呱治疗与安慰剂治疗的患者肾功能情况差异无统计学意义。无论基线肾功能情况如何，维立西呱主要结局的获益是一致的[31]。因此，本研究表明，当肾功能恶化时，可能不需要降低滴定或停止服用维立西呱。

5.3.2　维立西呱在 HFpEF 患者中的临床研究

维立西呱在 HFpEF 患者中的临床研究至今主要为两项：SOCRATES PRESERVED 研究[32]和 VITALITY-HFpEF 研究[33]。

SOCRATES PRESERVED 研究是维立西呱 II b 期临床试验，是一项在 25 个国家进行的随机、双盲、安慰剂对照试验，旨在确定维立西呱对 HFpEF 患者生活质量和运动耐量的疗效及安全性。该研究共纳入 477 例患者，纳入标准如下：年龄≥18 岁，有慢性心力衰竭症状或心力衰竭失代偿后 4 周内且临床症状稳定，NYHA 心功能分级 II～IV 级，LVEF≥45%，超声心动图评估左心房增大，窦性心律且 BNP≥100pg/ml 或 NT-proBNP≥300pg/ml，心房颤动且 BNP≥200pg/ml 或 NT-proBNP≥600pg/ml。将纳入的患者随机分为 5 组，即每日不同剂量的维立西呱 1.25mg、2.5mg、5mg 和 10mg 组和安慰剂组，共治疗 12 周，采用堪萨斯城心肌病调查表（Kansas City Cardiomyopathy Questionnaire，KCCQ）和欧洲五维健康量表（Euroqol Five Dimensions Questionnaire，EQ-5D）评估健康状况。最终结果显示：在高剂量维立西呱 5mg 和 10mg 组中，心力衰竭患者的临床症状得到持续改善，12 周时 KCCQ 和 EQ-5D 评分与 NYHA 心功能分级的改善趋势平行。与安慰剂组相比，维立西呱组中 NYHA 心功能分级改善患者比例增加得更多，心力衰竭恶化患者比例更小。同时发现维立西呱组与安慰剂组相比，NT-proBNP 水平及左心房容积未出现显著变化。

基于 SOCRATES PRESERVED 试验的探索性结果,研究人员设计了 VITALITY-HFpEF 试验,一项随机、平行分组、安慰剂对照、双盲、多中心临床试验。该试验共纳入 735 例患者,包括年龄≥45 岁、LVEF≥45%、NYHA 心功能分级为Ⅱ~Ⅲ级的心力衰竭患者。受试者平均年龄 72.7 岁,女性 385 例(49%),平均 LVEF 为 56%,NT-proBNP 中位数为 1403pg/ml。受试者被随机分为安慰剂组、10mg/d 或 15mg/d 的维立西呱组(1 : 1 : 1)。该试验的主要终点为 24 周治疗后的 KCCQ-身体限制评分(physical limitation score,PLS)变化情况,次要终点为 6 分钟的步行距离。结果显示,与安慰剂相比,维立西呱 15mg/d 或 10mg/d 治疗 24 周均未改善心力衰竭患者的身体限制评分。维立西呱在 HFpEF 患者中的作用有待进一步研究来探索。

5.4　临床应用与注意事项

5.4.1　指南或专家共识的推荐

维立西呱于 2021 年在国外上市,目前被 FDA 推荐用于治疗伴有症状的射血分数小于 45%的成人慢性心力衰竭患者。2021 年初更新的 ACC 优化心力衰竭治疗决策路径专家共识中提到了 HFrEF 病理生理指标的改善方法包括当时未在美国上市的新兴疗法如维立西呱(可溶性鸟苷酸环化酶激动剂),其被证明能降低患者的心血管死亡和心力衰竭住院的风险[34]。2021 年 4 月,加拿大心血管学会(Canadian Cardiovascular Society,CCS)联合加拿大心力衰竭学会(Canadian Heart Failure Society,CHFS)更新了心力衰竭相关指南,推荐对于过去 6 个月内有加重症状或因心力衰竭住院的 HFrEF 患者,建议在最佳心力衰竭治疗基础上加用维立西呱,以降低未来心力衰竭住院风险(有条件推荐,中等质量证据)[35]。2021 年 ESC 发布的《2021 ESC 急慢性心力衰竭诊断和治疗指南》中建议维立西呱可考虑用于心力衰竭 NYHA 心功能分级Ⅱ~Ⅳ级,使用 ACEI/ARB、β 受体阻滞剂和醛固酮受体拮抗剂仍发生心力衰竭加重事件的患者,以降低心血管死亡率或心力衰竭住院的发生率(推荐级别Ⅱb,证据级别 B)[36]。2022 年 4 月,AHA/ACC/HFSA 心力衰竭管理指南推荐维立西呱用于已经使用了指南指导药物治疗的高风险 HFrEF 患者及心力衰竭加重患者,以降低心力衰竭住院的发生率和心血管死亡率[37]。2023 年欧洲心脏病学会心力衰竭协会(ESC-HFA)发布《2023 ESC-HFA 临床共识声明:慢性心力衰竭加重的定义、流行病学、管理和预防》,共识指出维立西呱是目前唯一获批用于心力衰竭治疗的 sGC 激动剂,基于 VICTORIA 研究结果,对于有症状且慢性心力衰竭加重事件后 LVEF<45%的患者,维立西呱是不可或缺的一个药物,而且研究显示,联用不同作用机制的抗心力衰竭药物越多,患者的预后越好,因此在此类患者中应建议使用维立西呱。共识还强调应尽早联合使用(如有可能,出院前即可使用),因为联合用药的作用是相加的,可以给患者带来更多获益[38]。

5.4.2 临床使用方法和时机

基于 VICTORIA 试验的纳入标准,维立西呱推荐应用于近期心力衰竭恶化需要住院或需要门诊静脉注射利尿剂的 HFrEF 患者。此外,心力衰竭患者常合并多种慢性疾病,如糖尿病、高血压、冠状动脉粥样硬化等,从 VICTORIA 试验的基线患者特征可知,维立西呱可安全应用于有多种基础疾病的心力衰竭患者。VICTORIA 试验纳入了相当多的严重肾损伤患者[eGFR<30ml/(min·1.73m^2)],后续分析证明维立西呱可使该组患者获益,因此对于需要减量使用 ACEI/ARB 的肾损伤患者,加用维立西呱应是被推荐的。与 PARADIGM-HF 和 DAPA-HF 试验相比,VICTORIA 试验纳入了更高比例的装有植入型心脏复律除颤器(27.8%)和双心室起搏器(14.7%)的患者,结果表明维立西呱可安全用于植入型心脏复律除颤器和双心室起搏器患者。根据 VICTORIA 研究,具体启动药物的时机可以从两方面考虑:从疾病进程的角度出发,当患者发生心力衰竭失代偿事件之后,在标准治疗的基础上即可以考虑加用维立西呱以降低心血管死亡或心力衰竭住院事件发生率;从单次心力衰竭失代偿事件后的角度出发,当患者停用静脉利尿剂或强心剂 24 小时后,即可启用维立西呱。

维立西呱需要口服滴定一天一次(qd)给药。起始剂量为 2.5mg qd,2 周后根据患者具体情况可上调至 5mg qd,4 周后上调至 10mg qd,最大剂量维立西呱 10mg/d。在 VICTORIA 试验中,大约 12 个月后,90.3% 的患者接受了 10mg qd 的目标剂量。剂量滴定标准基于患者收缩压(表 5-1)、心率、临床症状、安全性和耐受性的评价结果,每 2 周评价一次。

表 5-1 根据收缩压(SBP)调整维立西呱剂量表

血压评估	剂量调整
SBP≥100mmHg,未使用 10mg 靶剂量	升高剂量
SBP≥100mmHg(或 SBP 90～100mmHg),使用 10mg 靶剂量	维持剂量
SBP<90mmHg,无低血压症状	如果当前使用 5mg、7.5mg、10mg,则降低剂量; 如果当前使用 2.5mg,则中断用药
SBP<90mmHg,有低血压症状	中断用药

5.4.3 与其他药物的联合使用

《2021 ESC 急慢性心力衰竭诊断和治疗指南》中的心力衰竭治疗方案首次从"金三角"转变为"四重奏"(ARNI、β 受体阻滞剂、醛固酮受体阻断剂、SGLT-2 抑制剂)[36]。VICTORIA 研究中 59.8% 的患者接受 β 受体阻滞剂、醛固酮受体拮抗剂和 ACEI/ARB/ARNI 三联治疗,73.4% 的患者接受 ACEI 或 ARB,14.5% 的患者接受 ARNI,93.1% 的患者接受 β 受体阻滞剂,70.3% 的患者接受醛固酮受体拮抗剂,2% 的患者接受 SGLT-2 抑制剂;研究亚组结果表明,心力衰竭常用药物的联合治疗不影响维立西呱主要终点的疗效和安全性。值得注意的是,校正剂量的 β 受体阻滞剂的依从性与维立西呱的疗效之间存在显著相关性,服用≥50% 目

标剂量 β 受体阻滞剂的患者较不服用者的获益更多[39]。另外，在 18～60 岁健康男性志愿者中开展了一项维立西呱与沙库巴曲缬沙坦之间药物相互作用的随机、单盲、安慰剂对照、药物效应动力学和药物代谢动力学研究[39]。在收缩压和心率方面未观察到维立西呱与沙库巴曲缬沙坦之间存在显著的药物效应动力学相互作用。稳态时，沙库巴曲缬沙坦对维立西呱的药物代谢动力学无临床相关影响，反之亦然。2 个治疗组在治疗中出现的药物治疗相关不良事件的分布相似。这一研究结果也支持维立西呱与沙库巴曲缬沙坦可以联合应用。此外，Ⅰ 期临床研究也显示维立西呱和阿司匹林、华法林之间有良好的耐受性[40]。

5.4.4　安全性与注意事项

在 HFrEF 患者的治疗中，ACEI、ARNI、β 受体阻滞剂或者维立西呱都有可能使血压下降，尤其是联合使用时更容易发生低血压甚至晕厥，这往往限制了这些药物的使用和剂量的达标。在 VICTORIA 研究中预先设定的相关不良事件为症状性低血压和晕厥，与安慰剂组相比，两者发生率分别为 9.1% vs 7.9%（P= 0.12）和 4.0% vs 3.5%（P=0.30）。尽管研究显示了整体人群对于维立西呱的安全性和耐受性，但是似乎有些患者比其他患者更容易出现血压下降、症状性低血压或晕厥，如 75 岁以上的老年人、基线收缩压 100～110mmHg 的患者及同时使用血管活性药物的患者。Lam 等学者[41]对于 VICTORIA 研究中这三类人群在研究期间的血压轨迹做跟踪分析后发现，服用维立西呱的 75 岁以上患者及同时接受 ACEI/ARB/ARNI 治疗的患者收缩压最初略有下降，此后恢复到基线水平，基线收缩压低于 110mmHg 患者的收缩压随着时间的推移有增加的趋势，各亚组内治疗组间的安全事件发生率普遍较低且相似。上述证据再次证实了维立西呱在 HFrEF 患者甚至在易发生低血压患者中的安全性。

此外，FDA 批准的药品说明书建议维立西呱禁用于同时使用其他可溶性鸟苷酸环化酶激动剂的患者，并且不建议维立西呱和 PDE-5 抑制剂合用，以免增加低血压风险。根据动物生殖研究数据，给孕妇用药可能会造成胎儿伤害，且目前缺乏孕妇使用此类药物的数据，故建议有生殖潜能的女性在治疗期间和末次服药后一个月内采取有效的避孕措施。由于母乳喂养婴儿可能会出现严重的不良反应，建议哺乳期妇女在治疗期间不要母乳喂养。药物在儿童患者中的安全性和有效性尚未确定。对于轻度或中度肝损伤的患者和 eGFR≥15ml/（min·1.73m^2）的患者，无须调整该药物的剂量。

（蔡小婕）

参 考 文 献

[1] House AA，Wanner C，Sarnak MJ，et al. Heart failure in chronic kidney disease：conclusions from a Kidney Disease：Improving Global Outcomes（KDIGO）Controversies Conference[J]. Kidney Int，2019，95（6）：1304-1317.

[2] Hillege HL，Nitsch D，Pfeffer MA，et al. Renal function as a predictor of outcome in a broad spectrum of patients with heart failure[J]. Circulation，2006，113（5）：671-678.

[3] Yu LX，Amidon GL，Polli JE，et al. Biopharmaceutics classification system：the scientific basis for biowaiver extensions[J]. Pharm Res，2002，19（7）：921-925.

[4] Boettcher M，Thomas D，Mueck W，et al. Safety，pharmacodynamic，and pharmacokinetic characterization of vericiguat：results from six phase I studies in healthy subjects[J]. Euro J Clin Pharmacol，2021，77（4）：527-537.

[5] Kramer F，Voss S，Roessig L，et al. Evaluation of high-sensitivity C-reactive protein and uric acid in vericiguat-treated patients with heart failure with reduced ejection fraction[J]. Eur J Heart Fail，2020，22（9）：1675-1683.

[6] Armstrong PW，Pieske B，Anstrom KJ，et al. Vericiguat in patients with heart failure and reduced ejection fraction[J]. N Eng J Med，2020，382（20）：1883-1893.

[7] Follmann M，Ackerstaff J，Redlich G，et al. Discovery of the soluble guanylate cyclase Stimulator vericiguat（BAY 1021189）for the treatment of chronic heart failure[J]. J Med Chem，2017，60（12）：5146-5161.

[8] Stasch JP，Becker EM，Alonso-Alija C，et al. NO-independent regulatory site on soluble guanylate cyclase[J]. Nature，2001，410（6825）：212-215.

[9] Evgenov OV，Ichinose F，Evgenov NV，et al. Soluble guanylate cyclase activator reverses acute pulmonary hypertension and augments the pulmonary vasodilator response to inhaled nitric oxide in awake lambs[J]. Circulation，2004，110（15）：2253-2259.

[10] Lapp H，Mitrovic V，Franz N，et al. Cinaciguat（BAY 58-2667）improves cardiopulmonary hemodynamics in patients with acute decompensated heart failure[J]. Circulation，2009，119（21）：2781-2788.

[11] Gheorghiade M，Greene SJ，Filippatos G，et al. Cinaciguat，a soluble guanylate cyclase activator：results from the randomized，controlled，phase Ⅱb COMPOSE programme in acute heart failure syndromes[J]. Eur J Heart Fail，2012，14（9）：1056-1066.

[12] Erdmann E，Semigran MJ，Nieminen MS，et al. Cinaciguat，a soluble guanylate cyclase activator，unloads the heart but also causes hypotension in acute decompensated heart failure[J]. Eur Heart J，2013，34（1）：57-67.

[13] Bonderman D，Ghio S，Felix SB，et al. Riociguat for patients with pulmonary hypertension caused by systolic left ventricular dysfunction：a phase Ⅱb double-blind，randomized，placebo-controlled，dose-ranging hemodynamic study[J]. Circulation，2013，128（5）：502-511.

[14] Bonderman D，Pretsch I，Steringer-Mascherbauer R，et al. Acute hemodynamic effects of riociguat in patients with pulmonary hypertension associated with diastolic heart failure（DILATE-1）：a randomized，double-blind，placebo-controlled，single-dose study[J]. Chest，2014，146（5）：1274-1285.

[15] Frey R，Mück W，Unger S，et al. Single-dose pharmacokinetics，pharmacodynamics，tolerability，and safety of the soluble guanylate cyclase stimulator BAY 63-2521：an ascending-dose study in healthy male volunteers[J]. J Clin Pharmacol，2008，48（8）：926-934.

[16] Cengel A，Sahinarslan A. Nitric oxide and cardiovascular system[J]. Anadolu Kardiyol Derg，2006，6（4）：364-368.

[17] Sandner P. From molecules to patients：exploring the therapeutic role of soluble guanylate cyclase stimulators[J]. Biol Chem，2018，399（7）：679-690.

[18] Tsai EJ，Kass DA. Cyclic GMP signaling in cardiovascular pathophysiology and therapeutics[J]. Pharmacol Ther，2009，122（3）：216-238.

[19] Aimo A，Castiglione V，Borrelli C，et al. Oxidative stress and inflammation in the evolution of heart failure：from pathophysiology to therapeutic strategies[J]. Euro J Prevent Cardiol，2020，27（5）：494-510.

[20] Marti CN，Gheorghiade M，Kalogeropoulos AP，et al. Endothelial dysfunction，arterial stiffness，and heart failure[J]. J Am Coll Cardiol，2012，60（16）：1455-1469.

[21] Breitenstein S，Roessig L，Sandner P，et al. Novel sGC stimulators and sGC activators for the treatment of heart failure[J]. Handb Exp Pharmacol，2017，243：225-247.

[22] Potter LR. Guanylyl cyclase structure，function and regulation[J]. Cell Signal，2011，23（12）：1921-1926.

[23] Pellicena P，Karow DS，Boon EM，et al. Crystal structure of an oxygen-binding heme domain related to soluble guanylate cyclases[J]. Proc Natl Acad Sci USA，2004，101（35）：12854-12859.

[24] Schmidt PM，Schramm M，Schröder H，et al. Identification of residues crucially involved in the binding of the heme moiety of soluble guanylate cyclase[J]. J Biol Chem，2004，279（4）：3025-3032.

[25] Stasch JP，Schmidt PM，Nedvetsky PI，et al. Targeting the heme-oxidized nitric oxide receptor for selective vasodilatation of diseased blood vessels[J]. J Clin Invest，2006，116（9）：2552-2561.

[26] Thoonen R，Buys E，Sips P，et al. Targeting the NO-cGMP pathway：phenotyping of NO-insensitive sGCbeta1 H105F knockin mice[J]. BMC Pharmacology，2007，7（1）：P60.

[27] Gheorghiade M，Greene SJ，Butler J，et al. Effect of vericiguat，a soluble guanylate cyclase Stimulator，on natriuretic peptide levels in patients with worsening chronic heart failure and reduced ejection fraction：the SOCRATES-REDUCED randomized trial[J]. JAMA，2015，314（21）：2251-2262.

[28] Kramer F，Voss S，Roessig L，et al. Evaluation of high-sensitivity C-reactive protein and uric acid in vericiguat-treated patients with heart failure with reduced ejection fraction[J]. Eur J Heart Fail，2020，22（9）：1675-1683.

[29] Armstrong PW，Pieske B，Anstrom KJ，et al. Vericiguat in patients with heart failure and reduced ejection fraction[J]. N Engl J Med，2020，382（20）：1883-1893.

[30] Ezekowitz JA，O'Connor CM，Troughton RW，et al. N-terminal pro-B-type natriuretic peptide and clinical outcomes：vericiguat heart failure with reduced ejection fraction study[J]. JACC Heart Fail，2020，8（11）：931-939.

[31] Voors AA，Mulder H，Reyes E，et al. Renal function and the effects of vericiguat in patients with worsening heart failure with reduced ejection fraction：insights from the VICTORIA（Vericiguat Global Study in Subjects with HFrEF）trial[J]. Eur J Heart Fail，2021，23（8）：1313-1321.

[32] Pieske B，Maggioni AP，Lam CSP，et al. Vericiguat in patients with worsening chronic heart failure and preserved ejection fraction：results of the soluble guanylate cyclase stimulator in heart failure patients with PRESERVED EF（SOCRATES-PRESERVED）study[J]. Eur Heart J，2017，38（15）：1119-1127.

[33] Armstrong PW，Lam CSP，Anstrom KJ，et al. Effect of vericiguat vs placebo on quality of life in patients with heart failure and preserved ejection fraction：the VITALITY-HFpEF randomized clinical trial[J]. JAMA，2020，324（15）：1512-1521.

[34] Committee W，Maddox TM，Januzzi JL Jr，et al. 2021 update to the 2017 ACC expert consensus decision pathway for optimization of heart failure treatment：answers to 10 pivotal issues about heart failure with reduced ejection fraction：a report of the American college of cardiology solution set oversight committee[J]. J Am Coll Cardiol，2021，77（6）：772-810.

[35] McDonald M，Virani S，Chan M，et al. CCS/CHFS heart failure guidelines update：defining a new pharmacologic standard of care for heart failure with reduced ejection fraction[J]. Can J Cardiol，2021，37（4）：531-546.

[36] McDonagh TA，Metra M，Adamo M，et al. 2021 ESC Guidelines for the diagnosis and treatment of acute and chronic heart failure[J]. Eur Heart J，2021，42（36）：3599-3726.

[37] Heidenreich PA，Bozkurt B，Aguilar D，et al. 2022 AHA/ACC/HFSA guideline for the management of heart failure：executive summary：a report of the American College of Cardiology/American Heart Association Joint Committee on Clinical Practice Guidelines[J]. Circulation，2022，145（18）：e876-e894.

[38] Metra M，Tomasoni D，Adamo M，et al. Worsening of chronic heart failure：definition，epidemiology，management and prevention. A clinical consensus statement by the Heart Failure Association of the European Society of Cardiology[J]. Eur J Heart Fail，2023，25（6）：776-791.

[39] Ezekowitz J，McMullan C，Westerhout C，et al. Effect of vericiguat in VICTORIA according to guideline-directed medical therapy[J]. J card Fail，2020，26（12）：1108-1109.

[40] Boettcher M，Loewen S，Gerrits M，et al. Pharmacodynamic and pharmacokinetic interaction profile of vericiguat：results from three randomized phase I studies in healthy volunteers[J]. Clin Pharmacokinet，2021，60（3）：337-351.

[41] Lam CSP，Mulder H，Lopatin Y，et al. Blood pressure and safety events with vericiguat in the VICTORIA trial[J]. J Am Heart Assoc，2021，10（22）：e021094.

第6章 新型高钾血症治疗药物

高钾血症是 CKD 常见的并发症，可能会引起室性心律失常、心脏停搏、呼吸肌麻痹等危及生命的状况[1]，其发生率随着肾功能下降而增加。研究发现当 eGFR≥60ml/（min·1.73m²）时，高钾血症发生率为 8.9%，而在 CKD 3～5 期患者中，高钾血症发生率分别上升到 20.7%、42.1%和 56.7%[2]。高钾血症的发生与肾损伤[3]、肾素-血管紧张素-醛固酮系统（renin-angiotensin-aldosterone system，RAAS）抑制剂[4]和保钾利尿剂[5]等药物应用，以及代谢性酸中毒等因素相关[6]。治疗高钾血症的方法包括使用排钾利尿药、限制饮食钾摄入、停用 ACEI/ARB 和螺内酯等药物及血液透析等，但这些治疗效果会受到肾功能、患者依从性等的限制，且长时间停用 ACEI/ARB 等药物还会减少心血管疾病获益、影响患者肾功能进展[7]。此外，传统的钾结合剂聚苯乙烯磺酸钠（sodium polystyrene sulfonate，SPS）由于起效较慢，Na^+含量较高，不适用于急性高钾血症和需要限制钠摄入的患者[8]，且会引起严重便秘、缺血性结肠炎、结肠坏死和穿孔等胃肠道不良反应[9]。为此，目前已成功研制出一种更安全有效治疗高钾血症的新药——环硅酸锆钠（sodium zirconium cyclosilicate，SZC），为治疗高钾血症提供了一种新的选择。

6.1 药物概述

2018 年 FDA 批准环硅酸锆钠用于治疗成人高钾血症[10]。2019 年底，环硅酸锆钠获得中国国家药品监督管理局上市批准，2020 年 3 月在中国正式上市。该药通用名为环硅酸锆钠散；化学式：$Na_{1.5}H_{0.5}ZrSi_3O_9 \cdot 2\text{-}3H_2O$；环硅酸锆钠的晶体结构见图 6-1。

6.1.1 药物代谢动力学

SZC 是一种不可溶的、无臭无味的物质，可以制成粉末和药片。SZC 呈球形，平均直径为 20～30μm，由于体积太大，经过胃肠道既无法被吸收，也不能被代谢。研究发现服用 SZC 的大鼠粪便中锆的回收率为 99%[11]。给予比格犬持续服用大剂量 SZC 39 周，在第 6、13、26 和 39 周收集尿液和血液样本，发现所有时间点的锆浓度都低于检测下限[10]，表明长期高剂量

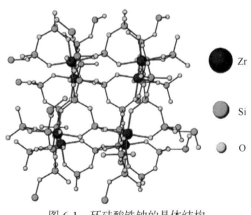

Zr

Si

O

图 6-1 环硅酸锆钠的晶体结构

服用 SZC 不会被系统吸收。此外，与 SPS 不同的是，SPS 遇水体积会膨胀，增加原体积的 80%~100%，而 SZC 遇水不会膨胀，这一特点使其能够有效地从体内清除，而不需要服用泻药来避免便秘[12, 13]。

SZC 治疗可导致血清碳酸氢盐和尿 pH 轻度升高，血尿素氮降低，使得许多代谢性酸中毒患者 pH 恢复正常，这主要是由 SZC 与铵态氮的结合导致[11]。

6.1.2　药物效应动力学

SZC 对钾的作用贯穿整个胃肠道，它通过与胃肠道腔内的钾结合，增加了粪便钾的排泄，从而快速降低血钾水平。钾的吸收程度取决于 SZC 的存在量、环境中的离子组成、pH 及接触时间。当胃内 pH 极低时，由于竞争性离子的存在，SZC 对钾的摄取可能受到限制，但由于此时存在较高浓度的 SZC，仍会发生一部分钾交换。在 SZC 经过胃肠道的过程中，随着 pH 和钾离子浓度的升高，钾离子交换量增加，这就解释了 SZC 能够迅速发挥降钾作用的原因。在临床试验中发现，血清钾在服用首剂 SZC 的 1 小时内下降，并在 2.2 小时内达到平衡[14, 15]。

6.2　作　用　机　制

SZC 是一种不被人体吸收的、新型口服无机晶体化合物，可以在胃肠道内将钾离子交换为钠离子、氢离子；其主要结构为微孔硅酸锆，对钾具有高度选择性，它的选择性源于类似于钾离子的孔径和反离子的优化作用。SZC 选择性地捕获一价阳离子，尤其是钾离子和铵离子，从而促进粪钾排泄和血清钾的降低，但对钙和镁等二价阳离子的结合力很低[16, 17]。

SZC 是一种微孔的锆硅酸盐化合物，其三维晶格由锆硅原子和氧原子共价结合，排列形成离子结合孔，在整个胃肠道中，钾离子在交换氢和钠时优先被捕获。它由八面体的锆原子、四面体的硅原子和配位氧原子组成，共价氧原子就像单元之间的桥梁，形成一个带静电的微孔立方结构，平均孔径约为 3Å，与未水合的钾离子的大小相当。体外研究比较了在钾、钙、镁离子以 1∶1∶1 比例存在时，SZC 和 SPS 与这些离子的结合能力，发现 SZC 对钾离子的选择性接近 100%，是其对钙离子或镁离子选择性的 25 倍，而 SPS 对钙离子、镁离子的亲和性则高于对钾离子的亲和性，SZC 的总钾结合能力大约是 SPS 的 10 倍[16, 17]。

6.3　临　床　试　验

6.3.1　Ⅱ期临床试验

ZS-002 是一项随机、双盲、多中心、安慰剂对照的 Ⅱ 期临床试验，目的是评估血清钾水平为 5.0～6.0mmol/L 的 CKD 3 期患者使用 SZC 的疗效和安全性。将 90 例患者随机分为 SZC 组和安慰剂组，给予不同剂量（0.3g、3g 或 10g）的 SZC 或安慰剂，每日 3 次，持续 48～96 小时。与安慰剂组相比，3g 和 10g SZC 组在前 48 小时的血钾下降率有显著性差异，且 10g 组最早达到主要终点。与安慰剂组相比，SZC 10g 组治疗 38 小时后，血清钾水平的平均降幅为（0.92±0.52）mmol/L（$P<0.001$），尿钾排泄明显减少。在 SZC 10g 组，首剂给药后 1 小时，平均血钾水平较基线下降 0.11mmol/L（与安慰剂组比较 $P=0.02$）。在最后一次服用 SZC 后的 3.5 天内，SZC 10g 组的血清钾仍显著低于安慰剂组。在接受 RAAS 抑制剂治疗的亚组患者中也观察到了类似的结果。此项短期研究中，SZC 组并未出现明显的不良反应，说明 SZC 在 CKD 伴高钾血症患者中可快速降低血钾水平，且具有良好的耐受性[11]。

另一项随机、双盲、多中心、安慰剂对照的 II 期临床试验探索了 SZC 联合胰岛素和葡萄糖治疗急诊高钾血症的疗效[18]。该研究纳入 70 例血钾≥5.8mmol/L 的成年急诊患者。患者按 1∶1 随机接受 SZC 10g 或安慰剂治疗，10 小时内最多使用 3 次，同时注射胰岛素和葡萄糖。2 小时内 SZC 组和安慰剂组血钾浓度较基线水平平均下降幅度分别为（0.72±0.12）mmol/L 和（0.36±0.11）mmol/L。4 小时后，SZC 组和安慰剂组血钾变化幅度分别为（−0.41±0.11）mmol/L 和（−0.27±0.10）mmol/L。与安慰剂组相比，4 小时内 SZC 组需要额外降钾治疗的患者比例较低，分别为 15.6%和 30.6%。此外，两组患者在 0～24 小时发生不良事件的比例无明显差异。研究结果提示，在高钾血症的紧急治疗中，SZC 联合胰岛素和葡萄糖治疗比单独使用胰岛素和葡萄糖有更好的疗效[18]。

6.3.2　III 期临床试验

两项多中心、双盲、随机、安慰剂对照的 III 期临床试验（ZS-003[15]和 ZS-004[14]）分别评估了在血钾水平为 5.0～6.5mmol/L[15]或≥5.1mmol/L[14]的成年门诊患者中使用 SZC 的疗效。在 ZS-003 试验中，753 例高钾血症患者被随机分配接受剂量为 1.25g、2.5g、5g 或 10g SZC 或安慰剂治疗，每日 3 次，共 48 小时。共有 75%的患者 eGFR＜60ml/（min·1.73m²），60%的患者合并糖尿病，40%的患者合并心力衰竭。此外，65%的患者接受了 RAAS 抑制剂，并在研究期间维持治疗方案不变。48 小时后，将血钾水平正常（3.5～4.9mmol/L）的患者随机分配到 SZC 组或安慰剂组，第 3～14 天每天服药 1 次。SZC 10g 组患者服药后 1 小时内，平均血清钾水平较基线显著下降，且基线时血钾水平最高的患者下降幅度更大。此外，服药 48 小时内，SZC 治疗导致血钾水平呈剂量依赖性降低，SZC 2.5g、5g 或 10g 组患者平均血钾水平从基线的 5.3mmol/L 分别降低到 48 小时的 4.9mmol/L、4.8mmol/L 和 4.6mmol/L（$P<0.001$），而安慰剂组和 SZC 1.25g 组均为 5.1mmol/L。与此同时，在 SZC 10g 剂量组，89%的患者在 24 小时内达到正常血钾浓度，98%的患者在 48 小时内达到正常血钾水平。在维持阶段，达到正常血钾水平的患者随机接受原来的 SZC 剂量或安慰剂。在第 3～15 天，接受 SZC 5g 和 10g 治疗的患者血钾水平分别维持在 4.7mmol/L 和 4.5mmol/L，而安慰剂组的血钾水平＞5.0mmol/L（$P<0.01$）。在不良事件方面，SZC 组和安慰剂组无明显差异[14]。

　　另一项多中心、随机、双盲、安慰剂对照Ⅲ期临床试验——HARMONIZE 试验，纳入美国、澳大利亚和南非 44 个国家和地区的 254 例高钾血症门诊患者，评估 SZC 对高钾血症（血清钾≥5.1mmol/L）患者治疗 28 天的疗效和安全性。总共有 69% 的患者 eGFR <60ml/（min·1.73m^2），66% 的患者合并糖尿病，36% 的患者合并心力衰竭，70% 的患者接受 RAAS 抑制剂治疗。在最初 48 小时的开放标签期，患者接受 10g SZC，每日 3 次，患者平均血钾水平从基线的 5.6mmol/L 下降到 48 小时的 4.5mmol/L。达到正常血钾水平的平均时间为 2.2 小时，84% 的患者 24 小时达到正常血钾水平，98% 的患者 48 小时达到正常血钾水平。随后，237 例达到正常血钾水平的患者进入随机化阶段，给予 SZC 5g（n=45）、10g（n=51）或 15g（n=56）或安慰剂（n=85）治疗，连续 28 天。在随机化阶段，相较于安慰剂组，不同剂量的 SZC 组患者第 8～29 天的血钾水平显著降低，SZC 5g、10g、15g 组分别为 4.8mmol/L、4.5mmol/L 和 4.4mmol/L，安慰剂组为 5.1mmol/L（P<0.001）。同时，第 8～29 天 SZC 组患者血钾水平<5.1mmol/L 的比例显著高于安慰剂组，SZC 5g、10g、15g 组分别为 80%、90% 和 94%，安慰剂组为 46%（P<0.001）。不良反应方面，尽管 SZC 15g 组水肿发生率达到 14%，但总体上 SZC 组和安慰剂组的不良反应发生率无显著性差异[14]。

　　为了探讨 SZC 与水肿发生的关系，最近一项研究通过对 HARMONIZE 试验中合并心力衰竭的 94 例患者进行分析，探索长期维持性服用 SZC 的安全性和有效性。在 28 天的随机化维持阶段，与安慰剂组相比，SZC 5g、10g 和 15g 剂量组的患者血钾水平较低。进入维持期的受试者在基线、第 1 天、第 15 天、第 29 天进行体格检查（包括体重、血压等）。水肿是维持阶段最常报道的不良事件，5g、10g 和 15g 剂量组分别有 1 例、2 例和 5 例患者发生，而安慰剂组只有 1 例患者。这 9 例水肿患者中有 6 例进入了延伸研究，继续每天服用一次 SZC，而没有人出现新的水肿。该研究的主要限制是每个治疗亚组的患者数量很少，而且水肿的评估受主观影响大，这导致临床评估的异质性。此外，因为只有组织间质容量增加至少 2.5～3L 时，水肿才会变得明显，没有水肿也并不能排除高血容量。方法论上的限制不能准确地证明水肿的存在，因此也不能排除 SZC 对心力衰竭患者水肿发生的影响。但研究同时发现，服用任何剂量 SZC 的患者，其血压和体重都没有显著变化，尿钠排泄也没有剂量依赖性地增加[19]。

　　另一项 HARMONIZE 研究的开放标签扩展研究[20]评估了持续服用 SZC（少于 11 个月）治疗高钾血症的安全性和有效性。纳入来自 HARMONIZE 研究的血钾水平在 3.5～6.2mmol/L 的患者，每天一次接受 SZC 5～10g，治疗时长≤337 天。主要终点为平均血清钾≤5.1mmol/L，次要终点为平均血清钾≤5.5mmol/L。123 例进入扩展期的患者中有 79 例（64.2%）完成了研究，平均血清钾 4.8mmol/L，SZC 的中位日剂量为 10g（范围为 2.5～15g）。88.3% 的患者达到了主要终点，100% 的患者达到了次要终点，大多数患者在 11 个月的观察期内维持平均血清钾在正常范围。患者对 SZC 耐受良好，没有出现明显的不良反应[20]。

　　为了进一步证实 SZC 在不同地区和种族人群中治疗高钾血症的有效性和安全性，又开展了另一项随机、双盲、安慰剂对照Ⅲ期临床试验 HARMONIZE-Global[21]，研究在日本、俄罗斯、韩国和中国台湾的 45 个地点招募了 267 例血清钾≥5.1mmol/L 的门诊患者。在 48 小时校正期接受每日 3 次 SZC 10g 开放标签治疗后，达到正常血钾水平的患者被随机按 2∶2∶1 分为 SZC 5g、SZC 10g 或安慰剂组。248 例（92.9%）进入维持期。校正期内患者血清钾 48 小时内比基线降低 1.28mmol/L。在维持（8～29 天）期间，SZC 5g 和 10g 组的血清钾平均值分别比安慰剂组降低了 9.6% 和 17.7%（P<0.001）。第 29 天，SZC 5g 组（58.6%）和 10g 组（77.3%）比安慰剂组（24.0%）有更多的患者达到正常血钾水平，其中 SZC 10g 组患者的正常血钾天数最多[21]。

　　另一项长期更大型的多中心、Ⅲ期、开放标签单臂临床试验研究评估了 SZC 在高钾血症患者长期治疗中的疗效及安全性。751 例患者中 74% 的患者 eGFR<60ml/（min·1.73m^2），65% 的患者使用 RAAS 抑制剂。在最初的 24～72 小时校正阶段，参与者接受 SZC 10g，每天 3 次。751 例参与者中，746 例（99.3%）在校正期达到正常血钾水平而进入维持期，维持期初始给予 SZC 5g/d，根据血钾水平调整剂量为每隔一日至少 5g/d，最多 15g/d，持续治疗 12 个月。466 例（62.1%）参与者完成了全部 12 个月的试验。48 小时时，SZC 2.5g、5g、10g 组的患者，平均血钾水平由 5.3mmol/L 分别下降到 4.9mmol/L、4.8mmol/L 和 4.6mmol/L。维持期患者 SZC 的平均使用时间为 286 天，日平均剂量为 7.2g。用药 3～12 个月期间，参与者平均每日 SZC 剂量为 7.2g，平均血钾水平维持在 4.7mmol/L。平均血钾水平≤5.1mmol/L、≤5.5mmol/L 和 3.5～5.5mmol/L 的患者比例分别达到 88%、99% 和 99%。在校正阶段开始接受 RAAS 抑制剂的 483 例参与者中，87% 的患者继续服用或增加了剂量，在 263 例最初未服用 RAAS 抑制剂的参与者中，14% 也启动了 RAAS 抑制剂治疗。在校正阶段，31 例（4%）发生了不良反应。在维持阶段，总计 489 例（65.1%）患者发生了不良事件，12% 的患者发生了研究者判定 SZC 相关的不良反应，22% 的患者发生了严重不良事件。9 例（1%）和 34 例（5%）患者分别发生了血清钾<3.0mmol/L 和 3.0～3.4mmol/L 的低钾血症[22]。

　　另一个研究[23]是对上述单臂临床试验研究[22]的事后分析，该研究根据基线 eGFR<30ml/（min·1.73m^2）或≥30ml/（min·1.73m^2）对患者进行分层，比较 SZC 在不同分期 CKD 患者中的疗效和安全性。751 例入组患者中，分别有 289 例（39%）基线 eGFR<30ml/（min·1.73m^2）和 453 例（60%）基线 eGFR≥30ml/（min·1.73m^2）。校正阶段，两个 eGFR 亚组中 82% 的患者在前 24 小时内达到正常血钾水平，在 72 小时内 eGFR<30ml/（min·1.73m^2）和≥30ml/（min·1.73m^2）两个亚组分别有 100% 和 95% 的患者达到正常血钾水平。维持阶段在第 365 天两个亚组的正常血钾比例分别为 82% 和 90%。在校正阶段，患者血清钾能降至正常水平；在整个维持阶段，血钾水平也能在正常水平。研究结果提示，无论 CKD 分期如何，SZC 都能迅速纠正高钾血症，持续服用能使患者维持正常血钾水平[23]。

　　SZC 对维持性血液透析患者透析前高钾血症的治疗也显示出有效性和良好的耐受性。在 DIALIZE（一项多中心、双盲、安慰剂对照、Ⅲb 期临床试验）中，196 例每周 3 次血液透析并有透析前高钾血症的患者被随机分配到接受安慰剂组或 SZC 治疗组，非透析日每天 1 次用药，SZC 剂量初始 5g，通过滴定（增量为 5g，最大 15g）使其在 4 周内维持正常血钾水平。该研究的主要疗效结果是在 4 周稳定剂量评估期内，至少 3/4 的患者在长透析间期后透析前血钾水平维持在 4.0～5.0mmol/L，不需要紧急透析以降低血钾。在 97 例接受 SZC 治疗的患者中，41.2% 的患者达到了主要终点，而接受安慰剂的 99 例患者只有 1.0% 达到主要终点（$P<0.001$）。在治疗期间，只有 2.1% 的 SZC 组患者需要挽救治疗以降低血清钾浓度，安慰剂组则有 5.1% 的患者接受挽救治疗。此外，SZC 组和安慰剂组分别有 7% 和 8% 的患者发生严重不良事件[24]。

6.4　临床应用与注意事项

6.4.1　相关指南对 SZC 的推荐

目前越来越多的指南都肯定了 SZC 在高钾血症治疗中的有效性。《2020 KDIGO 肾脏疾病血钾异常管理讨论会共识》中指出，eGFR 正常或降低的慢性高钾血症人群都可以使用 SZC 等进行治疗，疗程可持续时间长达 1 年[25]。《2020 KDIGO 临床实践指南：慢性肾脏病患者的糖尿病管理》中指出，胃肠道阳离子交换剂（如 SZC 等）可用于治疗 RAAS 抑制剂药物导致的高钾血症，疗程最长可达到 12 个月[12]。《2021 KDIGO 临床实践指南：慢性肾脏病患者的高血压管理》提到新型口服钾结合剂用于 RAAS 抑制剂治疗的 CKD 高钾血症患者，以维持 RAAS 抑制剂剂量[13]。《2019 意大利肾脏病协会肾病患者高钾管理》也指出新型口服钾结合剂环硅酸锆钠可有效控制 CKD 患者的高钾血症，且安全耐受[26]。《2020 英国肾脏病协会成人急性高钾血症治疗临床实践指南》建议用 RAAS 抑制剂治疗剂量不足的 CKD 3b～5 期（未接受透析）或心力衰竭门诊患者，对于血清 $K^+\geqslant6.0$mmol/L 的持续性高钾血症患者，可选择环硅酸锆钠治疗[27]。

《中国慢性肾脏病患者血钾管理实践专家共识（2020）》指出，SZC 能在全肠道内高选择性地捕获钾离子，减少肠道内钾离子吸收，从而快速有效地降低血钾水平[28]。在 III 期临床试验中也证实，SZC 可用于 CKD 高钾血症的长期治疗，并可优化 CKD 中 RAAS 抑制剂的使用，使患者持续获益。对于高钾血症，经纠正期治疗达到正常血钾水平后，应确定 SZC 预防高钾血症复发的最低有效剂量，以维持正常血钾水平。《中国围透析期慢性肾脏病管理规范（2021）》建议，围透析期患者因高钾血症容易反复发作，需加强血钾长期管理，建议围透析期高钾血症患者低钾饮食，调整 RAAS 抑制剂用量，以及口服降钾剂（SZC 等）[29]。此外，SZC 可用于急性高钾血症降钾治疗，也可用于慢性高钾血症的长期管理。

6.4.2　用法用量

SZC 适用于成人高钾血症。起始剂量为每次 10g，3 次/日，持续 48 小时，口服给药，用水冲服。达到正常血钾水平后，则开始维持治疗，维持剂量从每次 5g，1 次/日，可根据血钾水平将剂量下调至每次 5g，隔日 1 次，或上调至每次 10g，1 次/日，但不应超过每次

10g, 1 次/日的剂量[15, 30]。

对于维持性血液透析患者，本品应在非透析日给药。推荐起始剂量为每次 5g, 1 次/日。可根据长透析间期后的透析前血钾水平上调或下调剂量，以达到正常血钾水平。剂量可以 5g 为增量，按一周一次的间隔进行调整，最高可增至每次 15g, 1 次/日，在非透析日给药。服用此药需定期监测血钾水平。

由于起效时间相对迟缓，目前仍不推荐单用于危及生命的高钾血症的紧急治疗。一般情况下，应至少在 SZC 服用前 2 小时或服用后 2 小时服用其他药物。

6.4.3　安全性及注意事项

使用 SZC 无特定禁忌证，但对 SZC 过敏患者禁用。目前，使用 SZC 导致肠穿孔的风险尚不清楚，尚未报告与 SZC 相关的肠穿孔事件。由于曾报道在胃肠道中发挥作用的聚合物造成肠穿孔的事件，SZC 目前不推荐应用于严重便秘或肠梗阻或嵌顿的患者，包括术后肠蠕动障碍[30]。

在临床试验中观察到 SZC 引起的水肿，通常被认为与钠负荷的增加相关。水肿的严重程度一般为轻度至中度，多见于每日服用 15g 的患者。服用 SZC 需监测患者的水肿情况，特别是那些应该限制钠摄入量或易出现容量过负荷（如心力衰竭、肾脏病）的患者。应建议患者调整饮食中钠的摄入量，并根据需求增加利尿剂的剂量[30]。

虽然没有相关的研究，但 SZC 口服后不能被系统吸收，因此孕妇使用该药物预计不会导致胎儿接触该药物，母乳喂养也不会导致婴儿暴露于该药物。SZC 在儿科患者中的安全性和有效性尚未得到证实[30]。

SZC 口服后不能被消化道吸收，没有观察到明显肾毒性，在肾损伤患者中无须调整剂量。在高钾血症纠正期间，由于血钾水平下降，可能观察到 QT 间期的延长。X 线下 SZC 可能不透明。如果患者进行腹部 X 线检查，放射科医生应考虑到这一点。

6.4.4　不良反应

在临床试验中，最常见的不良反应是水肿，服用 SZC 5g/d、10g/d、15g/d 的患者水肿发生率分别为 4.4%、5.9% 和 16.1%，而接受安慰剂的患者只有 2.4%。低钾血症、便秘、腹泻、鼻咽炎、上呼吸道感染均有报告，然而，在 HARMONIZE 研究中，便秘和总体胃肠道不良事件在 SZC 治疗组比安慰剂组少[14, 15]。在临床试验中，4.1% 的患者出现低钾血症，但减少剂量或停用 SZC 后，低钾血症得到纠正。

6.4.5　药物相互作用

SZC 可以迅速升高胃内 pH，从而改变 pH 依赖性共给药物的吸收，一般情况下，其他口服药物应在 SZC 服用前 2 小时或服用后 2 小时给药。对于非 pH 依赖性的药物，则不需要间隔服用。已证实与 SZC 合用时，弱酸性的呋塞米和阿托伐他汀，弱碱性的达比加群药物代谢动力学参数会发生改变。当 SZC 与氯沙坦、格列吡嗪和左甲状腺素合用时，未观察到相互作用。此外，体外试验中未观察到与别嘌醇、阿哌沙班、阿司匹林、卡托普利、环孢素、地高辛、乙炔雌二醇、赖诺普利、镁、二甲双胍、苯妥英钠、泼尼松、普萘洛尔、喹那普利、螺内酯和替格瑞洛的相互作用。

　　SZC 是一种不被人体吸收的、与钾离子进行阳离子交换的无机晶体化合物，它在全肠道内高选择性地捕获钾离子，减少肠道钾离子吸收，用于治疗成人高钾血症。高钾血症患者口服药物后，能迅速发挥降钾作用，SZC 联合胰岛素和葡萄糖治疗可提高急性高钾血症的降钾疗效。在慢性高钾血症患者的长期治疗中，每日 SZC 给药可维持血钾在正常范围长达 1 年。对于维持性血液透析患者，在非透析日给药可有效减少透析前高钾血症发生。SZC 安全性好，耐受性好，常见不良反应主要是水肿、低钾血症。目前仍需进一步的研究来确定长期用药的安全性和有效性。

（李　梦）

参 考 文 献

[1] Yusuf AA，Hu Y，Singh B，et al. Serum potassium levels and mortality in hemodialysis patients：a retrospective cohort study[J]. Am J Nephrol，2016，44（3）：179-186.

[2] Einhorn LM，Zhan M，Hsu VD，et al. The frequency of hyperkalemia and its significance in chronic kidney disease[J]. Arch Intern Med，2009，169（12）：1156-1162.

[3] Palmer BF. Regulation of potassium homeostasis[J]. Clin J Am Soc Nephrol，2015，10（6）：1050-1060.

[4] Ben Salem C，Badreddine A，Fathallah N，et al. Drug-induced hyperkalemia[J]. Drug Saf，2014，37（9）：677-692.

[5] Tamirisa KP，Aaronson KD，Koelling TM. Spironolactone-induced renal insufficiency and hyperkalemia in patients with heart failure[J]. Am Heart J，2004，148（6）：971-978.

[6] Seliger SL. Hyperkalemia in patients with chronic renal failure[J]. Nephrol Dial Transplant，2019，34（Supplement_3）：iii12-iii18.

[7] Rosano GMC，Tamargo J，Kjeldsen KP，et al. Expert consensus document on the management of hyperkalaemia in patients with cardiovascular disease treated with renin angiotensin aldosterone system inhibitors：coordinated by the Working Group on Cardiovascular Pharmacotherapy of the European Society of Cardiology[J]. Eur Heart J Cardiovasc Pharmacother，2018，4（3）：180-188.

[8] Beccari MV，Meaney CJ. Clinical utility of patiromer，sodium zirconium cyclosilicate，and sodium polystyrene sulfonate for the treatment of hyperkalemia：an evidence-based review[J]. Core Evid，2017，12：11-24.

[9] Cheng ES，Stringer KM，Pegg SP. Colonic necrosis and perforation following oral sodium polystyrene sulfonate（Resonium A®/Kayexalate®）in a burn patient[J]. Burns，2002，28（2）：189-190.

[10] Rosano GMC，Spoletini I，Agewall S. Pharmacology of new treatments for hyperkalaemia：patiromer and sodium zirconium cyclosilicate[J]. Eur Heart J Suppl，2019，21（Supplement_A）：A28-A33.

[11] Ash SR，Singh B，Lavin PT，et al. A phase 2 study on the treatment of hyperkalemia in patients with chronic

kidney disease suggests that the selective potassium trap，ZS-9，is safe and efficient[J]. Kidney Int，2015，88（2）：404-411.

[12] Kidney Disease：Improving Global Outcomes Diabetes Work Group. KDIGO 2020 clinical practice guideline for diabetes management in chronic kidney disease[J]. Kidney Int，2020，98（4S）：S1-S115.

[13] Cheung AK，Chang TI，Cushman WC，et al. Executive summary of the KDIGO 2021 Clinical Practice Guideline for the Management of Blood Pressure in Chronic Kidney Disease[J]. Kidney Int，2021，99（3）：559-569.

[14] Kosiborod M，Rasmussen HS，Lavin P，et al. Effect of sodium zirconium cyclosilicate on potassium lowering for 28 days among outpatients with hyperkalemia：the HARMONIZE randomized clinical trial[J]. JAMA，2014，312（21）：2223-2233.

[15] Packham DK，Rasmussen HS，Lavin PT，et al. Sodium zirconium cyclosilicate in hyperkalemia[J]. N Engl J Med，2015，372（3）：222-231.

[16] Stavros F，Yang A，Leon A，et al. Characterization of structure and function of ZS-9，a K$^+$ selective ion trap[J]. PLoS One，2014，9（12）：e114686.

[17] Takkar C，Nassar T，Qunibi W. An evaluation of sodium zirconium cyclosilicate as a treatment option for hyperkalemia[J]. Expert Opin Pharmacother，2021，22（1）：19-28.

[18] Peacock W F，Rafique Z，Vishnevskiy K，et al. Emergency potassium normalization treatment including sodium zirconium cyclosilicate：a phase Ⅱ，randomized，double-blind，placebo-controlled study（ENERGIZE）[J]. Acad Emerg Med，2020，27（6）：475-486.

[19] Anker SD，Kosiborod M，Zannad F，et al. Maintenance of serum potassium with sodium zirconium cyclosilicate（ZS-9）in heart failure patients：results from a phase 3 randomized，double-blind，placebo-controlled trial[J]. Eur J Heart Fail，2015，17（10）：1050-1056.

[20] Roger SD，Spinowitz BS，Lerma EV，et al. Efficacy and safety of sodium zirconium cyclosilicate for treatment of hyperkalemia：an 11-month open-label extension of HARMONIZE[J]. Am J Nephrol，2019，50（6）：473-480.

[21] Zannad F，Hsu BG，Maeda Y，et al. Efficacy and safety of sodium zirconium cyclosilicate for hyperkalaemia：the randomized，placebo-controlled HARMONIZE-Global study[J]. ESC Heart Fail，2020，7（1）：54-64.

[22] Spinowitz BS，Fishbane S，Pergola PE，et al. Sodium zirconium cyclosilicate among individuals with hyperkalemia：a 12-month phase 3 study[J]. Clin J Am Soc Nephrol，2019，14（6）：798-809.

[23] Roger SD，Lavin PT，Lerma EV，et al. Long-term safety and efficacy of sodium zirconium cyclosilicate for hyperkalaemia in patients with mild/moderate versus severe/end-stage chronic kidney disease：comparative results from an open-label，Phase 3 study[J]. Nephrol Dial Transplant，2021，36（1）：137-150.

[24] Fishbane S，Ford M，Fukagawa M，et al. A phase 3b，randomized，double-blind，placebo-controlled study of sodium zirconium cyclosilicate for reducing the incidence of predialysis hyperkalemia[J]. J Am Soc Nephro，2019，30（9）：1723-1733.

[25] Clase CM，Carrero JJ，Ellison DH，et al. Potassium homeostasis and management of dyskalemia in kidney diseases：conclusions from a Kidney Disease：improving Global Outcomes（KDIGO）Controversies Conference[J]. Kidney Int，2020，97（1）：42-61.

[26] Bianchi S，Aucella F，De Nicola L，et al. Management of hyperkalemia in patients with kidney disease：a position paper endorsed by the Italian Society of Nephrology[J]. J Nephrol，2019，32（4）：499-516.

[27] The Renal Association. Clinical practice guidelines treatment of acute hyperkalaemia in adults[J]. Circ

Cardiovasc Qual Outcomes，2020，13（9）：e006415.

[28] 中华医学会肾脏病学分会专家组. 中国慢性肾脏病患者血钾管理实践专家共识[J]. 中华肾脏病杂志，2020，36（10）：781-792.

[29] 《中国围透析期慢性肾脏病管理规范》专家组. 中国围透析期慢性肾脏病管理规范[J]. 中华肾脏病杂志，2021，37（8）：690-704.

[30] Levien TL，Baker DE. Sodium zirconium cyclosilicate[J]. Hosp Pharm，2019，54（1）：12-19.

第7章 低氧诱导因子脯氨酸羟化酶抑制剂

CKD 已是全球严重的公共卫生问题。中国有 1.323 亿 CKD 患者[1]，到 2022 年底血液透析患者 84.4 万，腹膜透析患者 14.0 万。肾性贫血是 CKD 患者的常见并发症。随着 CKD 病程进展，贫血患病率也逐渐增高，在中国 CKD 1～5 期患者中，贫血患病率分别为 22.4%、30.0%、51.1%、79.2% 和 90.2%[2]。根据 NHANES 调查，美国约有 15.4%CKD 患者（480万）合并肾性贫血，CKD 3～5 期患者贫血患病率分别为 17.4%，50.3% 和 53.4%[3]。肾性贫血与 CKD 进展、心脑血管并发症和全因死亡密切相关[4]。目前肾性贫血的主要治疗方法是红细胞生成刺激剂（erythropoiesis stimulating agent，ESA）联合铁剂，但在临床实践中仍面临一些问题，如部分患者 ESA 抵抗、高剂量 ESA 的安全性、铁利用障碍、长期使用静脉铁安全性等[5, 6]。罗沙司他是全球第一个低氧诱导因子脯氨酸羟化酶抑制剂（hypoxia-inducible factor prolyl hydroxylase inhibitor，HIF-PHI），于 2018 年 12 月 17 日在中国率先上市，标志着肾性贫血新型治疗方式的开启。本文将对罗沙司他的作用机制、相关的大型临床研究、临床应用及注意事项进行介绍。

7.1 药 物 概 述

HIF-PHI 作为一种改善贫血的新型口服药物，口服吸收良好，服用不受食物影响，蛋白结合率高，在体内分布较广，代谢生成无活性的罗沙司他-O-葡糖苷酸和羟化-罗沙司他，主要通过肾脏和胆汁排泄，半衰期长，适合每周 3 次给药，具有良好的药物代谢动力学性质。

罗沙司他口服给药后被快速吸收，血药浓度达峰时间短。2 项在中国健康志愿者中进行的 I 期随机双盲安慰剂对照研究发现，罗沙司他中位达峰时间（T_{max}）为 2～3 小时；在治疗剂量范围内，平均峰值药物浓度和浓度-时间曲线下面积（area under the curve，AUC）呈剂量比例增加，为 40～200mg。对 30 例 CKD 贫血患者进行的随机单臂安慰剂对照研究中，罗沙司他中位达峰时间为 1.8 小时，空腹时中位血药浓度达峰时间为 2 小时。与肾功能正常组相比，严重肾损伤及终末期肾病患者使用罗沙司他后血清促红细胞生成素（erythropoietin，EPO）峰浓度及 AUC 均升高，而达峰时间在不同肾功能分组中均相似。

罗沙司他与人血浆蛋白具有较高的结合率，约为 99%，主要与白蛋白结合。血液透析或腹膜透析对罗沙司他无明显清除作用；在一项 I b 期研究中发现，血液透析患者服用 1mg/kg 或 2mg/kg 罗沙司他，透析仅清除 4.56% 和 3.04% 的药物[7]。在体内多次给药后，所观察到的罗沙司他表观分布容积分布范围为 16.5～23.6L，说明药物主要分布于细胞外液中。罗沙司他在循环中主要以原型形式存在，主要通过 UGT1A9 和 CYP2C8 介导发生 I 相羟化和Ⅱ相葡萄糖醛酸化，代谢产生没有活性的罗沙司他-O-葡糖苷酸和羟化-罗沙司他。在药物排泄方面，给健康受试者服用放射性标志物的罗沙司他200mg单次口服后，平均放射性回收率约为96%，其中50%来自粪便，46%来自尿液。非透析患者中罗沙司他半衰期约为12小时，透析患者中半衰期为10~12小时。以推荐剂量每周3次给药，经2周治疗后未见明显药物蓄积。

在一项针对16名健康成人受试者的开放标签、随机、Ⅰ期交叉研究中，健康受试者分别在空腹或进食后服用100mg罗沙司他，结果显示，在进食和空腹条件下平均血浆浓度-时间 AUC 是相似的，但是进食组比空腹组平均 C_{max}（8.46μg/ml vs 10.60μg/ml）较低，平均中位达峰时间（3.0小时 vs 2.0小时）较长；用尿液和肾脏清除中的药物原型的量来表示尿排泄参数，发现在进食和空腹条件下尿排泄参数相似；因此，未发现食物对罗沙司他的药物代谢动力学产生显著影响[8]。

一项开放标签的Ⅰ期研究纳入中度肝损伤（肝硬化 Child-Pugh 评分7~9分）或肝功能正常的受试者（n=8），分别服用100mg罗沙司他，结果发现，与肝功能正常组相比，中度肝损伤组的平均血浆浓度-时间 AUC 高23%，峰值药物浓度低16%（GMR 83.6%；90% CI 67.5~104），平均半衰期（$t_{1/2}$）延长（12.8小时 vs17.7小时）；然而，单次口服给药后全身清除率、口服给药后表观分布容积和半衰期在受试者间的变异性大约高出2倍。而与肝功能正常组相比，从给药到最后一次可测量 EPO 浓度（$AUC_{E, last}$）和最大效应（E_{max}）的 EPO 基线校正 AUC 分别低31%和48%。虽然，中度肝损伤对罗沙司他的药物代谢动力学和药物效应动力学产生影响，但是这些差异并不产生临床意义。因此，轻度或中度肝损伤患者无须调整起始剂量[9]。

7.2 作用机制

低氧诱导因子（HIF）由 α 亚基和 β 亚基组成。在哺乳动物中，HIF-α 存在三种同工型（HIF-1α，HIF-2α 和 HIF-3α），其中 HIF-2α 主要调节 EPO 的生成。

在正常氧情况下，被激活的脯氨酰羟化酶（prolyl hydroxylase，PHD）羟化 HIF-α 的脯氨酸，被羟化的 HIF-α 可被希佩尔-林道肿瘤抑制蛋白（von Hippel-Lindau tumor suppressor protein，pVHL）基因产物识别并与之结合，继而 VHL 连接酶复合体使 HIF-α 泛素化并经蛋白酶体途径被降解。HIF-PHI 模拟 PHD 的底物 2-酮戊二酸，通过抑制 PHD，在常氧下稳定 HIF-α 亚基，与 β 亚基结合，从而激活一系列靶基因的转录，影响其下游靶基因编码蛋白包括 EPO、EPO 受体、血红素生物合成酶、促进铁吸收和转运的蛋白，从而使 EPO 和铁这两个关键要素协调促进红细胞生成，最终达到调控红细胞生成的目的[10]。另外，HIF-PHI 还可以调控二价金属转运体和十二指肠细胞色素 b，促进饮食中铁从消化道吸收；降低铁调素的表达，提高铁的利用率；上调转铁蛋白和转铁蛋白受体，促进铁转运至全身和增加红细胞对铁的摄取，从而提高血红蛋白（hemoglobin，Hb）水平[11, 12]。值得注意的是，与直接补充 ESA 不同，HIF-PHI 通过上述途径促进内源性 EPO 产生，血清 EPO 含量远低于使用 ESA，与在高海拔、失血等生理性适应时 EPO 含量相近[11, 13, 14]。

近些年来，随着研究的深入，发现 HIF-PHI 还具有心肾保护作用。一项体内研究表明，罗沙司他可以降低血清胆固醇水平并减轻动脉粥样硬化，这主要与 HIF-2α 通过上调碱性神经酰胺酶 2（alkaline ceramidase 2，Acer2）促进神经酰胺的降解有关[15]。脯氨酰羟化酶结构域抑制剂可改善 Nω-硝基-L-精氨酸 5/6 肾切除大鼠模型的心肌肥厚和心肌纤维化，可能与恢复毛细血管密度并改善线粒体形态有关；而且其可通过降低促炎细胞因子表达、减少细胞凋亡和恢复毛细血管密度来改善肾脏纤维化[16]。在肥胖 2 型糖尿病模型黑色和棕褐色短臂小鼠中，罗沙司他通过改善糖脂代谢，减少肾小球上皮细胞和内皮细胞的损伤，从而降低蛋白尿；进一步研究发现罗沙司他可下调系膜细胞 c-c 基序趋化因子配体 2（c-c motif chemokine ligand 2，CCL2）/单核细胞趋化蛋白-1（monocyte chemoattractant protein-1，MCP-1）的表达，延缓进展[17]。Schley 等团队研究发现在腺嘌呤和晶体诱导的肾小管间质肾炎模型中，HIF-PHI 可以将肾单核-巨噬细胞转变为调节性抗炎症表型，并减少单核巨噬细胞驱动的肾脏炎症反应[18]。罗沙司他的这些作用机制可能可以更好地解释罗沙司他药物的安全性。但是也有研究发现，HIF 的激活似乎在多囊肾小鼠模型中加速了囊肿生长[19]。HIF 的效应似乎并不完全一致，Liu 等团队认为 HIF 的效应可能取决于所作用的特定细胞类型、时间和病理变化[20]。

7.3　临床试验

罗沙司他是在 10 余年前研发出来的，于 2005 年 11 月开始 I 期临床试验，2006 年 12 月开始 II 期临床试验，2015 年开始在中国开展非透析 CKD 患者和透析 CKD 患者的两项 III 期临床试验，笔者所在中心也参与了这两项临床试验。基于这两项 III 期临床试验结果，2018 年 12 月 17 日，罗沙司他在我国首次获得批准，用于治疗透析（包括血液透析或腹膜透析）CKD 患者的肾性贫血；2019 年 8 月 16 日，罗沙司他用于治疗非透析 CKD 患者肾性贫血的适应证在中国也获得批准。该药物已经在日本、韩国、智利、英国和欧盟等国家上市。至今，在 ClinicalTrials. gov 注册登记的正在开展或已完成的罗沙司他临床试验有 47 项，其中研究对象包括非透析、血液透析、腹膜透析和新开始透析的患者。本章节将重点介绍罗沙司他治疗 CKD 患者肾性贫血的临床试验结果和荟萃分析的研究结果。

7.3.1　非透析 CKD 患者的临床试验

在一项针对非透析 CKD 肾性贫血患者的随机、双盲 II 期临床试验中（ClinicalTrials. gov NCT01599507），接受低剂量（1.1～1.75mg/kg）或高剂量（1.5～2.25mg/kg）罗沙司他，每周 3 次，治疗 8 周，结果发现接受低剂量、高剂量罗沙司他患者比接受安慰剂患者的 Hb 升高≥1g/dl 的应答率高（80% 和 87% vs 23%；$P < 0.0001$）[21]。一项在类似患者人群中进行的随机、单盲、安慰剂对照 II a 期研究（ClinicalTrials. gov NCT00761657）表明，接受罗沙司他（0.7mg/kg、1.0mg/kg、1.5mg/kg 或 2.0mg/kg），每周 3 次，治疗 4 周，呈剂量依赖性增加 Hb 水平（0.8～2.2mg/dl），尤其是 1.5mg/kg 和 2.0mg/kg 治疗组与安慰剂组之间

差异有统计学意义（Hb 平均变化+1.2g/dl vs +1.8g/dl vs −0.1g/dl；$P \leqslant 0.01$）[22]。

在中国的 29 个研究中心开展的Ⅲ期临床试验（ClinicalTrials. gov NCT 02652819）纳入 154 例未透析的 CKD 肾性贫血患者，以 2∶1 的比例随机分组，以双盲方式接受罗沙司他或安慰剂治疗，一周 3 次，治疗 8 周，结果发现罗沙司他在提高 Hb 水平方面优于安慰剂；罗沙司他组 Hb 水平增加（1.9±1.2）g/dl，安慰剂组减少（0.4±0.8）g/dl（$P < 0.001$）。同时，研究也显示了罗沙司他对铁代谢的有益作用：稳定血清铁水平，增加转铁蛋白水平和总铁结合力，降低铁蛋白水平，显著降低铁调素水平。另外，研究还发现罗沙司他能降低胆固醇和低密度脂蛋白水平[23]。

最近，一项在欧洲开展的随机、开放、阳性对照的Ⅲ期 DOLOMITES 临床试验（ClinicalTrials. gov NCT02021318）比较了罗沙司他和达依泊汀治疗 616 名非透析 CKD 患者肾性贫血的疗效和安全性，治疗时间≤104 周，剂量呈滴定式增加，维持 Hb 水平在 10.0～12.0g/dl[24]。主要终点是观察罗沙司他对 Hb 的治疗反应（当基线 Hb>8.0g/dl，Hb≥11.0g/dl 且 Hb 较基线增高≥1.0g/dl；或当基线 Hb<8.0g/dl，Hb 较基线增高≥2.0g/dl）。本研究共有 424 名受试者完成治疗，其中罗沙司他组 215 名，达依泊汀组 209 名，结果发现罗沙司他组 Hb 应答率并不低于达依泊汀组，且罗沙司他组维持 Hb 稳定长达 2 年。与达依泊汀相比，罗沙司他并不增高平均动脉压，出现高血压的时间晚于对照组。同样，与达依泊汀相比，罗沙司他降低低密度脂蛋白更显著，首次静脉注射铁的时间更晚[24]。

7.3.2　透析 CKD 患者的临床试验

在一项针对中国 CKD 患者的Ⅲ期临床试验中，罗沙司他在治疗肾性贫血方面的效果不劣于阿法依泊汀。本研究共纳入接受血液透析或腹膜透析、之前接受 ESA 治疗> 6 周（ClinicalTrials. gov NCT02652806）的患者 305 例，随机（以 2∶1 的比例）分配至接受罗沙司他或阿法依泊汀治疗组，一周 3 次，治疗 26 周[25]。罗沙司他组第 23～27 周的 Hb 水平相对于基线变化[（0.7±1.1）g/dl]在数值上高于阿法依泊汀组[（0.5±1.0）g/dl]，差异具有统计学意义的非劣效性[（0.2±1.2）g/dl；95% CI −0.02～0.5]。同样，在透析患者中，与阿法依泊汀相比，罗沙司他可增加转铁蛋白，维持血清铁水平。而且，罗沙司他组的铁调素水平平均下降 30.2ng/ml（95% CI −64.8～−13.6），阿法依泊汀组铁调素水平平均下降 2.3ng/ml（95% CI −51.6～6.2）。更有意义的是，在 CRP 水平升高（基线 CRP>4.9mg/L ）的患者中，观察到罗沙司他对 Hb 水平的反应比阿法依泊汀的反应更大（尽管接受了更高剂量的阿法依泊汀）。因此，罗沙司他还可以改善伴有炎症的 CKD 患者的肾性贫血[25]。

另一项在日本腹膜透析肾性贫血患者中开展的Ⅲ期随机、开放、长达 24 周的研究（ClinicalTrials. gov NCT02780726），观察了罗沙司他在以前接受过 ESA（ESA 转换组）或未接受 ESA（ESA 初治组）的疗效和安全性[26]。与上述试验的结果一致，罗沙司他可有效维持腹膜透析肾性贫血患者的目标 Hb 水平（ESA 初治组为 92.3%，ESA 转换组为 74.4%）。同时，结果显示，在整个研究过程中，铁代谢参数在临床上保持稳定（只有 1 名患者接受了静脉铁剂治疗），这表明可以通过改善铁的动员和吸收、降低血清铁调素水平来提高铁的生物利用度。罗沙司他安全性、耐受性良好[26]。

最近，在欧洲开展的一项针对维持性透析肾性贫血患者的Ⅲ期、随机、开放、阳性对照的临床试验（EudraCT number 2013-001497-16）观察了罗沙司他的疗效和安全性。该研究纳入 836 例患者，随机分为罗沙司他组或达依泊汀组，通过调整剂量使 Hb 维持在 10.0～12.0g/dl，试验结果发现 Hb 从基线值至第 28～36 周平均值和至第 28～52 周平均值的治疗差异（罗沙司他-ESA）的最小二乘均值（95%CI）分别为 0.235g/dl（0.132g/dl，0.339g/dl）和 0.171g/dl（0.082g/dl，0.261g/dl），表明罗沙司他治疗肾性贫血非劣效于达依泊汀（非劣效边际为-0.75g/dl）。在第 28～36 周，未经挽救治疗而达到 Hb 目标值的患者比例分别为 84.2%（罗沙司他组）和 82.4%（达依泊汀组）。同之前的研究结果一致，本试验观察到罗沙司他降低低密度脂蛋白的疗效要优于达依泊汀[27]。

一项针对新发 ESRD 透析治疗患者的随机、开放、阳性对照的Ⅲ期 HIMALAYAS 试验（ClinicalTrials. gov NCT02052310）的结果发现，罗沙司他在治疗肾性贫血方面仍然不劣于 EPOα（根据美国和欧盟的主要终点评估）。本试验平均治疗持续时间为 1.8 年，平均基线 Hb 水平约为 8.4g/dl。根据美国主要终点，罗沙司他组 Hb 从基线到第 28～52 周平均值的平均变化为 2.57g/dl，而 EPOα 组为 2.36g/dl（平均治疗差异 0.18g/dl；95% CI 0.08～0.29），高于非劣效边际-0.75g/dl。随后的优效性比较发现，根据美国主要终点评估，与 EPOα 相比，罗沙司他显著增加 Hb 水平（$P=0.0005$）。根据欧盟的主要终点评估，罗沙司他和 EPOα 在治疗 24 周后患者的 Hb 应答率分别为 88% 和 85%（Hb 应答定义为 Hb≥11g/dl，Hb 升高 ≥1g/dl）；而且组间差异的 95% CI 的下限为-0.9%～7.6%，高于-15%的非劣效性界限。因此，再次表明罗沙司他治疗肾性贫血非劣效于 EPOα。

7.3.3　荟萃分析

近年来，随着罗沙司他的大型临床研究结果的公布，相关的荟萃分析也已开展，为临床应用罗沙司他提供了循证医学证据。

荟萃分析共纳入 4 项Ⅱ期和 2 项Ⅲ期临床试验，共有 1010 名受试者，包括非透析 CKD 患者和透析 CKD 患者[28]。在非透析 CKD 患者中，与安慰剂组相比，罗沙司他组 Hb 和转铁蛋白水平显著升高，标准化均数差（standard mean difference，SMD）分别为 1.57（95% CI 1.17～1.98）、1.81（95% CI 1.53～2.08）；其铁调素水平显著降低，SMD 1.72（95%CI 3.03～0.41）；铁蛋白和血清 TSAT（转铁蛋白饱和度）水平显著降低，SMD 分别为 0.82（95%CI 1.31～0.33）和 0.54（95% CI 0.76～0.32），均为低质量或极低质量证据。

在透析 CKD 患者中，与 EPOα 组相比，罗沙司他组 Hb 和转铁蛋白水平升高，SMD0.47（95%CI 0.02～0.93）和 SMD1.05（95%CI 0.81～1.29）；其铁调素水平显著降低，SMD 0.23（95%CI 0.43～0.02）；两组铁蛋白和 TSAT 水平相当，SMD 分别为 0.02（95%CI 0.18～0.21）和 0.15（95%CI 0.04～0.35），均为低质量或极低质量证据。

荟萃分析表明罗沙司他可快速纠正和维持非透析或透析 CKD 患者的 Hb 水平[28]，但是证据级别不高，仍需要大型的长时间随访的临床研究来进一步探索罗沙司他的有效性和安全性。

7.4　临床应用与注意事项

7.4.1　指南或专家共识的推荐

2020 年 11 月，亚太肾病学会（Asian Pacific society of nephrology，APSN）发布了关于恰当使用 HIF-PHI 的建议[29]。建议指出基于目前临床研究结果及药物的有效性和安全性，HIF-PHI 可替代 ESA，用于纠正和维持非透析 CKD 和透析 CKD 患者的 Hb 水平。在使用 HIF-PHI 之前，应评估铁的状态，建议所有 CKD 患者在开始 HIF-PHI 前纠正缺铁，达到铁蛋白>100ng/ml，TSAT>20%。建议指出如果患者药物依从性良好，因为就诊频率和注射等原因而希望口服治疗时，HIF-PHI 可作为首选方案。如果 ESA 的推荐剂量无法达到目标 Hb，则应首先寻找 ESA 低反应性的原因，并应考虑咨询肾病医生或专业医疗机构。如果由于铁利用障碍难以纠正或其他未知原因导致 ESA 低反应性，则应考虑 ESA 转换为 HIF-PHI。

2021 年 6 月，中国医师协会肾脏内科医师分会肾性贫血指南工作组颁布了《中国肾性贫血诊治临床实践指南》，首次将 HIF-PHI 治疗肾性贫血写入指南。该指南指出 HIF-PHI 可有效治疗肾性贫血，包括非透析与透析 CKD 患者；口服治疗可增加非透析 CKD 患者和腹膜透析患者治疗便利性。若患者 Hb<100g/L，可考虑给予 HIF-PHI 治疗，Hb 靶目标参考 ESA，维持 Hb≥110g/L，但不超过 130g/L。HIF-PHI 治疗肾性贫血应监测铁代谢状态，需要时联合铁剂治疗；口服铁剂治疗在多数患者中可达到和静脉铁剂同样的效果[30]。

2022 年 6 月，中国研究型医院学会肾脏病学专业委员会颁布了《罗沙司他治疗肾性贫血中国专家共识》，这是首部关于罗沙司他治疗肾性贫血的共识。该共识的亮点之一是明确列出了罗沙司他可用于治疗伴有微炎症状态的 CKD 肾性贫血患者及其他特殊人群。①炎症性贫血患者：炎症性贫血的治疗原则主要是治疗原发基础疾病。罗沙司他能够降低铁调素，纠正铁代谢紊乱，显著改善此类贫血患者的 Hb 水平。②ESA 低反应患者：首先需筛查发生 ESA 低反应性的潜在病因，针对 ESA 低反应性的特定病因进行治疗。部分 ESA 低反应性者应用罗沙司他可有效升高 Hb 水平。③功能性铁缺乏患者：罗沙司他可改善功能性铁缺乏。共识对于铁剂的监测也给出了建议，对于起始治疗阶段的患者，应定期监测铁指标，检测频率至少每月 1 次；而对于贫血维持治疗阶段或 Hb 较为稳定的患者，建议至少每 3 个月检测 1 次[31]。

7.4.2　临床使用方法和时机

目前没有针对 HIF-PHI 起始治疗时机的研究，基于罗沙司他临床试验及结合 ESA 治疗时机，《中国肾性贫血诊治临床实践指南》和《罗沙司他治疗肾性贫血中国专家共识》建议 HIF-PHI 类药物治疗时机为 Hb<100g/L；建议透析患者为每次 100mg（体重<60kg）或 120mg（体重≥60kg），非透析患者为每次 70mg（体重<60kg）或 100mg（体重≥60kg），

最大剂量为 2.5mg/kg，口服给药，每周 3 次[30]。APSN 相关指南中推荐的 HIF-PHI 起始剂量和最大剂量建议与中国指南略有不同，起始剂量为 70mg（体重＜60kg）、100mg（60kg ＜体重＜90kg）和 150mg（体重＞90kg），维持剂量为 20～400mg（最大剂量 3.5mg/kg），口服给药，每周 3 次或每周 1～2 次[29]。上述 2 个指南均未对 Hb 检查的频率做出规定。参照 2 项中国患者的罗沙司他Ⅲ期临床研究方案和研究结果，建议起始治疗阶段每 2 周进行 1 次 Hb 检测；根据患者当前的 Hb 水平及过去 4 周内 Hb 的变化，每 4 周进行 1 次剂量阶梯调整，具体剂量调整见表 7-1。特别需要强调的是，在指南中提到，到目前为止，尚未见罗沙司他与 ESA 联合应用治疗肾性贫血的研究报道[30]，而且在说明书中明确提到罗沙司他不应与 ESA 同时使用，所以在临床中不应联合使用，以免增加患者的不良反应。

表 7-1　罗沙司他剂量调整方案

过去 4 周 Hb 变化（g/L）	剂量调整时 Hb 水平（g/L）			
	＜105	105≤Hb＜120	120≤Hb＜130	≥130
＜-10	增加	增加	无变化	暂停给药，监测 Hb；当 Hb＜120g/L 时，
-10～10	增加	无变化	降低	降低一个阶梯剂量，恢复给药
＞10	无变化	降低	降低	

7.4.3　安全性与注意事项

随着 HIF-PHI 在临床上的广泛应用，其安全性逐渐成为关注的热点，基于已在 20 余个国家开展的临床研究及荟萃分析等结果，HIF-PHI 总体安全性良好，不良反应有高血压、高钾血症、心血管事件、血栓相关事件、肿瘤、视网膜病变、惊厥发作和严重感染等。本部分将介绍 HIF-PHI 临床应用中的不良反应及注意事项。

（1）高血压

在中国 CKD 患者罗沙司他的Ⅲ期临床试验中，罗沙司他治疗期间高血压发生率，非透析 CKD 患者为 6%[23]，透析 CKD 患者为 12.3%[25]。另一项在中国开展的非透析 CKD 肾性贫血患者的罗沙司他Ⅱ期临床试验中，罗沙司他组高血压发生率为 7%，而安慰剂组为 0%[21]。在欧洲开展的一项针对维持性透析肾性贫血患者的临床研究中发现，罗沙司他组高血压发生率为 17.9%，达依泊汀组为 18.8%[27]。但是在另一项研究中，最低剂量罗沙司他组中（0.7mg/kg，2 次/周）仅 1 例既往有高血压患者发生了 2 次血压水平中度升高，而在其他高剂量组未发现高血压恶化[22]。罗沙司他引起高血压的机制目前尚不清楚。因此，罗沙司他治疗前、治疗开始和治疗期间均需要监测血压水平。

（2）高钾血症

在中国 CKD 患者的罗沙司他Ⅲ期临床试验中，治疗期间高钾血症发生率，非透析 CKD 患者为 16%，安慰剂组为 8%；透析 CKD 患者为 7.4%，阿法依泊汀组为 1%[23, 25]。罗沙司他说明书中提到了高钾血症的问题，但是需进一步分析：一方面，说明书中提到的不良反应是根据药物临床试验中研究者判断的不良事件报告，不同研究中心及研究者判断标准不同，可能与药物使用相关，也可能与药物使用无关；另一方面，经过纠正贫血后，CKD 患者的食欲明显改善，血钾相对容易升高，但在临床试验中罗沙司他组与对照组之间的血钾水平比较，差异无统计学意义[32]。而且，在欧洲开展的Ⅲ期 DOLOMITES 临床试验中，高钾血症的发生率在罗沙司他组与达依泊汀组间差异无统计学意义[24]。在日本腹膜透析贫血患者中开展的Ⅲ期临床试验未发现罗沙司他组高钾血症的不良事件[26]。因此，目前尚未明确罗沙司他与高钾血症的相关性；新药使用过程中，任何可能出现的药物相关不良反应都要高度重视，在后续的临床应用及大型的临床试验中需密切观察患者血钾水平，进一步探索高钾血症与罗沙司他的相关性。

（3）心血管安全性

在一项多中心、随机、双盲、安慰剂对照研究中，纳入 2781 例非透析 CKD 患者，结果发现罗沙司他组与安慰剂组的心血管不良事件发生率分别为 22.8% 和 21.3%，充血性心力衰竭、急性心肌梗死等严重心血管不良事件发生率分别为 12.6% 和 11.4%，两组间差异无统计学意义[33]。在三项Ⅲ期随机、双盲、对照临床研究的汇总结果中发现，与安慰剂组比较，罗沙司他并未增加非透析 CKD 患者的主要心血管不良事件（major adverse cardiovascular event，MACE，定义为死亡、非致死性心梗、卒中及全因死亡）的风险（HR=1.10，95% CI 0.96～1.27），MACE+（定义为 MACE+不稳定心绞痛+心力衰竭）的风险（HR=1.07，95% CI 0.94～1.21）和全因死亡的风险（HR=1.08，95% CI 0.93～1.26）。在四项Ⅲ期随机、开放、对照的临床研究中，4714 名透析 CKD 患者被随机分组，其中罗沙司他组 2354 名和 ESA 组 2360 名，研究发现与 ESA 相比，罗沙司他也未增加患者的 MACE（HR=1.09，95% CI 0.95～1.26）[34]、MACE+（HR=0.98，95% CI 0.86～1.11）和全因死亡（HR=1.13，95% CI 0.95～1.34）的风险；即使在新进入透析患者和维持性透析患者的亚组分析中，其结果也是相近的[35]。提示罗沙司他治疗非透析 CKD 和透析 CKD 患者时，未增加心血管事件的风险。但也说明，罗沙司他并未降低 CKD 患者心血管事件，在全程 CKD 管理中，仍然需要密切关注。

（4）血栓相关事件

既往研究发现 VHL、EGLN1（编码 PHD2）、EPAS1（编码 HIF2α）和 EPO 受体等基因突变的患者，可发生红细胞增多症和血管并发症，如脑血管事件和外周血栓栓塞。研究进一步发现 HIF 可增加组织因子表达并触发血栓形成，而且抑制纤维蛋白溶解[36, 37]。基础研究还表明，HIF 通路可能与动脉粥样硬化和血管钙化有关。基于这些研究，罗沙司他是否会增加血栓事件的发生值得进一步探讨。四项随机、双盲、对照临床研究的汇总分析发现，在透析 CKD 患者中，罗沙司他组急性冠脉综合征、深静脉血栓、卒中、外周动脉闭塞性疾病发生率与对照组间的差异无统计学意义[21, 25, 38, 39]。在非透析 CKD 患者中，罗沙司他组血栓事件的发生率与对照组间的差异无统计学意义[21-23, 40]。动物实验表明罗沙司他具有抑制动脉粥样硬化的作用，这可能也在一定程度上解释了罗沙司他未增加血栓事件风险的原因[15]。但是所有临床试验都排除了有血栓事件病史或有"近期"病史的患者，尽管不同试验的排除标准有所不同，而且应用药物治疗时间短，这可能降低血栓并发症的发生率和长期影响。APSN 表示这方面还有待于长期随访的大型研究结果[29]。

（5）肿瘤

既往研究发现 HIF-1α 与肿瘤基因活性有关，并与乳腺癌、前列腺癌、肺癌、骨癌和结直肠癌的转移扩散有关[41]。而且，HIF-2α 已在体外恶性肝细胞系中被鉴定，参与肿瘤干细胞因子的激活，并与各种肿瘤转移及不良预后密切相关[42, 43]。但是在动物实验中，罗沙司他不仅通过 Ly6C^{neg} 巨噬细胞使肿瘤血管正常化，改善肿瘤氧合和肿瘤微环境，而且通过 PHD-HIF 轴直接影响促进肿瘤浸润巨噬细胞 Ly6C^{lo} 亚群的吞噬能力，从而抑制肿瘤生长，延长小鼠生存时间[44, 45]。在 NeuYD 模型中，研究没有观察到 HIF-PHI 通过 VEGF 途径或其他途径加剧乳腺肿瘤的发展或影响现有肿瘤的表型[46]。CD-1 小鼠（免疫缺陷小鼠）和 SD 大鼠的长期暴露于罗沙司他（104 周）后肿瘤风险和死亡风险未增加[47]。而且在随访短期的临床试验中，未观察到罗沙司他增加肿瘤风险的证据，未发现罗沙司他引起血清血管内皮生长因子水平的显著变化。综合上述，APSN 建议在开具 HIF-PHI 处方之前，应确定患者是否存在恶性肿瘤及其风险，对于已知恶性肿瘤的患者，应非常谨慎地对待。考虑与持续增加的 HIF 活性相关的理论和实验，以及相关遗传疾病造成的长期恶性肿瘤风险的证据，因此上市后癌症监测应维持至少 5 年[29]。

7.4.4　药物与药物相互作用

CKD 患者通常服用多种药物来延缓肾脏病进展及减少并发症，下述介绍与罗沙司他合用时需予以注意的药物。

（1）磷结合剂

与碳酸司维拉姆合并用药，可致罗沙司他 AUC 下降 67%，C_{max} 下降 66%；与醋酸钙合并时，可致罗沙司他 AUC 下降 46%，C_{max} 下降 52%；因此与碳酸司维拉姆、醋酸钙联用时，使用前后至少间隔 1 小时服用罗沙司他。但是碳酸镧对罗沙司他 AUC 及 C_{max} 未显示有临床意义的影响，因此该限制不适用于碳酸镧。

（2）他汀类药物

与他汀类药物联用时，可导致他汀类药物 AUC 和 C_{max} 增加，而且两者间隔 2 小时、4 小时和 10 小时用药并不能减少相互作用，因此建议与罗沙司他合并用药时应考虑减少他汀类药物剂量并监测他汀类药物的不良反应。

（3）奥美拉唑

与奥美拉唑合并用药时，对罗沙司他的 AUC 和 C_{max} 未显示有临床意义的影响，因此预期与质子泵抑制剂无相互作用。

7.4.5　特殊人群

（1）未成年人患者

18 岁以下患者使用罗沙司他的安全性和有效性尚未确立。

（2）老年患者

与中青年受试者（18～45 岁）相比，罗沙司他在老年受试者（≥65 岁）体内的 C_{max} 和 AUC_{inf} 分别升高了 15%和 23%，这种差异不具有临床意义。因此，65 岁以上患者无须调整起始剂量。

（3）肝损伤患者

根据 I 期临床研究，中度肝损伤（肝硬化 Child-Pugh 评分 7～9 分）对罗沙司他的药物效应动力学和药物代谢动力学产生影响，但是这些差异并不产生临床意义。因此，轻度或中度肝损伤患者无须调整起始剂量。对于严重肝损伤患者，罗沙司他的安全性与有效性目前尚无使用经验[9]。

（4）孕妇与哺乳期患者

动物实验发现，罗沙司他 5mg/kg、10mg/kg 剂量时 F_2 代部分胎仔可见外观异常，但是该发现与药物相关性尚不明确。罗沙司他可以通过胎盘屏障，并可经乳汁排出，乳汁中药物浓度明显高于同期母体血药浓度，因此孕妇与哺乳期患者禁用罗沙司他。

（5）单纯红细胞再生障碍性贫血

ESA 治疗引发的抗 EPO 抗体介导的单纯红细胞再生障碍性贫血（pure red cell aplasia，PRCA）是一种罕见但严重的并发症。近些年来有个案报告，发现 HIF-PHI 可用于治疗 PRCA，明显改善患者的肾性贫血[48]。本文作者研究也发现，HIF-PHI 可用于治疗 EPO 抗体阳性的肾性贫血患者，避免长期输血和使用糖皮质激素，从而显著提升患者 Hb 水平[49]。

（蔡珂丹　曲益辉）

参 考 文 献

[1] Collaboration GCKD. Global，regional，and national burden of chronic kidney disease，1990-2017：a systematic analysis for the Global Burden of Disease Study 2017[J]. Lancet，2020，395（10225）：709-733.

[2] Li Y，Shi H，Wang WM，et al. Prevalence，awareness，and treatment of anemia in Chinese patients with nondialysis chronic kidney disease：first multicenter，cross-sectional study[J]. Medicine（Baltimore），2016，95（24）：e3872.

[3] Stauffer ME，Fan T. Prevalence of anemia in chronic kidney disease in the United States[J]. PLoS One，2014，9（1）：e84943.

[4] Hazin MAA. Anemia in chronic kidney disease[J]. Rev Assoc Med Bras（1992），2020，66（Suppl 1）：s55-s58.

[5] Koulouridis I，Alfayez M，Trikalinos TA，et al. Dose of erythropoiesis-stimulating agents and adverse outcomes in CKD：a metaregression analysis[J]. Am J Kidney Dis，2013，61（1）：44-56.

[6] Solomon SD，Uno H，Lewis EF，et al. Erythropoietic response and outcomes in kidney disease and type 2 diabetes[J]. N Engl J Med，2010，363（12）：1146-1155.

[7] Provenzano R，Tumlin J，Zabaneh R，et al. Oral hypoxia-inducible factor prolyl hydroxylase inhibitor roxadustat（FG-4592）for treatment of Anemia in chronic kidney disease：a placebo-controlled study of pharmacokinetic and pharmacodynamic profiles in hemodialysis patients[J]. J Clin Pharmacol，2020，60（11）：1432-1440.

[8] Shibata T，Nomura Y，Takada A，et al. Evaluation of food and spherical carbon adsorbent effects on the pharmacokinetics of roxadustat in healthy nonelderly adult male Japanese subjects[J]. Clin Pharmacol Drug Dev，2019，8（3）：304-313.

[9] Groenendaal-van de Meent D，Adel MD，Noukens J，et al. Effect of moderate hepatic impairment on the pharmacokinetics and pharmacodynamics of roxadustat，an oral hypoxia-inducible factor prolyl hydroxylase inhibitor[J]. Clin Drug Investig，2016，36（9）：743-751.

[10] Souza E，Cho KH，Harris ST，et al. Hypoxia-inducible factor prolyl hydroxylase inhibitors：a paradigm shift for treatment of anemia in chronic kidney disease?[J]. Expert Opin Investig Drugs，2020，29（8）：831-844.

[11] Dhillon S. Roxadustat：first global approval[J]. Drugs，2019，79（5）：563-572.

[12] Semenza GL. Pharmacologic targeting of hypoxia-inducible factors[J]. Annu Rev Pharmacol Toxicol，2019，59：379-403.

[13] Milledge JS，Cotes PM. Serum erythropoietin in humans at high altitude and its relation to plasma renin[J]. J Appl Physiol（1985），1985，59（2）：360-364.

[14] Goldberg MA，Schneider TJ，Khan S，et al. Clinical validation of an RIA for natural and recombinant erythropoietin in serum and plasma[J]. Clin Biochem，1993，26（3）：183-189.

[15] Zhang X，Zhang Y，Wang P，et al. Adipocyte hypoxia-inducible factor 2α suppresses atherosclerosis by promoting adipose ceramide catabolism[J]. Cell Metab，2019，30（5）：937-951. e5.

[16] Uchida L，Tanaka T，Saito H，et al. Effects of a prolyl hydroxylase inhibitor on kidney and cardiovascular complications in a rat model of chronic kidney disease[J]. Am J Physiol Renal Physiol，2020，318（2）：F388-F401.

[17] Sugahara M，Tanaka S，Tanaka T，et al. Prolyl hydroxylase domain inhibitor protects against metabolic disorders and associated kidney disease in obese type 2 diabetic mice[J]. J Am Soc Nephrol，2020，31（3）：560-577.

[18] Schley G，Klanke B，Kalucka J，et al. Mononuclear phagocytes orchestrate prolyl hydroxylase inhibition-mediated renoprotection in chronic tubulointerstitial nephritis[J]. Kidney Int，2019，96（2）：378-396.

[19] Kraus A，Peters DJM，Klanke B，et al. HIF-1α promotes cyst progression in a mouse model of autosomal dominant polycystic kidney disease[J]. Kidney Int，2018，94（5）：887-899.

[20] Wang B，Li ZL，Zhang YL，et al. Hypoxia and chronic kidney disease[J]. EBioMedicine，2022，77：103942.

[21] Chen N，Qian J，Chen J，et al. Phase 2 studies of oral hypoxia-inducible factor prolyl hydroxylase inhibitor FG-4592 for treatment of anemia in China[J]. Nephrol Dial Transplant，2017，32（8）：1373-1386.

[22] Besarab A，Provenzano R，Hertel J，et al. Randomized placebo-controlled dose-ranging and pharmacodynamics study of roxadustat（FG-4592）to treat anemia in nondialysis-dependent chronic kidney disease（NDD-CKD）patients[J]. Nephrol Dial Transplant，2015，30（10）：1665-1673.

[23] Chen N，Hao C，Peng X，et al. Roxadustat for Anemia in patients with kidney disease not receiving dialysis[J]. N Engl J Med，2019，381（11）：1001-1010.

[24] Barratt J，Andric B，Tataradze A，et al. Roxadustat for the treatment of anaemia in chronic kidney disease patients not on dialysis：a Phase 3，randomized，open-label，active-controlled study（DOLOMITES）[J]. Nephrol Dial Transplant，2021，36（9）：1616-1628.

[25] Chen N，Hao C，Liu BC，et al. Roxadustat treatment for Anemia in patients undergoing long-term dialysis[J]. N Engl J Med，2019，381（11）：1011-1022.

[26] Akizawa T，Otsuka T，Reusch M，et al. Intermittent oral dosing of roxadustat in peritoneal dialysis chronic

kidney disease patients with Anemia：a randomized，phase 3，multicenter，open-label study[J]. Ther Apher Dial，2020，24（2）：115-125.

[27] Csiky B，Schömig M，Esposito C，et al. Roxadustat for the maintenance treatment of Anemia in patients with end-stage kidney disease on stable dialysis：a European phase 3，randomized，open-label，active-controlled study（PYRENEES）[J]. Adv Ther，2021，38（10）：5361-5380.

[28] Zheng Q，Yang H，Fu X，et al. The efficacy and safety of roxadustat for anemia in patients with chronic kidney disease：a meta-analysis[J]. Nephrology Dialysis Transplantation，2021，36（9）：1603-1615.

[29] Yap DYH，McMahon LP，Hao CM，et al. Recommendations by the Asian Pacific society of nephrology （APSN）on the appropriate use of HIF-PH inhibitors[J]. Nephrology（Carlton），2021，26（2）：105-118.

[30] 中国医师协会肾脏内科医师分会肾性贫血指南工作组. 中国肾性贫血诊治临床实践指南 [J]. 中华医学杂志，2021，101（20）：1463-1502.

[31] 李作林，刘宏，刘必成.《罗沙司他治疗肾性贫血中国专家共识》解读 [J]. 中国实用内科杂志，2022，42（11）：911-914.

[32] 涂岩，张晓良. 低氧诱导因子脯氨酰羟化酶抑制剂罗沙司他临床应用若干问题[J]. 临床肾脏病杂志，2020，20（07）：594-597.

[33] Fishbane S，El-Shahawy MA，Pecoits-Filho R，et al. Roxadustat for treating Anemia in patients with CKD not on dialysis：results from a randomized phase 3 study[J]. J Am Soc Nephrol，2021，32（3）：737-755.

[34] Provenzano R，Szczech L，Leong R，et al. Efficacy and cardiovascular safety of roxadustat for treatment of Anemia in patients with non-dialysis-dependent CKD：pooled results of three randomized clinical trials[J]. Clin J Am Soc Nephrol，2021，16（8）：1190-1200.

[35] Barratt J，Sulowicz W，Schömig M，et al. Efficacy and cardiovascular safety of roxadustat in dialysis-dependent chronic kidney disease：pooled analysis of four phase 3 studies[J]. Adv Ther，2021，38（10）：5345-5360.

[36] Matsuura Y，Yamashita A，Iwakiri T，et al. Vascular wall hypoxia promotes arterial thrombus formation via augmentation of vascular thrombogenicity[J]. Thromb Haemost，2015，114（1）：158-172.

[37] Gupta N，Zhao YY，Evans CE. The stimulation of thrombosis by hypoxia[J]. Thromb Res，2019，181：77-83.

[38] Provenzano R，Besarab A，Wright S，et al. Roxadustat（FG-4592）versus epoetin Alfa for Anemia in patients receiving maintenance hemodialysis：a phase 2，randomized，6- to 19-week，open-label，active-comparator，dose-ranging，safety and exploratory efficacy study[J]. Am J Kidney Dis，2016，67（6）：912-924.

[39] Bailey CK，Caltabiano S，Cobitz AR，et al. A randomized，29-day，dose-ranging，efficacy and safety study of daprodustat，administered three times weekly in patients with anemia on hemodialysis[J]. BMC Nephrol，2019，20（1）：372.

[40] Akizawa T，Iwasaki M，Otsuka T，et al. Roxadustat treatment of chronic kidney disease-associated Anemia in Japanese patients not on dialysis：a phase 2，randomized，double-blind，placebo-controlled trial[J]. Adv Ther，2019，36（6）：1438-1454.

[41] Pezzuto A，Carico E. Role of HIF-1 in cancer progression：novel insights. A review[J]. Curr Mol Med，2018，18（6）：343-351.

[42] Semenza GL. HIF-1：upstream and downstream of cancer metabolism[J]. Curr Opin Genet Dev，2010，20（1）：51-56.

[43] Fluegen G，Avivar-Valderas A，Wang YR，et al. Phenotypic heterogeneity of disseminated tumour cells is preset by primary tumour hypoxic microenvironments[J]. Nat Cell Biol，2017，19（2）：120-132.

[44] Nishide S，Matsunaga S，Shiota M，et al. Controlling the phenotype of tumor-infiltrating macrophages via the PHD-HIF axis inhibits tumor growth in a mouse model[J]. iScience，2019，19：940-954.

[45] Nishide S，Uchida J，Matsunaga S，et al. Prolyl-hydroxylase inhibitors reconstitute tumor blood vessels in mice[J]. J Pharmacol Sci，2020，143（2）：122-126.

[46] Seeley TW，Sternlicht MD，Klaus SJ，et al. Induction of erythropoiesis by hypoxia-inducible factor prolyl hydroxylase inhibitors without promotion of tumor initiation，progression，or metastasis in a VEGF-sensitive model of spontaneous breast cancer[J]. Hypoxia（Auckl），2017，5：1-9.

[47] Beck J，Henschel C，Chou J，et al. Evaluation of the carcinogenic potential of roxadustat（FG-4592），a small molecule inhibitor of hypoxia-inducible factor prolyl hydroxylase in CD-1 mice and sprague dawley rats[J]. Int J Toxicol，2017，36（6）：427-439.

[48] Wu Y，Cai X，Ni J，et al. Resolution of epoetin-induced pure red cell aplasia，successful re-challenge with roxadustat[J]. Int J Lab Hematol，2020，42（6）：e291-e293.

[49] Cai KD，Zhu BX，Lin HX，et al. Successful application of roxadustat in the treatment of patients with anti-erythropoietin antibody-mediated renal anaemia：a case report and literature review[J]. J Int Med Res，2021，49（4）：3000605211005984.

第8章 血管紧张素受体脑啡肽酶抑制剂

2019 年 KDIGO 慢性肾脏病合并心力衰竭诊治会议共识指出 CKD 合并心力衰竭的发病率为 17%～21%[1]。CKD 与心力衰竭会促进彼此恶化，CKD 合并心力衰竭患者住院、再入院、重症护理、肾脏替代治疗甚至死亡的风险明显增加。高血压是 CKD 另一个常见的合并症或并发症，可加速肾功能恶化，导致心肌重构，增加心血管事件的发生风险。目前研究证实血管紧张素受体脑啡肽酶抑制剂（angiotensin receptor neprilysin inhibitor，ARNI）沙库巴曲缬沙坦不仅在降血压效果方面优于 ACEI/ARB，且其可明显改善心力衰竭患者的预后。本章将对沙库巴曲缬沙坦的作用机制、循证医学证据、在 CKD 患者中的临床应用及注意事项等方面进行介绍。

8.1 药 物 概 述

沙库巴曲缬沙坦是全球首个上市的 ARNI，2017 年以射血分数降低的心力衰竭（HFrEF）适应证在中国上市，并于 2021 年进一步获得中国国家药品监督管理局批准用于治疗原发性高血压。沙库巴曲缬沙坦在治疗慢性心力衰竭和高血压方面疗效确切且安全性良好，已得到包括中国在内的多个国家指南共识的推荐[2-10]。此外，基于当前 CKD 合并高血压及心力衰竭的诊治现状，中国于 2021 年 12 月正式发布了《沙库巴曲缬沙坦在慢性肾脏病患者中应用的中国专家共识》，以指导沙库巴曲缬沙坦在 CKD 患者中的临床应用[2]。

沙库巴曲缬沙坦是一种新型单一共晶体（分子式：$C_{24}H_{28}NNaO_5 \cdot C_{24}H_{27}N_5Na_2O_3 \cdot 2.5H_2O$），由脑啡肽酶抑制剂沙库巴曲和 ARB 缬沙坦按摩尔比 1∶1 组成，也是心血管领域首个双活性物质的共晶体。最小晶体结构由阴离子（6 分子沙库巴曲和 6 分子缬沙坦）、阳离子（18 个钠盐）和 15 个水分子组成。共晶体结构相比于复方制剂，药物成分构成比恒定、贮存稳定性好，且可显著提高药物溶解度和口服生物利用度。

沙库巴曲缬沙坦经口服后迅速分解为沙库巴曲和缬沙坦，并可快速达到血浆峰浓度。沙库巴曲、沙库巴曲代谢产物 LBQ657 和缬沙坦在连续给药 3 天后可达稳态水平，其与血浆蛋白的结合率高达 94%～97%，较少透过血脑屏障。沙库巴曲口服吸收后迅速经羧酸酯酶转化为 LBQ657，后者基本不进一步代谢，缬沙坦代谢也极少。由于 CYP450 酶极少介导沙库巴曲和缬沙坦代谢，预期合用影响 CYP450 酶的药物时不会对其药物代谢动力学产生影响。沙库巴曲缬沙坦主要通过肝肾双通道排泄。

8.2　作 用 机 制

8.2.1　沙库巴曲缬沙坦的作用机制

沙库巴曲缬沙坦含有脑啡肽酶抑制剂沙库巴曲和 ARB 缬沙坦。沙库巴曲是脑啡肽酶抑制剂的前体药物，在肝脏经羧酸酯酶分解为活性产物 LBQ657，抑制脑啡肽酶对利尿钠肽的降解，升高内源性利尿钠肽水平，从而增强利尿钠肽发挥利钠利尿、舒张血管、抑制肾素-血管紧张素-醛固酮系统（RAAS）、减少交感兴奋、抑制纤维化等作用。抑制脑啡肽酶同时会升高血管紧张素Ⅱ的浓度，引起血管收缩，抵消利尿钠肽等物质的血管舒张作用。联用血管紧张素Ⅱ受体拮抗剂缬沙坦可通过选择性阻断血管紧张素Ⅰ受体进而抑制血管紧张素Ⅱ的作用，还可抑制血管紧张素Ⅱ-醛固酮的释放（图 8-1）。

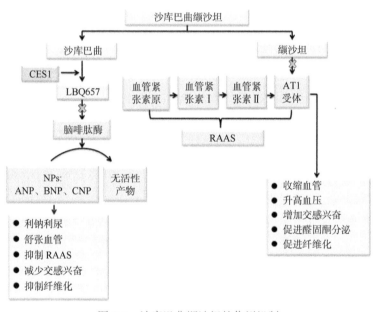

图 8-1　沙库巴曲缬沙坦的作用机制

CES1，carboxylesterase 1，羧酸酯酶 1；LBQ657，脑啡肽酶抑制剂活性产物；AT，angiotensin，血管紧张素；RAAS，renin-angiotensin-aldosterone system，肾素-血管紧张素-醛固酮系统；NPs，natriuretic peptide system，利尿钠肽系统；ANP，atrial natriuretic peptide，心房利尿钠肽；BNP，brain natriuretic peptide，脑利尿钠肽；CNP，C-type natriuretic peptide，C 型利尿钠肽

8.2.2　沙库巴曲缬沙坦抗心肌纤维化的作用机制

心力衰竭时左心房压力升高，左心房心肌细胞受到牵引而刺激心房利尿钠肽的分泌，利尿钠肽与受体结合发挥生物学活性。心肌纤维细胞可表达利尿钠肽受体 A、利尿钠肽受体 B 和利尿钠肽受体 C 三种受体，利尿钠肽受体 A 可选择性地结合心房利尿钠肽（atrial natriuretic peptide，ANP）和脑利尿钠肽（brain natriuretic peptide，BNP），但利尿钠肽受体 A 与 ANP 的结合力是与 BNP 结合力的 10 倍。ANP 与利尿钠肽受体 A 结合后激活信号途径，在鸟苷酸环化酶作用下，使鸟苷三磷酸（guanosine triphosphate，GTP）转换为环磷酸鸟苷（cyclic guanosine monophosphate，cGMP），cGMP 作为利尿钠肽受体 A 的第二信使，结合并激活 cGMP 依赖的蛋白激酶 G（protein kinase G，PKG），后者促进 Rho 蛋白丝氨酸/苏氨酸残基磷酸化，从而激活 PKG 的信号级联反应，最终通过影响肌球蛋白转化相关基因程序的表达抑制心肌纤维细胞的增殖，从而达到抗心肌纤维化、逆转心肌重构的作用。沙库巴曲是一种前体药物，进入人体后代谢成活性成分 LBQ657，抑制脑啡肽酶对 ANP 的降解而发挥抗心肌纤维化的作用。但抑制脑啡肽酶的同时会增加血管紧张素 II 的生成，血管紧张素 II 通过在基因和蛋白水平上调节利尿钠肽受体 A 的表达，影响 cGMP 活性，最终可能导致心肌坏死和纤维化。因此，将脑啡肽酶抑制剂与 ARB 结合，可通过 ANP-利尿钠肽受体 A-PKG 信号轴协同发挥抗心肌纤维化的作用。

8.2.3　沙库巴曲缬沙坦降压的作用机制

沙库巴曲缬沙坦可同时增强利尿钠肽系统（natriuretic peptides system，NPs）、抑制 RAAS 活性，从而发挥全面降压的效果。沙库巴曲缬沙坦最突出的机制是增强 NPs 的活性。NPs 的降压作用机制主要包括①肾性机制：扩张入球小动脉，收缩出球小动脉，使肾小球毛细血管压升高，同时使系膜细胞松弛，增加肾小球有效滤过面积，从而增加肾小球滤过率。利钠作用升高远曲小管钠浓度，通过管球反馈抑制 RAAS；同时通过抑制醛固酮和加压素增加肾脏的排钠利尿作用，减轻水钠潴留。②血管扩张机制：通过环磷酸鸟苷酸依赖的蛋白激酶通路，促进血管平滑肌舒张，并作用于心肌细胞，抑制心脏重构。③神经内分泌机制：抑制醛固酮、血管紧张素 II 生成及交感神经兴奋。此外，缬沙坦作为经典的 ARB 类药物，可阻断血管紧张素 I 受体，抑制醛固酮的释放，调节肾脏对钠的重吸收，同时对交感神经兴奋、加压素分泌及血管收缩也有一定的抑制作用。

8.3　临 床 试 验

8.3.1　沙库巴曲缬沙坦对心脏的保护作用

PARADIGM-HF（prospective comparison of ARNI with ACEI to determine impact on global mortality and morbidity in heart failure）是心力衰竭治疗的里程碑研究，结果表明，在 HFrEF 患者中，与依那普利相比，沙库巴曲缬沙坦显著降低心血管病死亡、心力衰竭住院与全因死亡的风险，分别达 20%、21% 及 16%[11]。EVALUATE-HF（*Effect of sacubitril-valsartan vs enalapril on aortic stiffness in patients with heart failure and reduced ejection fraction*）与 PROVE-HF（*Rationale and methods of the prospective study of biomarkers，symptom improvement，and ventricular remodeling during sacubitril/valsartan therapy for heart failure*）研究

显示，沙库巴曲缬沙坦治疗 HFrEF 患者 3 个月，快速改善心脏重构；治疗 1 年，可持续逆转心脏重构[12, 13]。与奥美沙坦相比，沙库巴曲缬沙坦更显著地降低原发性轻中度高血压患者的左心室质量（left ventricular mass，LVM）和左心室质量指数（left ventricular mass index，LVMI），逆转心脏重构[14]。

对于 HFpEF 患者，PARAGON-HF（prospective comparison of ARNI with ARB global outcomes in HF with preserved ejection fraction）研究（96% 为高血压患者）证实，沙库巴曲缬沙坦较缬沙坦可降低心血管病死亡和心力衰竭住院风险 13%，4 周时沙库巴曲缬沙坦较缬沙坦进一步降低血压 5.2mmHg[15-17]；PARALLAX（ARNI compared with individualized medical therapy in patients with heart failure and preserved ejection fraction）研究（97% 为高血压患者）也证实，治疗 24 周时沙库巴曲缬沙坦组较标准治疗组显著降低首次心力衰竭住院风险 51%，显著降低心力衰竭死亡或心力衰竭住院风险 36%；治疗 12 周时 NT-proBNP 水平较基线下降 16%[18]。

另外，一项来自中国台湾的真实世界研究表明，沙库巴曲缬沙坦可以使伴有 HFrEF 的 CKD 4～5 期患者的心血管死亡和心力衰竭住院风险下降 34%，其中主要心血管事件风险降低 28%[19]。另一项在透析合并心力衰竭患者中进行的回顾性研究证实，沙库巴曲缬沙坦可以改善这类患者左室射血分数和心肌标志物水平[20]。

8.3.2　沙库巴曲缬沙坦的降血压作用

目前多项研究显示，沙库巴曲缬沙坦治疗高血压安全有效，对包括坐位收缩压/舒张压、24 小时动态血压、夜间血压、脉压等多项指标均有显著改善作用。对于重度高血压、单药控制不佳的高血压、特殊类型高血压（如老年高血压、盐敏感性高血压、高血压合并 CKD 及高血压合并肥胖）等患者，沙库巴曲缬沙坦同样具有良好的降压作用。临床研究表明，无论与安慰剂还是活性药物比较，沙库巴曲缬沙坦均具有明确的降压优势（表 8-1～表 8-4）。

表 8-1　沙库巴曲缬沙坦在原发性高血压的临床研究

研究者	人群（例数）	分组	主要结果
Huo 等[21]	原发性高血压 （n=1438）	沙库巴曲缬沙坦组 奥美沙坦组	①200mg 沙库巴曲缬沙坦组 vs 20mg 奥美沙坦组：平均坐位收缩压降低 2.33mmHg，舒张压降低 1.24mmHg；②400mg 沙库巴曲缬沙坦组 vs 20mg 奥美沙坦组：平均坐位收缩压降低 3.52mmHg，舒张压降低 1.93mmHg；③沙库巴曲缬沙坦组相较于奥美沙坦组可进一步降低 24h 动态血压、夜间血压和脉压
Ruilope 等[22]	原发性高血压 （n=1328）	沙库巴曲缬沙坦组 缬沙坦组 AHU377 组 安慰剂组	①200mg 沙库巴曲缬沙坦组 vs 160mg 缬沙坦组：平均坐位收缩压降低 5.28mmHg，舒张压降低 2.97mmHg；②400mg 沙库巴曲缬沙坦组 vs 320mg 缬沙坦组：平均坐位收缩压降低 6.01mmHg，舒张压降低 2.70mmHg；③沙库巴曲缬沙坦组相较于缬沙坦组可进一步降低 24h 动态血压、夜间血压和脉压

研究者	人群（例数）	分组	主要结果
Izzo 等[23]	原发性高血压 （n=907）	沙库巴曲缬沙坦组 沙库巴曲+缬沙坦组 缬沙坦组 安慰剂组	①沙库巴曲缬沙坦组和沙库巴曲联合缬沙坦组比缬沙坦组：收缩压/舒张压、脉压降幅更优；②400mg 沙库巴曲缬沙坦组 vs 320mg 缬沙坦组：诊室收缩压降低 5.70mmHg，舒张压降低 3.40mmHg；③沙库巴曲缬沙坦组相比缬沙坦组可进一步降低 24h 动态血压、夜间血压和脉压
Kario 等[24]	原发性高血压 （n=457）	沙库巴曲缬沙坦组 安慰剂组	①200mg 沙库巴曲缬沙坦组 vs 安慰剂组：诊室收缩压降低 12.57mmHg，舒张压降低 7.29mmHg；②400mg 沙库巴曲缬沙坦组 vs 安慰剂组：诊室收缩压降低 15.38mmHg，舒张压降低 6.76mmHg；③沙库巴曲缬沙坦组相较于安慰剂组可进一步降低 24h 动态血压、夜间血压和脉压
Cheung 等[25]	原发性高血压 （n=376）	沙库巴曲缬沙坦组 奥美沙坦组	①200mg 沙库巴曲缬沙坦组 vs 20mg 奥美沙坦组：24h 动态收缩压降低 3.20mmHg，舒张压降低 1.90mmHg，脉压降低 1.20mmHg；②沙库巴曲缬沙坦组相较于奥美沙坦组也可降低诊室血压和夜间血压
Supasyndh 等[26]	原发性高血压 （n=341）	单臂（沙库巴曲缬沙坦）	①沙库巴曲缬沙坦在亚洲高血压人群中，总体安全耐受；②相对于基线：平均坐位收缩压/舒张压降低 24.7/16.2mmHg，脉压降低 8.5mmHg，达标率 75.3%
Wang 等[27]	原发性高血压 （n=266）	沙库巴曲缬沙坦+氨氯地平组 氨氯地平组	200mg 沙库巴曲+5mg 氨氯地平组 vs 5mg 氨氯地平组：24h 动态收缩压降低 13.1mmHg，舒张压降低 7.4mmHg，脉压降低 5.3mmHg
Schmieder 等[14]	原发性高血压 （n=114）	沙库巴曲缬沙坦组 奥美沙坦组	沙库巴曲缬沙坦组 vs 奥美沙坦组：12 周 LVMI 降低 3.04g/m², 52 周 LVMI 降低 3.28g/m²，中心脉压降低 3.04mmHg

注：AHU377，沙库巴曲；LVMI，left ventricular mass index，左心室质量指数。

表 8-2　沙库巴曲缬沙坦在重度高血压、盐敏感性高血压及老年高血压的临床研究

研究者	人群（例数）	分组	主要结果
Kario 等[28]	重度高血压 （n=35）	单臂（沙库巴曲缬沙坦）	200mg 沙库巴曲缬沙坦相比基线：收缩压/舒张压 1 周降低 18.70/10.30mmHg，8 周降低 35.50/22.10mmHg，脉压降低 13.20mmHg
Wang 等[29]	盐敏感性高血压 （n=72）	沙库巴曲缬沙坦组 缬沙坦组	①400mg 沙库巴曲缬沙坦组 vs 320mg 缬沙坦组：首次给药后累积 6h 的尿钠排泄降低 24.50mmol/L, 24h 的尿钠排泄降低 50.30mmol/L；②沙库巴曲缬沙坦组相比缬沙坦组诊室坐位血压、动态血压及 NT-proBNP 水平降低
Williams 等[30]	老年高血压 （n=454）	沙库巴曲缬沙坦组 缬沙坦组	①400mg 沙库巴曲缬沙坦组 vs 40mg 奥美沙坦组：12 周 CASP 降低 3.70mmHg，中心动脉压降低 2.4mmHg, 24h 平均动态肱动脉脉压降低 4.10mmHg，平均动态 CASP 降低 3.60mmHg；②沙库巴曲缬沙坦组相比奥美沙坦组还可降低夜间血压，52 周需要添加额外降压治疗的患者比例更低

续表

研究者	人群（例数）	分组	主要结果
Supasyndh 等[31]	老年高血压（n=588）	沙库巴曲缬沙坦组 奥美沙坦组	①200mg 沙库巴曲缬沙坦组 vs 20mg 奥美沙坦组：10 周平均坐位收缩压降低 6.60mmHg，舒张压降低 2.09mmHg，脉压降低 4.45mmHg；②沙库巴曲缬沙坦组相比奥美沙坦组还可降低动态血压和夜间血压
De Vecchis 等[32]	老年高血压荟萃分析（5 项研究，n=1513）	沙库巴曲缬沙坦组 ARB 组	沙库巴曲缬沙坦组 vs ARB 组：12 周平均坐位收缩压降低 5.41mmHg，坐位舒张压降低 1.22mmHg；平均动态收缩压降低 4.58mmHg，动态舒张压降低 2.17mmHg

注：NT-proBNP，N-terminal pro-brain natriuretic peptide，N 端脑利尿钠肽前体；CASP，central aorta systolic pressure，中心主动脉收缩压；ARB，angiotensin receptor blockers，血管紧张素受体拮抗剂。

表 8-3　沙库巴曲缬沙坦在高血压合并 CKD 及高血压合并肥胖的临床研究

研究者	人群（例数）	分组	主要结果
Haynes 等[33]	高血压合并 CKD（n=414）	沙库巴曲缬沙坦组 厄贝沙坦组	与厄贝沙坦组相比，沙库巴曲缬沙坦组治疗 1 年进一步降低中重度 CKD 患者[eGFR 20~60ml/（min·1.73m^2）]血压 5.4/2.1mmHg，且耐受性良好
Ito 等[34]	高血压合并 CKD（n=32）	单臂（沙库巴曲缬沙坦）	沙库巴曲缬沙坦治疗中重度肾损伤[eGFR 15~60ml/（min·1.73m^2）]患者总体安全耐受，相比基线：平均坐位收缩压/舒张压降幅 20.50/8.30mmHg，UACR 降低 15.10%
Jordan 等[35]	高血压合并肥胖（n=96）	沙库巴曲缬沙坦组 氨氯地平组	①400mg 沙库巴曲缬沙坦组 vs 10mg 氨氯地平：平均坐位收缩压降低 8.60mmHg，平均坐位舒张压降低 2.40mmHg；②沙库巴曲缬沙坦组可提高外周胰岛素敏感性，增加腹部皮下脂肪组织脂质动员

注：CKD，chronic kidney disease，慢性肾脏病；eGFR，estimated glomerular filtration rate，估算肾小球滤过率；UACR，urinary albumin creatinine ratio：尿白蛋白/肌酐比值。

表 8-4　沙库巴曲缬沙坦在高血压的其他临床研究

研究者	人群（例数）	分组	主要结果
Malik 等[36]	高血压荟萃分析（11 项研究，n=6028）	沙库巴曲缬沙坦组 ARB 组	①200mg 沙库巴曲缬沙坦组 vs ARB 组：收缩压降低 4.62mmHg，舒张压降低 2.13mmHg，脉压降低 2.17mmHg；②400mg 沙库巴曲缬沙坦组 vs ARB 组：收缩压降低 5.50mmHg，舒张压降低 2.51mmHg，脉压降低 2.82mmHg
Li 等[37]	高血压荟萃分析（9 项研究，n=6765）	沙库巴曲缬沙坦组 ARB 组	①200mg 沙库巴曲缬沙坦组 vs ARB 组：收缩压降低 4.17mmHg，舒张压降低 2.02mmHg，24h 动态收缩压降低 2.97mmHg，24h 动态舒张压降低 1.37mmHg；②400mg 沙库巴曲缬沙坦组 vs ARB 组：收缩压降低 5.04mmHg，舒张压降低 1.98mmHg，24h 动态收缩压降低 4.31mmHg，24h 动态舒张压降低 1.56mmHg
Geng 等[38]	高血压荟萃分析（12 项研究，n=6064）	沙库巴曲缬沙坦组 ARB 组	①200mg 沙库巴曲缬沙坦组 vs ARB 组：收缩压降低 4.94mmHg，舒张压降低 2.24mmHg，24h 动态收缩压降低 3.69mmHg，24h 动态舒张压降低 1.71mmHg；②400mg 沙库巴曲缬沙坦组 vs ARB 组：收缩压降低 6.25mmHg，舒张压降低 2.30mmHg，24h 动态收缩压降低 4.31mmHg，24h 动态舒张压降低 1.69mmHg

8.3.3 沙库巴曲缬沙坦对肾脏的保护作用

UK-HARP-Ⅲ（United Kingdom heart and renal protection-Ⅲ）研究结果显示，在 CKD 患者［eGFR 20～60ml/（min·1.73m²）］中沙库巴曲缬沙坦降低 UACR 水平与厄贝沙坦相当，并可显著降低血压、肌钙蛋白 Ⅰ 及 NT-proBNP 水平[33]。在 PARADIGM-HF 研究与 PARAGON-HF 研究的 CKD 亚组分析中发现，与 RAAS 抑制剂相比，沙库巴曲缬沙坦可显著降低肾脏复合终点的风险，延缓 eGFR 的下降[39, 40]。另有一项日本的针对高血压合并 CKD 患者的研究评估了沙库巴曲缬沙坦在合并中重度肾损伤［eGFR 15～60ml/（min·1.73m²）］患者中的疗效和安全性，结果显示沙库巴曲缬沙坦治疗 8 周时平均坐位收缩压和平均坐位舒张压分别降低 20.5mmHg 及 8.3mmHg，UACR 显著降低 15.1%，且未发生严重不良事件[34]。此外，一项来自意大利的真实世界研究表明，沙库巴曲缬沙坦治疗 12 个月可使伴 HFrEF 的 CKD 患者 eGFR 较基线显著升高[41]。

8.3.4 沙库巴曲缬沙坦的其他作用

PARADIGM-HF 研究的事后分析发现，对于合并糖尿病的 HFrEF 患者，沙库巴曲缬沙坦组比依那普利组的 HbA1c 更低，需要加用胰岛素治疗的患者比例下降 29%[42]。对于合并肥胖症的高血压患者，除了良好的降压作用外，沙库巴曲缬沙坦还可提高胰岛素敏感性，增加皮下脂肪的脂质动员[35]。此外，PARAGON-HF 亚组分析显示，沙库巴曲缬沙坦还可降低心力衰竭患者的尿酸水平，减少降尿酸药物的使用[43]。

8.4 临床应用与注意事项

8.4.1 指南或专家共识的推荐

ESC 于 2021 年、ACC/AHA/HFSA 于 2022 年将 ARNI 作为 HFrEF 患者的 1 类推荐，建议对于有症状的、NYHA 心功能分级为 Ⅱ～Ⅲ级、能耐受 ACEI/ARB 的慢性 HFrEF 患者，将 ACEI/ARB 替换为 ARNI 以进一步降低心力衰竭住院率和死亡率。2021 版《中国透析患者慢性心力衰竭管理指南》对 ARNI 在 HFrEF 透析患者中的应用进行了明确推荐。基于 PARAGON-HF、PARALLAX 研究结果，2021 年 2 月美国 FDA 批准 ARNI 用于降低成年人慢性心力衰竭患者的心血管死亡和心力衰竭住院风险，其中包括 HFpEF 患者。2022AHA/ACC/HFSA 也推荐其用于治疗 HFpEF 患者（推荐级别：2B）。

在高血压治疗领域，2020 年国际高血压学会（International Society of Hypertension, ISH）发布的《全球高血压实践指南》中指出，ARNI 也适用于高血压人群。近期发表的《沙库巴曲缬沙坦在高血压患者临床应用的中国专家建议》也建议将沙库巴曲缬沙坦用于原发性高血压患者的降压治疗。2021 年 8 月发表的《沙库巴曲缬沙坦钠在基层心血管疾病临床应用的专家共识》建议沙库巴曲缬沙坦可用于降低成年人慢性心力衰竭及原发性高血压患者的治疗。2021 年 12 月，中关村肾病血液净化创新联盟牵头、肾心共治专业委员会撰写的《沙库巴曲缬沙坦在慢性肾脏病患者中应用的中国专家共识》推荐 ARNI 用于伴有高血压或心力衰竭（HFrEF 和 HFpEF）的非透析或透析 CKD 患者治疗。

8.4.2　沙库巴曲缬沙坦在 CKD 中的临床应用

（1）在伴高血压的非透析 CKD 患者中的应用

在原发性高血压患者中，常规剂量为 200mg/d；在血压难以控制的患者中，剂量可增至 400mg/d。在轻度肾损伤[eGFR≥60ml/（min·1.73m^2）]的患者中，无须调整剂量；在中度和重度肾损伤[eGFR 15～60ml/（min·1.73m^2）]的患者中，建议从低剂量 100mg/d 起始。对于使用 ACEI/ARB 治疗后血压仍控制不佳的 CKD 患者，建议使用沙库巴曲缬沙坦替代 ACEI/ARB 进一步改善血压控制。对于夜间血压控制不佳的 CKD 患者，建议使用沙库巴曲缬沙坦替代 ACEI/ARB 进一步改善夜间血压控制。对于存在容量过负荷的 CKD 患者，建议使用沙库巴曲缬沙坦替代 ACEI/ARB 治疗以改善容量（表 8-5）。

（2）在伴 HFrEF/HFpEF 的非透析 CKD 患者中的应用

对于伴有心力衰竭的非透析 CKD 患者，首选沙库巴曲缬沙坦。如果伴有轻度肾损伤[eGFR≥60ml/（min·1.73m^2）]，推荐 50mg 每天 2 次起始；在中重度肾损伤[eGFR15～60ml/（min·1.73m^2）]患者中，推荐 25～50mg 每天 2 次起始（根据患者血压情况而定）；如果患者可以耐受，每 2～4 周将剂量加倍，直至达到 200mg 每天 2 次的目标维持剂量。对于伴心力衰竭的 CKD 患者，只要无禁忌证，就可以使用沙库巴曲缬沙坦替代 ACEI/ARB 治疗，以改善 eGFR、逆转心脏重构，降低终末期肾病和心血管事件发生风险。对于使用 ACEI/ARB 治疗血钾有升高趋势的伴心力衰竭的 CKD 患者，建议血钾降至正常范围后使用沙库巴曲缬沙坦替代 ACEI/ARB，以降低高钾血症发生风险。对于使用 ACEI/ARB 治疗血肌酐水平大幅上升（升高＞50%或≥266μmol/L）的伴心力衰竭 CKD 患者，建议停用 ACEI/ARB，监测肾功能，肾功能稳定或改善后使用沙库巴曲缬沙坦替代 ACEI/ARB，以降低发展为终末期肾病的风险。

（3）在透析 CKD 患者中的应用

对于伴心力衰竭的维持性透析患者，建议使用沙库巴曲缬沙坦改善心肌重构、控制心力衰竭症状、保护残余肾功能、降低心血管事件风险。对于伴高血压的维持性透析患者，可使用沙库巴曲缬沙坦，以降低血压、保护心功能、降低心血管事件风险。推荐在维持性透析患者中从小剂量起始用沙库巴曲缬沙坦，治疗期间需注意血压，并根据耐受性逐步调整剂量，同时注意血钾监测。

表 8-5　沙库巴曲缬沙坦在 CKD 患者中使用的推荐剂量

	肾功能情况	起始剂量	目标剂量
非透析 CKD 伴心力衰竭	eGFR≥60ml/（min·1.73m²）	50mg bid	200mg bid
	eGFR 15～60ml/（min·1.73m²）	25～50mg bid	
非透析 CKD 伴高血压	eGFR≥60ml/（min·1.73m²）	200mg qd 或 100mg bid	400mg qd 或 200mg bid
	eGFR 15～60ml/（min·1.73m²）	100mg qd 或 50mg bid	
透析伴心力衰竭或高血压		25～50mg qd	100～150mg qd～bid

8.4.3　沙库巴曲缬沙坦在临床应用中的注意事项

（1）药物联用

在抑制脑啡肽酶的同时应用 ACEI 可能会增加血管性水肿的发生风险。建议沙库巴曲缬沙坦应避免与 ACEI 合用，在 ACEI 停药 36 小时后再使用。沙库巴曲缬沙坦作用于利尿钠肽系统和 RAAS 系统，在阻断 RAAS 的同时，可增强利尿钠肽系统的活性，发挥利钠利尿、舒张血管、逆转心室重构、改善心力衰竭的作用；SGLT-2 抑制剂可以增加尿糖、尿钠排泄和渗透性利尿并作用于心肌细胞，从而改善心功能；两者通过不同的作用机制起效，可以联用。建议沙库巴曲缬沙坦可与 SGLT-2 抑制剂联合用于心力衰竭患者，当与利尿剂合用时，需要注意调整剂量。另外，沙库巴曲缬沙坦与螺内酯、阿米洛利或钾盐联合使用可增加高钾血症风险。

（2）安全性与注意事项

沙库巴曲缬沙坦的蛋白结合率高，在低蛋白血症时，常规剂量可导致较高的游离药物浓度、沙库巴曲缬沙坦的药效增强，可能导致低血压、利尿、电解质紊乱、肌酐快速上升等副作用；另外，在低蛋白血症时，LBQ657 及缬沙坦表观分布容积增大，药物清除率升高，药物更快地被排出体外，因此需根据实际情况调整用药频次。建议当将沙库巴曲缬沙坦用于低蛋白血症（血清白蛋白<25g/L）患者时，应从低剂量开始滴定，在剂量安全范围内找到适合患者的剂量及用药频次。肝损伤患者使用沙库巴曲、LBQ657 和缬沙坦时暴露量增加。建议轻度肝损伤（Child-Pugh 分级 A 级）患者起始剂量不需要调整，中度肝损伤（Child-Pugh 分级 B 级）的患者起始剂量应减半，在能够耐受的情况下，逐渐增加给药剂量至最适合剂量，重度肝损伤患者不建议使用。

沙库巴曲缬沙坦随餐服用时可导致沙库巴曲和缬沙坦的暴露量显著下降，而沙库巴曲的活性代谢产物 LBQ657 的暴露量无明显变化。虽然沙库巴曲和缬沙坦的暴露量均降低，但这一暴露量降低并未导致有临床意义的疗效减弱。因此，沙库巴曲缬沙坦可与食物一起服用，对临床疗效无影响。服药前和用药期间定期监测血压、血钾、肾功能和肝功能。

既往有血管性水肿病史的患者在使用沙库巴曲缬沙坦治疗时，血管性水肿风险可能增加，这与缓激肽及 P 物质的灭活减少有关。建议沙库巴曲缬沙坦禁止用于既往有血管性水肿史的患者。妊娠期妇女禁止使用沙库巴曲缬沙坦，以避免胎儿致畸风险。

（王来亮）

参 考 文 献

[1] House A A，Wanner C，Sarnak MJ，et al. Heart failure in chronic kidney disease：conclusions from a Kidney Disease：improving Global Outcomes（KDIGO）Controversies Conference[J]. Kidney Int，2019，95（6）：1304-1317.

[2] Gan L，Lyu X，Yang X，et al. Application of angiotensin receptor-neprilysin inhibitor in chronic kidney disease patients：Chinese expert consensus[J]. Front Med（Lausanne），2022，9：877237.

[3] Heidenreich PA，Bozkurt B，Aguilar D，et al. 2022 AHA/ACC/HFSA guideline for the management of heart failure：executive summary：a report of the American college of cardiology/american heart association joint committee on clinical practice guidelines[J]. J Am Coll Cardiol，2022，145（18）：e876-e894.

[4] McDonagh TA，Metra M，Adamo M，et al. 2021 ESC Guidelines for the diagnosis and treatment of acute and chronic heart failure：developed by the Task Force for the diagnosis and treatment of acute and chronic heart failure of the European Society of Cardiology（ESC）With the special contribution of the Heart Failure Association（HFA）of the ESC[J]. Eur J Heart Fai，2022，75（6）：523.

[5] Unger T，Borghi C，Charchar F，et al. 2020 international society of hypertension global hypertension practice guidelines[J]. J Hypertens，2020，75（6）：1334-1357.

[6] Yancy CW，Jessup M，Bozkurt B，et al. 2017 ACC/AHA/HFSA focused update of the 2013 ACCF/AHA guideline for the management of heart failure：a report of the American college of cardiology/american heart association task force on clinical practice guidelines and the heart failure society of America[J]. J Am Coll Cardiol，2017，70（6）：776-803.

[7] 中国医疗保健国际交流促进会高血压分会，中国医师协会心血管分会，中国高血压联盟，等. 沙库巴曲缬沙坦在高血压患者临床应用的中国专家建议[J]. 中华高血压杂志，2021，7（2）：108-114.

[8] 中国医师协会全科医师分会. 沙库巴曲缬沙坦钠在基层心血管疾病临床应用的专家共识[J]. 中国全科医学，2021，24（23）：2885-2890，2897.

[9] 中华医学会，中华医学会杂志社，中华医学会全科医学分会，等. 慢性心力衰竭基层诊疗指南（2019年）[J]. 中华全科医师杂志，2019，18（10）：936-947.

[10] 中华医学会肾脏病学分会，中关村肾病血液净化创新联盟. 中国透析患者慢性心力衰竭管理指南[J]. 中华肾脏病杂志，2022，38（5）：465-496.

[11] McMurray JJ，Packer M，Desai AS，et al. Angiotensin-neprilysin inhibition versus enalapril in heart failure[J]. N Engl J Med，2014，371（11）：993-1004.

[12] Desai AS，Solomon SD，Shah AM，et al. Effect of sacubitril-valsartan vs enalapril on aortic stiffness in patients with heart failure and reduced ejection fraction：a randomized clinical trial[J]. JAMA，2019，322（11）：1077-1084.

[13] Januzzi JL Jr，Prescott MF，Butler J，et al. Association of change in N-terminal pro-B-type natriuretic peptide following initiation of sacubitril-valsartan treatment with cardiac structure and function in patients with heart failure with reduced ejection fraction[J]. JAMA，2019，322（11）：1085-1095.

[14] Schmieder RE，Wagner F，Mayr M，et al. The effect of sacubitril/valsartan compared to olmesartan on cardiovascular remodelling in subjects with essential hypertension：the results of a randomized，double-blind，active-controlled study[J]. Eur Heart J，2017，38（44）：3308-3317.

[15] Solomon SD，McMurray JJV，Anand IS，et al. Angiotensin-neprilysin inhibition in heart failure with preserved ejection fraction[J]. N Engl J Med，2019，381（17）：1609-1620.

[16] Solomon SD，Rizkala AR，Gong J，et al. Angiotensin receptor neprilysin inhibition in heart failure with

preserved ejection fraction：rationale and design of the PARAGON-HF trial[J]. JACC Heart Fail，2017，5（7）：471-482.

[17] Selvaraj S，Claggett BL，Böhm M，et al. Systolic blood pressure in heart failure with preserved ejection fraction treated with sacubitril/valsartan[J]. J Am Coll Cardiol，2020，75（14）：1644-1656.

[18] Neumann T，Esser S，Potthoff A，et al. Angiotensin receptor neprilysin inhibition compared with individualized medical therapy for comorbidities in patients with heart failure and preserved ejection fraction-the PARALLAX trial [J]. ESC Heart Fail，2020，7（3）：856-864.

[19] Chang HY，Feng AN，Fong MC，et al. Sacubitril/valsartan in heart failure with reduced ejection fraction patients：real world experience on advanced chronic kidney disease，hypotension，and dose escalation[J]. J Cardiol，2019，74（4）：372-380.

[20] Lee S，Oh J，Kim H，et al. Sacubitril/valsartan in patients with heart failure with reduced ejection fraction with end-stage of renal disease[J]. ESC Heart Fail，2020，7（3）：1125-1129.

[21] Huo Y，Li W，Webb R，et al. Efficacy and safety of sacubitril/valsartan compared with olmesartan in Asian patients with essential hypertension：a randomized，double-blind，8-week study[J]. J Clin Hypertens（Greenwich），2019，21（1）：67-76.

[22] Ruilope LM，Dukat A，Böhm M，et al. Blood-pressure reduction with LCZ696，a novel dual-acting inhibitor of the angiotensin Ⅱ receptor and neprilysin：a randomised，double-blind，placebo-controlled，active comparator study[J]. Lancet，2010，375（9722）：1255-1266.

[23] Izzo JL Jr，Zappe DH，Jia Y，et al. Efficacy and safety of crystalline valsartan/sacubitril（LCZ696）compared with placebo and combinations of free valsartan and sacubitril in patients with systolic hypertension：the RATIO study[J]. J Cardiovasc Pharmacol，2017，69（6）：374-381.

[24] Kario K，Sun N，Chiang FT，et al. Efficacy and safety of LCZ696，a first-in-class angiotensin receptor neprilysin inhibitor，in Asian patients with hypertension：a randomized，double-blind，placebo-controlled study[J]. Hypertension，2014，63（4）：698-705.

[25] Cheung DG，Aizenberg D，Gorbunov V，et al. Efficacy and safety of sacubitril/valsartan in patients with essential hypertension uncontrolled by olmesartan：a randomized，double-blind，8-week study[J]. J Clin Hypertens（Greenwich），2018，20（1）：150-158.

[26] Supasyndh O，Sun N，Kario K，et al. Long-term（52-week）safety and efficacy of Sacubitril/valsartan in Asian patients with hypertension[J]. Hypertens Res，2017，40（5）：472-476.

[27] Wang JG，Yukisada K，Sibulo A　Jr，et al. Efficacy and safety of sacubitril/valsartan（LCZ696）add-on to amlodipine in Asian patients with systolic hypertension uncontrolled with amlodipine monotherapy[J]. J Hypertens，2017，35（4）：877-885.

[28] Kario K，Tamaki Y，Okino N，et al. LCZ696，a first-in-class angiotensin receptor-neprilysin inhibitor：the first clinical experience in patients with severe hypertension[J]. J Clin Hypertens（Greenwich），2016，18（4）：308-314.

[29] Wang TD，Tan RS，Lee HY，et al. Effects of sacubitril/valsartan（LCZ696）on natriuresis，diuresis，blood pressures，and NT-proBNP in salt-sensitive hypertension[J]. Hypertension，2017，69（1）：32-41.

[30] Williams B，Cockcroft JR，Kario K，et al. Effects of sacubitril/valsartan versus olmesartan on central hemodynamics in the elderly with systolic hypertension：the PARAMETER study[J]. Hypertension，2017，69（3）：411-420.

[31] Supasyndh O，Wang J，Hafeez K，et al. Efficacy and safety of sacubitril/valsartan（LCZ696）compared with olmesartan in elderly Asian patients（≥65 years）with systolic hypertension[J]. Am J Hypertens，2017，

30（12）：1163-1169.

[32] De Vecchis R，Ariano C，Soreca S. Antihypertensive effect of sacubitril/valsartan：a meta-analysis[J]. Minerva Cardioangiol，2019，67（3）：214-222.

[33] Haynes R，Judge PK，Staplin N，et al. Effects of sacubitril/valsartan versus irbesartan in patients with chronic kidney disease[J]. Circulation，2018，138（15）：1505-1514.

[34] Ito S，Satoh M，Tamaki Y，et al. Safety and efficacy of LCZ696, a first-in-class angiotensin receptor neprilysin inhibitor，in Japanese patients with hypertension and renal dysfunction[J]. Hypertens Res，2015，38（4）：269-275.

[35] Jordan J，Stinkens R，Jax T，et al. Improved insulin sensitivity with angiotensin receptor neprilysin inhibition in individuals with obesity and hypertension[J]. Clin Pharmacol Ther，2017，101（2）：254-263.

[36] Malik AH，Aronow WS. Efficacy of sacubitril/valsartan in hypertension[J]. Am J Ther，2022，29（3）：e322-e333.

[37] Li Q，Li L，Wang F，et al. Effect and safety of LCZ696 in the treatment of hypertension：a meta-analysis of 9 RCT studies[J]. Medicine（Baltimore），2019，98（28）：e16093.

[38] Geng Q，Yan R，Wang Z，et al. Effects of LCZ696（sacubitril/valsartan）on blood pressure in patients with hypertension：a meta-analysis of randomized controlled trials[J]. Cardiology，2020，145（9）：589-598.

[39] Damman K，Gori M，Claggett B，et al. Renal effects and associated outcomes during angiotensin-neprilysin inhibition in heart failure[J]. JACC Heart Fail，2018，6（6）：489-498.

[40] Mc Causland FR，Lefkowitz MP，Claggett B，et al. Angiotensin-neprilysin inhibition and renal outcomes in heart failure with preserved ejection fraction[J]. Circulation，2020，142（13）：1236-1245.

[41] Spannella F，Marini M，Giulietti F，et al. Renal effects of Sacubitril/Valsartan in heart failure with reduced ejection fraction：a real life 1-year follow-up study[J]. Intern Emerg Med，2019，14（8）：1287-1297.

[42] Seferovic JP，Claggett B，Seidelmann SB，et al. Effect of sacubitril/valsartan versus enalapril on glycaemic control in patients with heart failure and diabetes：a post-hoc analysis from the PARADIGM-HF trial[J]. Lancet Diabetes Endocrinol，2017，5（5）：333-340.

[43] Selvaraj S，Claggett BL，Pfeffer MA，et al. Serum uric acid，influence of sacubitril-valsartan，and cardiovascular outcomes in heart failure with preserved ejection fraction：paragon-HF[J]. Eur J Heart Fail，2020，22（11）：2093-2101.

第9章 RNA 干扰剂 lumasiran

原发性高草酸尿症（primary hyperoxaluria，PH）是一种罕见的以草酸代谢异常为特征的常染色体隐性遗传疾病[1]。自 1925 年 Lepoutre 报道了该疾病以后，相关的报道和研究不胜枚举[2]。根据基因型不同，PH 可分为 3 型，其中 PH1 型占大约 70%[3]。在欧洲，PH1 型的患病率为 1/100 万~3/100 万，发病率约为每年 1/10 万。在欧美、日本登记的儿童终末期肾病中，PH 约占 1%，且 PH 在近亲婚姻普遍的国家更为常见[4]。

PH 的临床表现多变，取决于基因型、患者年龄和诊断时疾病的进展程度；常表现为反复肾结石、肾功能损伤、严重肾衰竭、肾钙质沉着症、代谢性酸中毒、贫血和发育不良等[5]；同时还可累及骨骼、视网膜、中枢神经系统，以及引起内分泌异常[6-9]。

由于 PH 的罕见性，诊断具有一定的挑战性，往往存在诊断延误。一些队列研究表明，从最初症状到确诊的中位时间间隔大于 5 年[10]。尿草酸排泄量升高［＞0.7mmol/（1.73m² ·d)］和尿草酸-肌酐比值升高提示高草酸尿，需要进一步检查明确病因。基因检测是明确诊断的重要手段[1, 5, 6]。

目前治疗策略包括预防结石和减少肾脏损害，通过增加液体摄入、枸橼酸盐、镁和吡哆醇（维生素 B_6）等药物来减少泌尿系统中草酸盐晶体的形成。但若反复出现有症状的肾结石仍需住院进行治疗，造成巨大的经济负担[11]。如果出现肾衰竭，则需要通过透析来清除血浆中的草酸，避免全身草酸沉积，从而改善预后[11]。对于 PH1 型导致的早期终末期肾病，肝-肾移植是唯一的治疗方法[12]。相较于以往传统的治疗方式，RNA 干扰剂 lumasiran 的问世为治疗 PH1 型提供了一种新的选择。

9.1 药 物 概 述

美国 FDA 于 2020 年 11 月 23 日批准 Alnylam 制药公司（Alnylam Pharmaceuticals, Inc.）的新药 Oxlumo（lumasiran，CAS 登记号为 1834610-13-7）注射剂用于治疗 PH1 型。PH1 型是一种罕见的遗传性代谢疾病, Oxlumo 是 FDA 批准的第一种用于治疗 PH1 型的特效药。Oxlumo 是一种靶向葡糖酸氧化酶的 RNA 干扰剂（RNAi），可以减少人体草酸的分泌。FDA 授予 Oxlumo 罕见病药物地位、突破性疗法认证及罕见儿科疾病优先评审认定[13]。

lumasiran 的结构式见图 9-1。

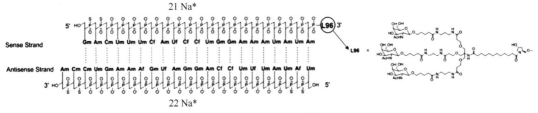

图 9-1　lumasiran 的结构式

Sense Strand，有义链；Antisense Strand，反义链；Am/Af，腺嘌呤；Cm/Cf，胞嘧啶；Um/Uf，尿嘧啶；Gm，鸟嘌呤

在临床试验中，研究者揭示了 lumasiran 的药物代谢动力学及药物效应动力学。

9.1.1　药物代谢动力学

在 PH1 型患者中，单次皮下给药（0.3～6.0mg/kg）和多次皮下给药（1mg/kg，3mg/kg 每月一次或 3mg/kg 每季度一次）后，lumasiran 的血浆药物代谢动力学表现为随时间的线性到非线性变化。皮下给药可迅速吸收，达到最大血浆浓度的中位时间为 4.0 小时。在给药后 24～48 小时内可测量到 lumasiran 的血浆浓度。在健康志愿者中，lumasiran 在临床相关浓度下可与较多的蛋白结合（77%～85%）。在 PH1 型的成年患者中，lumasiran 的表观分布容积约为 4.9L。根据临床试验的汇总数据，lumasiran 主要是被肝脏快速靶向摄取并分布在肝脏细胞中，使血浆水平迅速下降，其平均药物血浆半衰期为 5.2 小时。每月或每季度给药一次后，血浆中未见 lumasiran 积累。因此，lumasiran 的血浆浓度不能反映其药效作用的程度或持续时间。而在肝脏中，lumasiran 有很长的半衰期，可以在 1 个月或 1 个季度的给药间隔内维持药效。

体外研究表明 lumasiran 不会被 CYP450 代谢，而是被内切酶和外切酶代谢为较短长度的寡核苷酸，并在血浆中被消除，其中尿液排泄是 lumasiran 的次要消除途径，占药物清除率的 7%～26%。在一个体重 70kg 的健康成年人中，lumasiran 的表观血浆清除率估计为 26.5L/h，PH1 型的儿童和成人患者经肾脏的 lumasiran 平均清除率较小，为 2.0～3.4L/h。根据体外研究，lumasiran 不是 CYP450 的底物或抑制剂，也不会抑制或诱导 CYP 或调节药物转运体。同时给药吡哆醇不会影响 lumasiran 的药物代谢动力学和药物效应动力学[14-16]。

9.1.2　药物效应动力学

通过沉默编码乙醇酸氧化酶（glycolate oxidase，GO）的羟酸氧化酶 1（hydroxyacid oxidase，*HAO1*）基因，lumasiran 消耗 GO（将乙醇酸转化为草酸的酶），从而抑制草酸的合成（直接导致 PH1 型临床表现的有毒代谢物），降低尿和血浆中的草酸水平。由于 GO 位于引起 PH1 型缺陷的丙氨酸乙醛酸氨基转移酶（alanine glyoxylate aminotransferase，AGT）的上游，所以 lumasiran 的作用机制不依赖于潜在的 *AGXT* 基因突变。

在临床前研究中，lumasiran 有效地抑制了 *HAO1* 基因，导致健康啮齿动物和模拟 PH1 型动物模型的血清乙醇酸水平升高，草酸水平下降。在健康小鼠和大鼠中，单次皮下给药可导致 HAO1 剂量依赖性沉默（＞最大沉默 90%发生在 10mg/kg 剂量后），随之血清乙醇酸水平升高。在 PH1 型小鼠模型中，单次 3mg/kg 注射可在第 2~3 周将尿草酸水平降低约50%，尿乙醇酸水平相应增加（最高达 5 倍）。这些变化可维持 3~4 周，在给药 7 周后恢复到基线水平。在高草酸尿大鼠模型中多次给药（0.3mg/kg、1mg/kg 或 3mg/kg，每 4 周注射），所有剂量的 HAO1 mRNA 均≥95%沉默，且几乎完全抑制尿草酸合成[14, 17-19]。

9.2 作用机制

PH1 型是由 *AGXT* 基因突变引起的，导致肝脏特异性过氧化物酶 AGT 缺乏[4]。在正常肝细胞中，AGT 催化乙醛酸和丙氨酸转化为丙酮酸和甘氨酸，以及丝氨酸转化为羟基丙酮酸。乙醛酸也可被胞质中的乙醛酸还原酶/羟基丙酮酸还原酶（GRHPR）用于产生乙醇酸，这种酶还催化羟基丙酮酸代谢为 *D*-甘油酸。在 PH1 型中，由于 AGT 缺乏，乙醛酸无法正常代谢而积累，可由乳酸脱氢酶转化为草酸。这种缺陷导致乙醛酸的积累，以及草酸和乙醇酸的过量产生[1]。

过量的草酸被运送到肾脏，通过尿液排泄，导致高草酸尿。在肾脏中，过量的草酸盐与钙结合，由于钙盐的不溶性，很容易在尿道中形成结晶，导致复发性尿石症和肾钙质沉着症，造成进行性肾脏损害。随着肾功能的恶化，肾脏清除血液中草酸的能力下降，导致血浆草酸增加，随后在组织和重要器官（包括骨骼、心脏、视网膜和皮肤）沉积草酸钙晶体，临床认为这是系统性草酸中毒。lumasiran 以肝脏羟乙酸氧化酶为靶点，减少 GO 的生成，从而减少肝脏草酸的生成和草酸向肾脏的排泄[1, 18, 20]，具体见图 9-2。

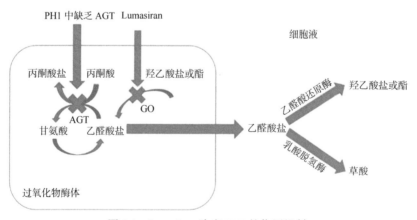

图 9-2　lumasiran 治疗 PH1 的作用机制

在几乎所有的人类细胞中，RNA 干扰（RNA interference，RNAi）途径调控 mRNA 的稳定性和翻译。小的双链 RNA 分子可以有效触发特定基因的 RNAi 沉默，使 RNAi 治疗一些疾病成为可能[21]。Liebow 等学者对 ALN-GO1（同 lumasiran），一种针对 GO 的 RNA 干扰剂进行了研究，发现其可耗尽草酸合成的底物，从而减少草酸的生成。在野生型小鼠、大鼠和非人灵长类动物中，皮下注射 ALN-GO1 可导致编码 GO 的 mRNA 有效、剂量依赖和持久的沉默，并增加血清乙醇酸浓度。ALN-GO1 也增加了正常非人类灵长类动物和 *PH1* 基因小鼠模型中尿中乙醇酸浓度。值得注意的是，在 *PH1* 基因小鼠模型中，单次给药 ALN-GO1 可使尿液中草酸浓度降低 50%，而在高草酸尿大鼠模型中，多次给药可使尿液中草酸浓度降低 98%。这些数据表明 ALN-GO1 在 PH1 的实验模型中能够减少多物种草酸的产生，并为该化合物的临床试验提供了明确的理论基础[17]。lumasiran 是利用 Alnylam 的增强稳定化学 ESC-*N*-乙酰半乳糖胺（*N*-Acetylgalactosamine，GalNAc）缀合物技术制备而成。ESC-GalNAc- siRNA 即将 siRNA 缀合至 GalNAc 形成 GalNAc-siRNA 单缀合物，其中 GalNAc 配体可以结合肝细胞表达的去唾液酸糖蛋白受体（asialoglycoprotein receptor，ASGPR）将 siRNA 靶向递送至肝细胞。GalNAc 是一种对降糖蛋白受体 1 具有高亲和力（在肝脏中高度表达）的碳水化合物，lumasiran 可与 GalNAc 结合，为 siRNA 优先输送到肝脏提供了一个有效的靶向系统，并通过内吞作用促使其进入肝细胞，在核内酸性环境中，GalNAc 偶联物释放 lumasiran。lumasiran 是一种靶向 HAO1 mRNA 的 RNAi 治疗药物，HAO1 mRNA 参与编码 GO，而 GO 是一种可导致 AGT 缺陷的上游酶。因此，lumasiran 通过降解 HAO1 mRNA 沉默 HAO1、减少 GO 的合成并耗尽 GO 后抑制草酸盐的产生[22]。

9.3 临 床 试 验

9.3.1 lumasiran 在成人 PH1 型患者中的 1/2 期临床试验

Frishberg 等学者进行了首次关于 lumasiran 治疗 PH1 型的 1/2 期临床试验，评估了 lumasiran 在健康参与者和 PH1 型患者中的安全性、药物代谢动力学和药物效应动力学特征。这项随机、单盲、安慰剂对照的 1/2 期临床试验于 2016 年 3 月 8 日至 2019 年 1 月 23 日分两部分进行。

A 部分由英国单一中心的 32 名健康受试者参与，评估了递增剂量组的单剂量。在 A 部分中，健康受试者以 3∶1 的比例随机接受单次皮下剂量的 lumasiran 或安慰剂（0.9% NaCl）的递增剂量组（0.3mg/kg、1mg/kg、3mg/kg、6mg/kg）。

B 部分是在 5 个国家（以色列、法国、德国、英国和荷兰）的 9 个临床中心进行的一项多中心研究，纳入 20 名儿童和成人 PH1 型患者。其中入组受试者均是经基因分析证实或明确 AGT 酶活性降低被诊断为 PH1 型的患者；其他纳入标准包括 24 小时尿草酸排泄＞0.7mmol/（24h·1.73m²）［正常上限为 0.46mmol/（24h·1.73m²）］和 eGFR＞45ml/（min·1.73m²）。在 B 部分中，PH1 型患者以 3∶1 的比例随机接受单次皮下剂量每月 1mg/kg 或 3mg/kg 或者每季度 3mg/kg 的 lumasiran 或安慰剂（0.9% NaCl）。

所有的分组只注射 3 剂，最初被分配安慰剂的 PH1 型患者在第 85 天转用 lumasiran。本研究的主要结果是不良反应的发生率。安全性评估还包括生命体征、心电图、临床实验室评估、体格检查和超声心动图（仅 B 部分）。次要结果包括药物代谢动力学、药物效应动力学参数和抗药物抗体的评价。在 A 部分，二级药物效应动力学参数包括血浆和尿中乙醇酸水平；B 部分包括 24 小时尿草酸排泄、尿草酸-肌酐比值和肌酐清除率，以及评估肾功能的其他次要参数。探索性结果包括 B 部分患者的血浆草酸浓度。

所有 20 名接受 lumasiran 治疗的患者 24 小时尿草酸排泄均达到正常或接近正常水平。这一结果的潜在临床意义在该病的自然史中是明确的，在基线时无肾衰竭的原发性高草酸尿患者中，诊断时高草酸尿的程度似乎与随后的肾衰竭风险相关。正如 Milliner 等在肾脏健康倡议中所描述的，尿液草酸的大量减少有望预测 PH1 型患者的临床获益。这些发现表明，lumasiran 治疗后尿草酸排泄的显著降低可能会改善临床结果，如肾结石事件、肾钙质沉着和肾衰竭。

该临床试验中的大多数不良反应严重程度为轻度至中度，被认为与研究治疗无关。A 部分或 B 部分未报告与 lumasiran 相关的严重不良事件和导致死亡、治疗中止或退出研究的不良反应。在 A 部分（第 1～85 天）中，20 名（83%）接受 lumasiran 治疗的健康参与者和 5 名（63%）接受安慰剂治疗的健康受试者报告了不良反应。在 A 部分的健康受试者中，lumasiran 的最常见不良反应是鼻咽炎（29%）、头痛（21%）和注射部位疼痛（17%）。1 名（4%）接受 0.3mg/kg lumasiran 的健康受试者出现严重不良反应，相关性判定为与研究药物无关。在 lumasiran 治疗队列中，4 名（17%）健康受试者的注射部位反应被研究者判断为与研究药物相关，均为轻度的短暂注射部位疼痛。在 B 部分的安慰剂对照研究期间（第 1～85 天），10 名（59%）接受 lumasiran 治疗的患者和 2 名（67%）接受安慰剂治疗的患者出现不良反应，最常见不良反应是腹痛（18%）、头痛（18%）、鼻炎（12%）、肾结石（12%）和咳嗽（12%）。大多数不良反应的严重程度是轻微的，1 名（3%）接受安慰剂治疗的患者和 2 名（12%）接受 lumasiran 治疗的患者报告了严重不良反应，均被判断为与治疗无关。2 名患者出现与 lumasiran 相关的不良反应，包括轻度或中度的短暂注射部位反应。实验室测量或体格检查结果均未发现有临床意义的变化[19]。

9.3.2　lumasiran 在儿童 PH1 型患者中的Ⅲ期临床试验（ILLU MINATE-A）

为了进一步评估 lumasiran 在 PH1 型儿童和成人中的疗效和安全性，Garrelfs 等学者进行了一项为期 6 个月的Ⅲ期临床试验。纳入试验的标准包括 6 岁及以上儿童或者成人，通过基因分析明确诊断，eGFR＞30ml/（min·1.73m^2），24 小时尿草酸排泄≥0.70mmol/（24h·1.73m^2），排除肾外系统引起的高草酸尿症。在这项国际多中心、随机、双盲、安慰剂对照试验中，将入组的 39 名患者以 2∶1 比例随机分组，其中 26 名患者被分配到 lumasiran 组，13 名患者被分配到安慰剂组。lumasiran 组以 3mg/kg 的负荷剂量每月给药一次，共 3 剂，然后在最后一次负荷剂量 1 个月后给予 3 个月一次的维持剂量，安慰剂组给药时间与 lumasiran 组相同，给药方式均为皮下注射。之后所有患者都将接受长达 54 个月的 lumasiran 治疗。根据平均尿草酸排泄量［＞1.70mmol/（24h·1.73m^2）或≤1.70mmol/（24h·1.73m^2）］进行随机分层，使用前两个有效的 24 小时基线尿液样本进行评估。

在 39 名接受随机治疗的患者中，38 名患者完成临床试验，1 名患者（在 lumasiran 组）退出试验。受试者中位年龄为 14 岁（6～60 岁），平均基线 24 小时尿草酸盐排泄量为 1.82mmol/（24h·1.73m^2）。试验中 56% 的患者使用了吡哆醇。在基线时，49% 的患者 eGFR 为 60～90ml/

（min·1.73m^2），18%的患者 eGFR 为 30～60ml/（min·1.73m^2）。在试验开始时，85%的患者有肾结石事件史；在试验前 12 个月内，lumasiran 组的 11 名患者（42%）和安慰剂组的 4 名患者（31%）发生了肾结石。在试验开始时，54%的患者报告有肾钙质沉着病史。

研究结果显示，接受 lumasiran 治疗的患者 24 小时尿草酸盐排泄量快速持续下降，且在第 1 个月时即出现下降效果，在负荷剂量阶段结束时达到稳定状态。从基线到第 6 个月，24 小时尿草酸盐排泄百分比变化的最小二乘均值的差异（lumasiran 减去安慰剂）为–53.5%（95%CI –62.3～–44.8，P＜0.001）。与基线相比的最小二乘均值的百分比变化 lumasiran 组为–65.4%，安慰剂组为–11.8%。lumasiran 给药后 24 小时尿草酸盐排泄的平均降低幅度最大为 76.0%。

使用 lumasiran 治疗后的所有次要终点显著改善。24 小时尿量绝对变化的最小二乘均值的差异从基线到第 6 个月的草酸盐排泄量为–0.98mmol/（24h·1.73m^2）（95% CI –1.18～–0.77，P＜0.001）。在第 6 个月，接受 lumasiran 治疗的患者中有 84%的 24 小时尿草酸水平不高于正常范围上限的 1.5 倍，52%的患者 24 小时尿草酸水平等于或低于正常范围的上限，而接受安慰剂组中无一名患者 24 小时尿草酸水平达到上述指标（P＜0.001）。从基线到第 6 个月，24 小时尿草酸-肌酐比值变化百分比的最小二乘均值的差异为–51.8%（95%CI –64.3～–39.3，P＜0.001）。接受 lumasiran 治疗的患者血浆草酸盐水平下降幅度明显大于接受安慰剂治疗的患者，而且后者血浆草酸盐水平随着时间的推移保持相对不变。在 33 位对于基线血浆草酸盐水平至少为定量下限 1.5 倍的患者中，血浆草酸盐水平从基线到第 6 个月的百分比变化的最小二乘均值的差异为–39.5%（95 %CI –50.1～–28.9，P＜0.001），从基线到第 6 个月血浆草酸盐水平绝对变化的最小二乘均值的差异为–8.7μmol/L（95% CI –11.5～–6.0；P＜0.001）。在 6 个月的治疗期间，两个治疗组的 eGFR 保持稳定。

接受 lumasiran 治疗的患者尿草酸-肌酐比值明显下降，可达 60%～68%。相比之下，在接受安慰剂的患者中并未观察到明显下降趋势。另外，lumasiran 组的血浆乙醇酸水平、24 小时尿乙醇酸-肌酐比值呈现出开始升高、之后趋于稳定的态势，这一发现与 lumasiran 介导的肝脏乙醇酸氧化酶活性降低相一致。在有基线和第 6 个月肾脏超声结果的患者中，lumasiran 组 22 例患者中有 3 例肾钙化分级得到改善，而安慰剂组 12 例患者没有得到改善。与 lumasiran 组相比，安慰剂组 12 例患者中有 1 例肾钙质沉着恶化。计算得出的 lumasiran 组肾结石发生率从试验前 12 个月报告的 3.19 人/年（95% CI 2.57～3.96）下降到治疗期间观察到的 1.09 人/年（95% CI 0.63～1.87）。在安慰剂组，肾结石发生率保持稳定，在试验前的 12 个月，报告的发生率为 0.54 人/年（95% CI 0.26～1.13），在治疗期间，观察到的发生率为 0.66 人/年（95% CI 0.25～1.76）。1 例患者在 6 个月时抗药物抗体检测呈阳性[低滴度（1：50）]。这一发现对疗效和安全性没有显著影响。

总体而言，85%接受 lumasiran 治疗的患者和 69%接受安慰剂治疗的患者报告了不良反应，所有的不良反应都是轻度或中度的。没有严重不良反应或死亡发生。lumasiran 组的一名患者由于疲劳和注意力干扰的不良反应而无法继续治疗。与安慰剂相比，lumasiran 最常见的不良事件是注射部位反应（38% vs 0%）。所有注射部位的反应都是轻微和短暂的，没有导致停止治疗。最常见的症状是红斑、疼痛、瘙痒等不适。两组均未报告肝脏相关不良事件。实验室检查、生命体征、体格检查或心电图均无临床相关变化[23]。

9.3.3　lumasiran 在儿童 PH1 型患者中的 Ⅲ 期临床试验 （ILLU MINATE-B）

为了明确 lumasiran 对 <6 岁 PH1 型患儿的安全性和有效性，进行了一项相关的 Ⅲ 期临床试验（ILLUMINATE-B）。试验对象的选择标准与之前相同，共 18 名，根据体重分为 3 个皮下给药方案。体重 <10kg 的儿童前 3 个月给药，每月 6mg/kg，然后改为每月 3mg/kg；体重 10～20kg 的儿童前 3 个月给药，每月 6mg/kg，然后改为每季度 6mg/kg；体重 >20kg 的儿童前 3 个月给药，每月 3mg/kg，然后改为每季度 3mg/kg。选择给药方案是为了在所有体重组中达到相似的肝脏浓度和靶蛋白抑制。所有患者完成了 6 个月的初步试验。试验开始时的中位年龄为 50.1 个月。24 小时尿草酸-肌酐比值变化百分比降低 72.0%。第 6 个月时，50% 的患者（9/18）尿草酸-肌酐比值低于 1.5 倍正常上限。血浆草酸的最小二乘均值降低百分数为 31.7%。最常见的治疗相关不良反应是短暂的、轻微的，主要是注射部位的反应。该研究显示在 <6 岁的 PH1 型患者中安全性可接受，证明了 RNA 干扰疗法可作为婴幼儿安全、有效的治疗选择[23, 24]。

为了评估 lumasiran 的长期疗效和安全性，研究者在 Ⅲ 期临床试验的基础上，报告了延长期（第 12 个月）的数据，报告显示：在 lumasiran 组，24 小时尿草酸盐排泄量下降持续到第 12 个月（6 个月时平均下降 66.9%；第 12 个月为 64.1%）。安慰剂组在 lumasiran 治疗 6 个月后，24 小时尿草酸盐排泄量减少的时间和幅度相似（平均减少 57.3%）。两组 lumasiran 治疗 6 个月后的肾结石发生率均低于试验前的 12 个月，lumasiran 组在 12 个月时仍保持这种降低。在研究开始时，lumasiran 组 71% 的患者和安慰剂组 92% 的患者有肾钙质沉着。lumasiran 组和安慰剂组在使用 lumasiran 6 个月后肾钙化分级有所改善（分别为 13% 和 8%）。在 lumasiran 治疗 6 个月后，lumasiran 组 46% 的患者肾钙化程度有所改善。肾功能在 lumasiran 治疗过程中保持稳定。长期 lumasiran 治疗使尿草酸盐排泄量持续降低，具有可接受的安全性和令人鼓舞的临床结果[24]。

9.3.4　lumasiran 在晚期 PH1 型患者中的 Ⅲ 期临床试验（ILLU MINATE-C）

近期，关于 lumasiran 治疗晚期 PH1 型的 Ⅲ 期临床试验（ILLUMINATE-C）评估了其在 PH1 型合并晚期肾病患者中的疗效、安全性、药物代谢动力学和药物效应动力学，包括 6 个月的主要分析期和长达 54 个月的延长期。该研究纳入了多中心 21 例患者，均通过基因检测确诊，其余纳入标准包括：年龄 ≥12 月龄的患者，血浆草酸含量 ≥20μmol/L（正常上限为 12.11μmol/L），eGFR ≤45ml/（min·1.73m^2）；若年龄 <12 月龄的患者，评估血清肌酐是否升高。根据要求分为 2 组，A 组 6 人，B 组 15 人，其中 B 组患者接受透析治疗。按体重皮下注射 3 个月的负荷剂量，然后是每月或每季度的维持剂量（透析患者在透析后 120 分钟使用）。为期 6 个月的初步结果显示：从基线到第 6 个月，A 组的血浆草酸的最小二乘均值降低 33.3%（95% CI −15.2%～81.8%），B 组降低 42.4%（95% CI 34.2%～50.7%）；在 B

组中，第 6 个月的 24 小时尿草酸盐排泄百分比变化的最小二乘均值降低 41.4%（95% CI 31.8%～51.0%）。从基线到第 6 个月，A 组的血浆草酸量的绝对值平均下降为 35.3μmol/L（95% CI 14.2～56.3），B 组下降为 48.3μmol/L（95% CI 40.8～55.9）。在 21 例患者中，有 17 例（81%）在研究的 6 个月期间报告了至少 1 次不良反应。最常见的不良反应为发热（29%）和注射部位反应（24%）。大多数 AE 的严重程度为轻度或中度。严重不良反应报告主要与透析并发症相关，未发现与 lumasiran 相关的严重不良反应。关于药物代谢动力学和药物效应动力学，观察结果与肾功能相对保留的患者一致[25]。

lumasiran 的 1/2 期、Ⅲ期临床试验结果表明，lumasiran 可显著降低尿液和血浆中的草酸水平，大多数患者尿液中的草酸水平甚至达到正常或接近正常范围。这就意味着 lumasiran 可以减缓 PH1 型的病情进展，同时减少并发症的发生，减轻了患者的痛苦及经济负担[19, 22-25]。

9.4 临床应用与注意事项

9.4.1 EAU 相关指南中的 PH1 型治疗方案

2022 年的欧洲泌尿外科学会（European Association of Urology，EAU）相关指南[26]给出了 PH1 型的治疗方案，包括增加液体摄入，使用碱性枸橼酸盐、镁和 RNAi 药物 lumasiran，肝-肾移植。

1）增加液体摄入：>3L/（m² · d）[27]。

2）吡哆醇（维生素 B₆）：根据尿草酸排泄量及患者耐受性，5～20mg/（kg · d）。

3）碱性枸橼酸盐：成人 9～12g/d，儿童 0.1～0.15mg/（kg · d）。

4）镁：200～400mg/d（肾功能损伤者禁用）。

5）lumasiran：皮下注射，根据体重和治疗时间调整剂量和时间。

6）肝-肾移植：终末期肾衰竭。

9.4.2 FDA 中关于 lumasiran 的药物使用说明

（1）推荐剂量及用法

lumasiran 的推荐给药方案包括负荷剂量和维持剂量，均为皮下注射。

表 9-1 lumasiran 的推荐给药方案

体重	负荷剂量	维持剂量（最后一次负荷剂量后 1 个月开始）
<10kg	6mg/kg，每月一次，共 3 剂	3mg/kg，每月一次
10～20kg	6mg/kg，每月一次，共 3 剂	6mg/kg，每 3 个月一次
≥20kg	3mg/kg，每月一次，共 3 剂	3mg/kg，每 3 个月一次

注：错过剂量时，如果延迟或错过剂量，应尽快给予 lumasiran；从最近给药剂量开始，恢复按月或季度给药。

（2）禁忌证

无。

（3）不良反应

1）临床试验结果：临床试验是在不同的条件下进行的，因此在一种药物临床试验中观察到的不良反应率不能直接与另一种药物临床试验中的发生率进行比较，并且可能无法反映在实践中观察到的发生率。

试验数据反映了 77 名 PH1 型患者（其中包括 56 名儿童患者）的安慰剂对照和开放标签临床研究。首次给药时，患者的年龄从 4 个月到 61 岁不等。暴露的中位持续时间为 9.1 个月（1.9～21.7 个月）。总体而言，58 名患者接受了至少 6 个月的治疗，18 名患者接受了至少 12 个月的治疗。

在 6～61 岁的儿童和成人 PH1 型患者的随机、安慰剂对照、双盲研究中，26 名患者接受 lumasiran 治疗，13 名患者接受安慰剂治疗。其中，25 名患者接受了 ≥5 个月的治疗。报告的最常见不良反应是注射部位反应（≥20%）。注射部位反应发生在整个研究期间，包括红肿、疼痛和瘙痒。这些症状通常是轻微的，一般在注射后一天内消失，并且不会导致治疗中断。

在 6 岁以下 PH1 型患者的单臂研究中，观察到的安全性与以上试验相似。

2）免疫原性：与包括所有寡核苷酸一样，lumasiran 具有免疫原性的潜力。抗体形成的检测高度依赖于该检测方法的敏感性和特异性。此外，检测中观察到的抗体（包括中和性抗体）阳性的发生率可能受到几个因素的影响，包括检测方法、样品处理、样品采集时间、伴随药物和基础疾病。由于这些原因，将下面描述的研究中的抗体发生率与其他研究或其他产品中的抗体发生率进行比较可能具有误导性。

在 lumasiran 开发项目的所有临床研究中，包括 PH1 患者和服用 lumasiran 的健康志愿者，100 名接受 lumasiran 治疗的患者中有 6 人（6%）早在第 29 天就检测出抗药物抗体（ADA）阳性，平均随访时间为 8.9 个月。在抗 lumasiran 抗体检测呈阳性的患者中，未观察到 lumasiran 的安全性、药物代谢动力学或药物效应动力学方面的临床显著差异。

3）特殊人群的使用

A. 孕妇：关于 lumasiran 在孕妇中的应用，目前还没有可用的数据来评估药物相关的重大出生缺陷、流产及母体或胎儿不良结局的风险。

动物实验中，lumasiran 对大鼠妊娠或胚胎-胎儿发育均无不良影响，大鼠和家兔的 lumasiran 剂量分别为人类女性推荐剂量的 45 倍和 90 倍。在指定人群中，主要出生缺陷和流产的背景风险估计是未知的。所有妊娠都有出生缺陷、流产或其他不良后果的背景风险。在美国普通人群中，临床确认妊娠的主要出生缺陷和流产的背景风险分别为 2%～4% 和 15%～20%。

B. 哺乳期：目前还没有关于母乳中是否存在 lumasiran，以及 lumasiran 对母乳喂养儿童的影响，或者该药物对产乳量影响的数据。应考虑到母乳喂养对儿童发育和健康的益处，同时考虑到母亲对 lumasiran 的临床需要，以及 lumasiran 或母亲潜在疾病对母乳喂养儿童的任何潜在不利影响。

C. 儿童：lumasiran 的安全性和有效性已在年龄较大的儿童患者中得到证实。在这些年龄组中，lumasiran 的使用得到了以下证据的支持：一项针对 6 岁或 6 岁以上儿童患者的充分和良好对照研究（ILLUMINATE-A），以及一项针对 6 岁以下儿童 PH1 型患者的单臂临床研究（ILLUMINATE-B）。

D. 老年人：lumasiran 的临床研究没有包括足够数量的 65 岁及以上患者，无法确定他们的反应是否与年轻患者不同。

E. 肝损伤：轻度（总胆红素＞1.5 倍正常上限或天冬氨酸转氨酶＞正常上限）或中度肝损伤（总胆红素＞1.5～3 倍正常上限，任何天冬氨酸转氨酶）的患者使用 lumasiran 时不建议调整剂量。lumasiran 在严重肝损伤（总胆红素＞3 倍正常上限，任何天冬氨酸转氨酶）患者中的研究尚未开展。

F. 肾损伤：eGFR≥30ml/（min·1.73m²）的患者或透析患者使用 lumasiran 时无须调整剂量，lumasiran 尚未在 eGFR＜30ml/（min·1.73m²）的患者中进行研究[25]。

4）药物相互作用：目前还没有临床研究评估 lumasiran 药物相互作用的潜在影响。联合使用吡哆醇不影响 lumasiran 的药物效应动力学或药物代谢动力学。

5）临床前毒理学

A. 评估 lumasiran 致癌风险的长期研究尚未开展。

B. lumasiran 在体外细菌回复突变（Ames）试验、体外培养的人外周血淋巴细胞染色体畸变试验和大鼠体内微核试验中均不具有遗传毒性。

C. 在是否影响大鼠生育能力的试验中，在交配前和交配期间，每周给雄性和雌性大鼠分别皮下给药 0、5mg/kg、15mg/kg 和 50mg/kg，并在妊娠的第 6 天继续给雌性大鼠给药一次，发现该药对雄性或雌性生育能力没有不良影响。

尽管 lumasiran 的临床试验结果令人鼓舞，但值得注意的是，12 个月的临床研究不能证明使用 lumasiran 的 PH1 型患者的生存率是否提高，且 PH1 型患者的肾功能恶化可能持续数十年。未来的试验需要研究 lumasiran 对 PH1 型患者的潜在长期益处。lumasiran 的主要缺点是成本很高，再加上需要反复给药，导致患者每年的治疗费用巨大，超出大多数患者的承受能力。然而，如果未来的试验能够证明 lumasiran 可以预防和（或）逆转肾衰竭患者的 PH，这种疗法可能代表着 PH1 型治疗新时代的开始[28]。

（杨后猛　石　潇）

参 考 文 献

[1] Cochat P，Rumsby G. Primary hyperoxaluria[J]. N Engl J Med，2013，369（7）：649-658.

[2] Latta K，Brodehl J. Primary hyperoxaluria type 1[J]. European Journal of Pediatrics，1990，149（8）：518-522.

[3] Cai R，Lin M，Chen Z，et al. Primary hyperoxaluria diagnosed after kidney transplantation failure：lesson from 3 case reports and literature review[J]. BMC Nephrol，2019，20（1）：224.

[4] Cochat P，Hulton SA，Acquaviva C，et al. Primary hyperoxaluria Type 1：indications for screening and guidance for diagnosis and treatment[J]. Nephrol Dial Transplant，2012，27（5）：1729-1736.

[5] Strauss SB，Waltuch T，Bivin W，et al. Primary hyperoxaluria：spectrum of clinical and imaging findings[J]. Pediatric Radiology，2017，47（1）：96-103.

[6] Hoppe B. An update on primary hyperoxaluria[J]. Nat Rev Nephrol，2012，8（8）：467-475.

[7] Rootman MS，Mozer-Glassberg Y，Gurevich M，et al. Imaging features of primary hyperoxaluria[J]. Clin Imaging，2018，52：370-376.

[8] Falfoul Y，Halouani S，Bouraoui R，et al. Ocular findings in primary hyperoxaluria in a seven-month-old

infant[J]. J Fr Ophtalmol，2021，44（4）：616-617.

[9] Murad S，Eisenberg Y. Endocrine manifestations of primary hyperoxaluria[J]. Endocr Pract，2017，23（12）：1414-1424.

[10] Cochat P，Groothoff J. Primary hyperoxaluria type 1：practical and ethical issues[J]. Pediatr Nephrol，2013，28（12）：2273-2281.

[11] Milliner DS，McGregor TL，Thompson A，et al. End points for clinical trials in primary hyperoxaluria[J]. Clin J Am Soc Nephrol，2020，15（7）：1056-1065.

[12] Devresse A，Godefroid N，Anthonissen B，et al. Liver transplantation in primary hyperoxaluria type 1：we have to find an alternative![J]. Transplantation，2021，105（4）：e46-e47.

[13] 夏训明. 美国 FDA 批准 Oxlumo（lumasiran）治疗原发性 1 型高草酸尿症[J]. 广东药科大学学报，2020，36（6）：790.

[14] Scott LJ，Keam SJ. lumasiran：first approval[J]. Drugs，2021，81（2）：277-282.

[15] European Medicines Agency. Oxlumo 94.5 mg/0.5 mL，solution for injection：summ-ary of product characteristics. 2020. http：//ec.europa.eu/health/docum ents/community-register/2020/20201119149780/anx_149780_en.pdf.Accessed 24 Nov 2020.

[16] Alnylam Pharmaceuticals. Oxlumo（lumasiran）injection，for subcutaneous use：US p-rescribing information. 2020. http：//www.alnylam.com/wp-content/uploads/pdfs/OXLUMO-Prescribing-Information. pdf. Accessed 25 Nov 2020.

[17] Roberts TC，Langer R，Wood MJA. Advances in oligonucleotide drug delivery[J]. Nat Rev Drug Discovy，2020，19（10）：673-694.

[18] Liebow A，Li X，Racie T，et al. An investigational RNAi therapeutic targeting glycolate oxidase reduces oxalate production in models of primary hyperoxaluria[J]. J Am Soc Nephrol，2017，28（2）：494-503.

[19] Frishberg Y，Deschênes G，Groothoff JW，et al. Phase 1/2 study of lumasiran for treatment of primary hyperoxaluria type 1：a placebo-controlled randomized clinical trial[J]. Clin J Am Soc Nephrol，2021，16（7）：1025-1036.

[20] Setten RL，Rossi JJ，Han SP. The current state and future directions of RNAi-based therapeutics[J]. Nat Rev Drug Discov，2019，18（6）：421-446.

[21] 李妍、王俐，何心. 治疗原发性高草酸尿症 1 型新药 Oxlumo[J]. 中国临床药理学杂志，2021，37（18）：2508-2510，2519.

[22] Garrelfs SF，Frishberg Y，Hulton SA，et al. lumasiran，an RNAi therapeutic for primary hyperoxaluria type 1[J]. N Engl J Med，2021，384（13）：1216-1226.

[23] Sas DJ，Magen D，Hayes W，et al. Phase 3 trial of lumasiran for primary hyperoxaluria type 1：a new RNAi therapeutic in infants and young children[J]. Genet Med，2022，24（3）：654-662.

[24] Hulton SA，Groothoff JW，Frishberg Y，et al. Randomized clinical trial on the long-term efficacy and safety of lumasiran in patients with primary hyperoxaluria type 1[J]. Kidney Int Rep，2021，7（3）：494-506.

[25] Michael M，Groothoff JW，Shasha-Lavsky H，et al. lumasiran for advanced primary hyperoxaluria type 1：phase 3 ILLUMINATE-C trial[J]. Am J Kidney Dis，2023，81（2）：145-155.e1.

[26] EAU Guidelines on Urolithiasis. EAU Guidelines Office，Arnhem，The Netherlands. 2022. http：//uroweb.org/guideline/urolithiasis/.

[27] Lorenzo V，Torres A，Salido E. Primary hyperoxaluria[J]. Nefrologia，2014，34（3）：398-412.

[28] Erger F，Beck BB. A new era of treatment for primary hyperoxaluria type 1[J]. Nat Rev Nephrol，2021，17（9）：573-574.

第10章 选择性血管加压素 V2 受体拮抗剂

常染色体显性多囊肾病（autosomal dominant polycystic kidney disease，ADPKD）是最常见的单基因遗传性肾病，患病率为 1/1000～1/400，10%～15%为非遗传性自发突变致病[1, 2]。多数患者 40 岁后出现一系列临床症状，可累及全身多个系统，以肾脏病变为主且最为严重[3-5]。我国约 50%的 ADPKD 患者到 60 岁时不可逆转地进展至 ESRD[2]，只能依靠透析或肾移植维持生命，给社会和家庭带来了沉重负担。近年来多项临床随机对照试验表明，托伐普坦能有效抑制 ADPKD 患者肾囊肿的生长、延缓肾功能进展，多个国家已批准该药用于治疗快速进展型成年 ADPKD [6-10]，但在应用托伐普坦治疗 ADPKD 患者的过程中，临床医生还面临许多具体问题。本章将对托伐普坦的药物概述、作用机制、临床试验及应用、注意事项进行介绍。

10.1 药 物 概 述

托伐普坦是一种选择性血管加压素 V2 受体拮抗剂，口服速释片剂，有 15mg、30mg、45mg、60mg 和 90mg 规格。化学名称为 N-[4-[（5R）-7-氯-5-羟基-2, 3, 4, 5-四氢-1 苯并氮杂草-1-甲酰基]-3-甲基苯基]-2-甲基苯。分子式：$C_{26}H_{25}ClN_2O_3$，分子量：448.94，化学结构式见图 10-1。

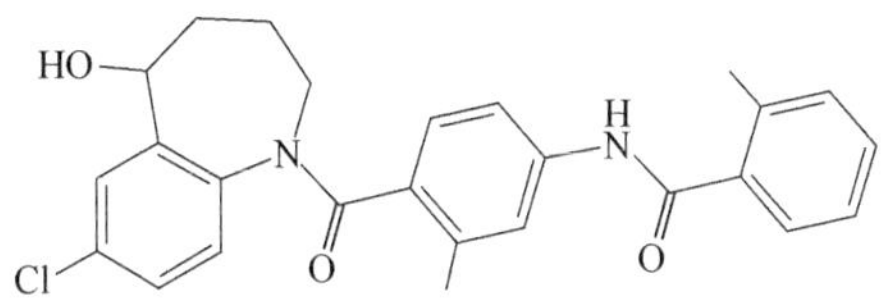

图 10-1 托伐普坦的化学结构式

在健康受试者中，空腹给药后 2～4 小时观察到托伐普坦的峰浓度随剂量增加的趋势，服用不同剂量托伐普坦时，达峰时间无明显差异，剂量大时半衰期延长，单次服用托伐普坦时的药物代谢动力学参数见表 10-1[11]。健康成人单次口服本品 15mg 时，餐后服药的 C_{max} 及 AUC 分别是空腹服药时的 1.3 倍及 1.1 倍。健康成人受试者在进食状态下接受本品 60mg 和 90mg 单剂量口服给药后，C_{max} 和 AUC 分别达到空腹状态下服药的 1.4 倍、2.0 倍及 1.1 倍、1.0 倍。托伐普坦的绝对生物利用度随剂量增加而降低，托伐普坦 30mg 口服给药后的绝对生物利用度为 56%。托伐普坦与白蛋白和 α1 酸性糖蛋白结合，总体蛋白结合率＞98%。托伐普坦的分布容积约为 3L/kg。健康受试者一日一次服药 300mg 的药物蓄积系数为 1.3。托伐普坦的峰暴露和平均暴露量存在明显的个体差异，变异系数百分比为 30%～60%。托伐普坦几乎完全经人肝脏微粒体细胞色素 P450 中的 CYP3A 代谢。与强效 CYP3A 抑制剂合用时，可致托伐普坦血药浓度明显增高，与中效 CYP3A 抑制剂合用时对托伐普坦暴露量的影响尚未评估，应避免将托伐普坦和中效 CYP3A 抑制剂合并应用。托伐普坦与强效 CYP 3A 诱导剂（如利福平）合用可使托伐普坦血浆药物浓度降低 85%。因此在推荐剂量下可能无法得到托伐普坦的预期临床疗效，应根据情况调整剂量。托伐普坦是 P 糖蛋白的作用底物，与 P 糖蛋白抑制剂（环孢素等）合用时，需要减少托伐普坦的用量。健康成人单次空腹口服 ^{14}C-托伐普坦 60mg 时，分别有 58.7% 及 40.2% 的放射性经粪及尿排泄。粪及尿中的原型药物回收率分别是服药量的 18.7% 及 1% 以下。托伐普坦表观清除率约为 4ml/（min·kg）且不随剂量增加而变化。在肝损伤但无 ADPKD 患者的研究中，中度（Child-Pugh 分级 A、B 级）或重度（Child-Pugh 分级 C 级）肝损伤可降低托伐普坦的清除率并增加其分布容积。肌酐清除率为 10～79ml/min 的患者和肾功能正常患者使用托伐普坦时，其血药浓度和药物反应性没有差异。在各种原因引起低钠血症的患者中，托伐普坦的消除率下降至 2ml/（min·kg）。中重度肝损伤及心力衰竭患者使用托伐普坦时，其清除率下降，表观分布容积增加，但均无临床意义。

表 10-1　单次服用托伐普坦时的药物代谢动力学参数

用量（mg）	T_{max}（h）	C_{max}（ng/ml）	AUC_t[（ng·h）/ml]	$t_{1/2}$（h）
15	2.0（1.0～4.0）	135±53	645±367	3.3±1.2
30	2.0（1.5～6.0）	213±76	1302±553	3.9±1.7
45	2.5（1.0～3.0）	363±318	2098±1950	2.9±0.8
60	3.0（1.5～4.0）	315±105	2321±634	4.6±0.8
90	2.0（1.0～3.0）	429±146	3600±922	5.8±1.4
120	2.0（2.0～3.0）	661±276	5908±2091	9.3±3.2

10.2　作 用 机 制

血管加压素（arginine vasopressin，AVP）是主要影响水排泄的激素，有 3 种受体——V1a、V1b、V2。V2 受体分布在肾脏集合管基底细胞膜、血管内皮和血管平滑肌细胞上，AVP 在集合管基底膜上与 G 蛋白偶联的 V2 受体结合，然后通过一系列细胞生化反应开通水通道蛋白 2（aquaporin 2，AQP2）和表皮钠通道（epidermal sodium channel，ENaC），AVP 对于水通道的作用被关注得比较多，AVP 作用于 V2 受体也调控 ENaC，促进钠再吸收，维持高渗梯度，促进自由水的再吸收。血管加压素与肾脏 V2 受体结合的减少降低了 cAMP 的活性，导致细胞内 cAMP 浓度降低。cAMP 浓度降低可阻止含 AQP2 的囊泡与质膜融合，进而引起水排泄增加、游离水清除率增加和尿渗透压降低。

托伐普坦是一种选择性血管加压素 V2 受体拮抗剂，其对 V2 受体的亲和力是天然精氨酸血管加压素的 1.8 倍，对 V2 受体的亲和力是对 V1a 受体的 29 倍。托伐普坦选择性地与位于肾脏集合管的血管加压素 V2 受体结合，导致 AQP2 从集合管顶端膜脱落，阻断 AVP 重吸收水的作用，增加水特别是自由水的排泄。在人 ADPKD 囊肿上皮细胞中，托伐普坦抑制 AVP 刺激的体外囊肿生长和氯化物依赖性液体分泌到囊肿中。在动物模型中，cAMP

浓度降低与肾脏总体积生长速率、肾囊肿形成和增大速率降低相关[12]。

　　ADPKD 主要致病基因有两个——*PKD1* 和 *PKD2*，其突变导致疾病分别约占发病人群的 85% 和 15%[13]。*PKD1* 或 *PKD2* 突变导致下游一系列细胞信号转导通路、生物化学分子异常，包括细胞内钙紊乱、cAMP 通路及 Wnt 信号通路异常激活、细胞异常增殖和凋亡、细胞周期和细胞能量代谢调控失常等[14]，其中包括 cAMP 水平升高。AVP 与 V2 受体结合后，会激活刺激型 G 蛋白偶联的腺苷酸环化酶系统，进而增加细胞内 cAMP 的水平，导致囊肿增殖；cAMP 激活蛋白激酶 A，磷酸化细胞囊泡内的 AQP2，从而增加水的渗透性。总之 cAMP 通过刺激囊液分泌和内衬细胞增生促进囊肿生长[15]。托伐普坦是 V2 受体拮抗剂，可抑制 cAMP 生成和聚积，并可通过减少 AVP 活性增加细胞内钙离子浓度，从而下调 cAMP，抑制囊肿上皮细胞增生和囊液分泌[16]，减少肾脏多发性囊泡的发生和生长，可控制和延缓 ADPKD 疾病进程，详见图 10-2。多个指南推荐使用托伐普坦治疗快速进展型 ADPKD[17-19]。

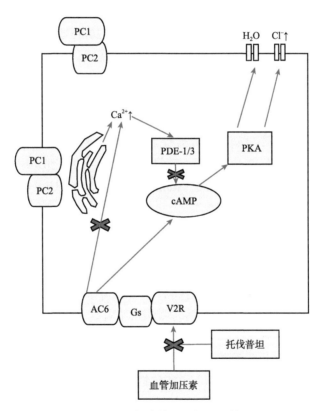

图 10-2　托伐普坦的作用机制

AC6，腺苷酸环化酶 6；cAMP，环磷酸腺苷；Gs，G 蛋白；PC1，多囊蛋白 1；PC2，多囊蛋白 2；PDE-1，磷酸二酯酶 1；PDE-3，磷酸二酯酶 3；PKA，蛋白激酶 A；V2R，加压素 2 受体

　　另一种具有潜在治疗意义的机制是托伐普坦通过激活管球反馈降低 GFR 来实现肾保护。AVP 与远端小管及集合管上的 V2 受体结合，可促使尿液浓缩，抑制管球反馈，促进钠盐重吸收。托伐普坦拮抗 AVP 与 V2 受体结合，影响尿液浓缩，刺激管球反馈，抑制钠

盐重吸收[20]。托伐普坦增加抗利尿激素的水平[21]，激活致密斑上的 V1 受体，进一步激活管球反馈[22]。当托伐普坦刺激管球反馈时，可收缩入球小动脉，降低球内压，降低尿蛋白，保护肾功能。在托伐普坦治疗期间，微量白蛋白尿的减少将支持这种机制的存在。理论上，这种肾保护作用可能与 RAAS 抑制剂相似。

10.3　临　床　试　验

REPRISE 和 TEMPO 3∶4 两项大型的随机临床试验表明托伐普坦可延缓 ADPKD 肾囊肿增长及肾功能下降[6, 7]。REPRISE 研究是一项多中心、随机、双盲、安慰剂对照Ⅲ期临床试验，旨在探索托伐普坦在晚期 ADPKD 患者中的疗效和安全性，纳入 1370 例晚期 ADPKD 患者[18～55 岁，25ml/（min·1.73m^2）≤eGFR≤65ml/（min·1.73m^2）；56～65 岁，25ml/（min·1.73m^2）≤eGFR≤44ml/（min·1.73m^2）]，按 1∶1 随机分配到托伐普坦组与安慰剂组。患者随机接受托伐普坦（45～120mg/d）或安慰剂治疗 12 个月。主要终点是 eGFR 从治疗前的基线水平到随访结束的变化，次要终点是评估 eGFR 斜率的变化。研究结果显示，治疗 12 个月后，托伐普坦治疗组 eGFR 从基线到治疗后的变化为 –2.34ml/（min·1.73m^2）（95%CI –2.81～–1.87），安慰剂组为–3.61ml/（min·1.73m^2）（95%CI –4.08～–3.14），差异为 1.27ml/（min·1.73m^2），差异具有显著统计学意义（P<0.001）。次要终点方面，托伐普坦治疗组 eGFR 平均斜率为（–3.16±0.14）ml/（min·1.73m^2）（95%CI –3.43～–2.89），安慰剂组为（–4.17±0.14）ml/（min·1.73m^2）（95%CI –4.45～–3.89），差异为 1.01ml/（min·1.73m^2）（95%CI 0.62～1.40，P<0.001），差异具有显著统计学意义（P<0.05）。

安全性方面，双盲期间，托伐普坦治疗组与安慰剂组新的或恶化的不良事件发生率无统计学意义（85.3% vs 82.3%）。研究期间，未观察到托伐普坦治疗相关的新的不良反应。研究人员发现托伐普坦组 681 例受试者中有 38 例（5.6%）患者丙氨酸转氨酶（ALT）水平升高（超过正常上限的 3 倍），而安慰剂组 685 例受试者中有 8 例（1.2%）患者丙氨酸转氨酶水平升高。停止服用托伐普坦后丙氨酸转氨酶水平升高是可逆的。胆红素水平未高于正常范围上限的 2 倍。

2012 年 12 月《新英格兰医学杂志》上发表的 TEMPO3∶4 研究是一项多中心随机、双盲、安慰剂对照的Ⅲ期临床研究，15 个国家包括 129 个中心参加，入组 1445 例 ADPKD 患者（来自北美、南美、欧洲、日本和澳大利亚等国家和地区），年龄 18～50 岁，肾脏总体积（total kidney volume，TKV）≥750ml，eGFR≥60ml/（min·1.73m^2）。按 2∶1 随机分配到托伐普坦组（每日剂量 45/15mg/d、60/30mg/d 或 90/30mg/d）与安慰剂组，其中托伐普坦组 961 例，安慰剂组 484 例。主要终点是 TKV 年变化率，次要终点包括临床进展时间和肾功能下降率。研究结果显示：随访 3 年后，托伐普坦组 TKV 增长率显著低于安慰剂组（2.8%/年 vs 5.5%/年；P<0.001），多发性囊肿增长速度减慢 50%；与安慰剂组相比，托伐普坦对 TKV 的抑制作用在治疗的第 1 年最为明显，随后的第 2、3 年治疗中，仍可持续抑制包囊细胞增殖以减慢肾脏总体积增长、延缓肾衰竭。托伐普坦组肾

功能下降速度低于安慰剂组[−2.61mg/（ml·y）vs −3.81mg/（ml·y）；P<0.001]。托伐普坦可使 ADPKD 患者肾功能恶化风险降低 61.4%（HR=0.39，95%CI 0.26～0.57，P<0.001）、肾脏疼痛风险降低 35.6%（HR=0.64，95%CI 0.47～0.89，P=0.007）。两组间不良反应的发生率基本相似，托伐普坦治疗组肾脏疼痛事件较少，不良事件多与利尿作用相关，通常是口渴和多尿。

评估托伐普坦对 TKV 和肾脏功能长期影响的多中心、开放性、扩展性试验 TEMPO 4：4 研究[23]纳入完成 TEMPO 3：4 的 871 名受试者，均服用托伐普坦延长研究。主要终点是早期治疗组（原 TEMPO3：4 研究中服用托伐普坦的患者）与延迟治疗组（原 TEMPO3：4 研究中服用安慰剂的患者）的 TKV 自基线的变化百分比，次要终点包括 eGFR 自基线的变化，以及早期治疗组与延迟治疗组在 TEMPO 4：4 研究期间 TKV 和 eGFR 的斜率。研究结果显示：延长随访 2 年后，早期治疗组与延迟治疗组 TKV 自基线的变化百分比分别为 29.9% 和 31.6%（P=0.38），TKV 的斜率变化率分别为 6.16% 和 4.96%（P=0.05）、eGFR 的斜率变化率分别为每年−3.26% 和每年−3.14%（P=0.73）。安全性与 TEMPO 3：4 研究相当。

一项长期有效性研究[24]纳入既往参加 TEMPO 2：4、TEMPO 3：4、TEMPO 4：4 和 REPRISE 等研究的 128 例 ADPKD 患者。最高长达 11.2 年（平均 4.6 年）的随访显示，与对照组相比，接受托伐普坦治疗的患者 eGFR 年下降率持续下降，且随时间推移，与对照组的差异越来越明显。

一项前瞻性研究[25]纳入 63 例 ADPKD 患者，进行为期 3 年的托伐普坦治疗，评估患者 TKV 的变化情况。给药方案：在研究的最初 2 个月中，将托伐普坦组（上午 8 点/下午 4 点）的分剂量方案提高滴定[（15mg/d）/（15mg/d）、（30mg/d）/（15mg/d）、（45mg/d）/（15mg/d）、（60mg/d）/（30mg/d）、（90mg/d）/（30mg/d）]，直至达到耐受。然后将受试者随机分为两组，分别给予两种剂量（45mg/15mg 或 60mg/30mg）。51 名受试者（81%）完成了 3 年的托伐普坦治疗。研究结果显示，对照组患者的 TKV 增加了 5.8%，托伐普坦组患者的 TKV 增加了 1.7%（P<0.01）。

一项评估托伐普坦在 ADPKD 患者中的疗效和安全性的荟萃分析[26]系统性回顾了 7 项随机双盲对照试验和 1 项 RCT（随机对照试验），共抽取 1536 例患者，结果显示托伐普坦治疗可延缓患者 TKV 增长及 GFR 的恶化程度，减轻肾区疼痛，降低恶性高血压的发生率，提高尿渗透压等。相较于安慰剂，服用托伐普坦的不良反应主要表现为口渴、尿频、夜尿等。

日本 TEMPO 扩展试验为开放标签、多中心、Ⅲ期临床研究[27]，包含 5 周筛选期、3 周滴定期、额外治疗期、1 周最终评价期和 8 周随访期，纳入 135 例患者，旨在调查托伐普坦在 ADPKD 患者中长期应用的安全性。结果显示，绝大多数不良反应发生在治疗早期阶段。最常见的不良反应为口渴（77.0%）、尿频（57.0%）、多尿症（37.8%）和高尿酸血症（14.8%），且多为轻度不良反应。仅有 10.4%（14 例）的患者出现肝脏相关不良事件，其中 5.9%（8 例）患者托伐普坦治疗 3～9 个月后，血清 ALT 和 AST 高于正常上限 3 倍，停药后恢复。

10.4　临床应用与注意事项

10.4.1　指南或专家共识的推荐

2009 年 5 月托伐普坦获得 FDA 批准上市，适应证为低钠血症和心力衰竭引起的体液潴留，2018 年 4 月 FDA 批准托伐普坦用于治疗存在病情快速进展风险的 ADPKD 成人患者，以延缓肾功能的下降。近年来很多指南推荐托伐普坦治疗快速进展型 ADPKD 患者，2022 年 7 月我国发布了《托伐普坦治疗快速进展型常染色体显性多囊肾病中国专家共识》。相关指南汇总见表 10-2，但目前各指南对快速进展风险的定义或评判标准还存在不同。

表 10-2　国内外托伐普坦使用相关指南推荐

指南名称及发布国家、年份	指南推荐
2022 年，中国《托伐普坦治疗快速进展型常染色体显性多囊肾病中国专家共识》	推荐人群：eGFR≥30ml/（min·1.73m²）的快速进展型 ADPKD 成年患者
	下列 6 项中符合 3 项即可确诊为快速进展型 ADPKD：①典型 ADPKD 家系中有患者在 55 岁以前进展至 ESKD；②35 岁之前出现需要药物治疗的高血压、囊肿出血或感染；③每年 eGFR 下降>2.5ml/（min·1.73m²），连续 5 年；④每年 TKV 增长率≥5%；⑤梅奥诊所分型为 1C 至 1E；⑥PKD1 截短型变异
2020 年，中国《多囊肾病的临床实践指南》	推荐人群：进展较快的 18～55 岁，eGFR>25ml/（min·1.73m²）Mayo 分型为 1C、1D 和 1E 的 ADPKD 患者
2019 年，中国《中国常染色体显性多囊肾病临床实践指南（第二版）》	推荐剂量：起始剂量是 45mg/15mg，随后根据耐受情况逐步追加到 60mg/30mg 或 90mg/30mg，使晨尿渗透压≤280mOsm/kg·H₂O
2018 年，美国《托伐普坦治疗快速进展型常染色体显性多囊肾病临床实践指南》	推荐肝功能监测频率：起始治疗后 2 周、4 周各 1 次；以后 1 次/月；治疗 18 个月后，1 次/3 个月
2018 年，加拿大多囊肾管理专家共识	推荐以下患者使用托伐普坦治疗：
	1）18～50 岁，TKV>750ml，eGFR>45ml/（min·1.73m²）
	2）伴有肾脏体积增大的以下患者：18～55 岁，25ml/（min·1.73m²）＜eGFR<65ml/（min·1.73m²），或 56～65 岁，25ml/（min·1.73m²）≤eGFR<44ml/（min·1.73m²），eGFR 下降>每年 2.0ml/（min·1.73m²）
	3）Mayo 分型 1D 或 1E，且处于 CKD 1～4 期（eGFR>25ml/min）
	Mayo 分型 1C，<50 岁，有其他快速进展风险，如 eGFR 下降>每年 2.5ml/（min·1.73m²）和（或）TKV 年增长率>5%
2016 年，日本多囊肾管理临床实践指南	推荐 eGFR≥60ml/min、TKV≥750ml 的 ADPKD 患者使用托伐普坦
2016 年，欧洲肾脏协会-欧洲透析和移植学会（ERA-EDTA）《托伐普坦治疗常染色体显性多囊肾病专家共识声明》	推荐年龄<50 岁，伴 CKD 1～3a 期[eGFR>45ml/（min·1.73m²）]，出现或可能出现病情快速进展的 ADPKD 的成年患者服用托伐普坦
2015 年英国托伐普坦治疗 ADPKD 指南	推荐托伐普坦用于伴 CKD2～3 期，且快速进展的 ADPKD 成人患者

10.4.2　明确快速进展型 ADPKD 诊断

识别快速进展型 ADPKD 患者是决定使用托伐普坦治疗的关键。ADPKD 病情的进展可通过 GFR 进行评估，然而大部分患者在病程早、中期并无明显的 GFR 下降。研究者发现，PRO-PKD 评分系统可结合患者的临床数据及基因学评估 ADPKD 病情的进展，但目前国内 PKD 基因检测尚未普及，使该评分系统的应用受到一定的限制。CRISP 研究发现 TKV 的年增长率是反映 ADPKD 疾病进展的良好指标[28]。推荐使用 TKV 年增长率监测和评估 ADPKD 的进展，TKV 可采用超声、CT 或 MRI 测算。肾脏超声的优点主要是敏感度高、无放射性、无创伤，经济、简便，而肾脏 MRI 对于发现较小的肾脏囊肿更为敏感。指南推荐使用 MRI 图像来测量 TKV。对于年龄≥25 岁的患者，建议使用网页版预估公式（https://www.mayo.edu/research/documents/pkd-center-adpkd-classification/doc-20094754）对 TKV 进行估算；对于年龄<25 岁的患者，推荐使用立体测量法（需要安装特定的软件）精确测量 TKV，以防止低估这部分患者的疾病进展。2015 年，美国梅奥（Mayo）多囊肾病研究中心利用年龄及身高校正的 TKV 值（htTKV）对 ADPKD 患者进行了病情进展的风险评估。根据 ADPKD 的影像学特点，可将 ADPKD 分为两类，其中 1 类为典型影像学表现，约占全部病例的 95%；2 类为非典型影像学表现，约占全部病例的 5%。利用 htTKV 值可将 1 类患者分为 1A、1B、1C、1D 及 1E5 个等级，所对应的 TKV 预估年增长率分别为<1.5%、1.5%～3%、3%～4.5%、4.5%～6%和大于>6%。目前认为，1A 级和 2 类病情进展缓慢，1B 级患者应在 2～3 年后再测定 htTKV 以重新评估疾病的进展，1C、1D 及 1E 级患者病情进展较快，推荐使用托伐普坦。

10.4.3　充分权衡托伐普坦治疗的获益与危害

托伐普坦治疗前，要结合患者年龄、eGFR 水平及对药物的耐受性，充分评估治疗的获益及危害。主要获益包括：①延缓 TKV 增长；②延缓 eGFR 下降；③可能推迟进入肾脏替代治疗的时间；④减少疼痛、出血、结石和尿路感染事件的发生；⑤轻度降低血压。主要危害包括：①多尿、尿频、夜尿、口渴、疲劳；②尿酸升高（很少导致痛风发作）；③与其他药物（CYP3A 抑制剂）相互作用；④肝酶升高，存在严重肝细胞毒性风险，需频繁监测肝功能；⑤治疗费用高。

10.4.4　托伐普坦治疗的禁忌证

妊娠、未纠正的高钠血症、非多囊性肝病所致的严重肝损伤史、低血容量、口渴感丧失或感到口渴但不能应答、尿路梗阻都是使用托伐普坦的禁忌证。尚无关于托伐普坦经母乳分泌、对母乳喂养婴儿影响或对乳汁生成影响的研究数据，不推荐备孕女性及哺乳期女性使用托伐普坦。托伐普坦在儿科患者中使用的安全性和有效性尚未确定。托伐普坦的临床研究未纳入足够数量的 65 岁及以上受试者，因此无法确定其反应是否与年轻受试者不同。其他报告的临床经验未发现老年和年轻患者之间的反应差异。一般而言，老年人肝、肾或心脏功能下降，以及伴随疾病或其他合并药物治疗的频率更高，老年患者使用托伐普坦的剂量选择应谨慎，通常从剂量范围的小剂量开始。

托伐普坦不可与强效 CYP3A 抑制剂（如酮康唑、伊曲康唑、克拉霉素、洛匹那韦、利托那韦和茚地那韦）合用。联合使用中效 CYP3A 抑制剂（如胺碘酮、红霉素、氟康唑、地尔硫䓬、维拉帕米、葡萄柚等）可增加托伐普坦的血药浓度，故需降低托伐普坦的使用剂量。托伐普坦可提高 OATP1B1/3 和 OAT3 转运蛋白底物（如他汀类药物、呋塞米、格列本脲、瑞格列奈和甲氨蝶呤）和 BCRP 转运蛋白底物（如瑞舒伐他汀）的浓度，故一般情况下需避免将此类药物与托伐普坦合用；当使用此类药物可使患者获益更多时，可在严密监测药物不良反应的情况下，谨慎使用。利尿剂和托伐普坦联合使用时会进一步降低 eGFR 水平，并可升高循环血管加压素水平，同时可诱发痛风，故不推荐二者联合使用。

10.4.5 托伐普坦的治疗剂量

为持续抑制血管加压素在肾脏的活性，同时避免产生夜尿过多的不良反应，建议将托伐普坦分两次服用，早晨服用 1 次，间隔 8 小时后，再服用 1 次。托伐普坦起始剂量为 45mg/15mg（早晨 45mg，下午 15mg），随后根据耐受情况逐步追加剂量到 60mg/30mg 或 90mg/30mg，或直到晨尿渗透浓度≤280mmol/L 为止。

10.4.6 肾损伤

对于伴有轻度至重度肾损伤（肌酐清除率：10～79ml/min）的低钠血症患者，不需要根据肾功能调整剂量。目前没有肌酐清除率＜10ml/min 或正在接受透析患者服用托伐普坦的临床试验数据。在肾功能水平很低时托伐普坦很可能会失去对血清钠浓度的影响，因此不推荐给肌酐清除率＜10ml/min 的患者使用托伐普坦。无尿的患者使用托伐普坦没有获益，故不能用于无尿的患者。

10.4.7 监测因利尿而引起的一系列不良反应，预防利尿引起的并发症

当托伐普坦抑制尿液浓缩时，可导致多尿和尿频，引起利尿，需严密监测患者血钠浓度（或血浆渗透压），确保充分的水化治疗，以保证药物治疗的安全性和有效性。血钠浓度控制在 135～143mmol/L，血钠监测频率与肝功能监测频率一致。当托伐普坦刺激管球反馈时，可收缩入球小动脉，降低球内压，eGFR 轻度下降，停药后可恢复。当 eGFR 较基线水平下降 5%～10%时，除保证足够水化治疗外，不需要特殊处理；当 eGFR 较基线水平下降达到 20%时，可减量使用托伐普坦，或直接停药一段时间后再给予低剂量托伐普坦治疗；

eGFR 监测频率与肝功能监测频率一致。当托伐普坦抑制钠盐重吸收时，可引起血尿酸中度升高，当血尿酸浓度＞595μmol/L 时，建议使用降尿酸药物，以降低痛风发作风险[29]；托伐普坦也可影响血压水平，故推荐定期监测血压，必要时可按需调整降压药物剂量[10]。

第 1 次给予托伐普坦治疗的时间应选择在非工作日，以便能及时处理利尿带来的各种不适。接受托伐普坦治疗的患者，不管有没有口渴感，每天饮水量应至少 2~3L，睡前应再饮水 1~2 杯，每次夜尿后，需再饮水 1 次。饮用的液体应具有安全和质量保证，避免使用高糖或高脂液体。应每天监测体重，当 1 周内体重变化超过 3% 时，应及时与医师沟通。适当减少蛋白和钠盐摄入，可减轻利尿引起的不适。大多数患者使用托伐普坦治疗数天或数周后，可逐步适应。当出现脱水、影响水化效果疾病（食物中毒、胃肠炎等）、非显性失水增多（环境温度高、室外活动等）、饮水获得受限（旅行、工作等）时，应及时停用托伐普坦，并设法增加水分摄入。择期手术前 24~48 小时，应停用托伐普坦，直到可获得充分的水化治疗为止。托伐普坦可一直使用到肾脏替代治疗前，停用托伐普坦后，eGFR 可有轻度升高。

10.4.8　肝酶升高的评估与处理

托伐普坦对于肝脏的主要不良反应是药物导致的特异性肝细胞损伤。托伐普坦治疗期间，转氨酶升高大于正常上限 3 倍事件的发生率为 4.4%，多集中于起始治疗的 18 个月内，停药 1~4 个月后可缓解。为了降低显著或不可逆肝损伤的风险，使用托伐普坦治疗 ADPKD，应严密监测患者肝功能指标。当患者出现肝脏损伤症状及体征（疲劳、恶心、呕吐、右上腹疼痛或压痛、黄疸、发热和皮疹等），或 ALT/AST 升高超过正常上限 2 倍（或升高超过基线值 2 倍）时，应立即停用托伐普坦，并在 48~72 小时内重新检测 ALT、AST、碱性磷酸酶和总胆红素水平，以明确肝脏损伤及进展情况。同时，应注意排除导致肝酶升高的其他因素，如疾病（病毒性肝炎、自身免疫性肝炎、酒精性肝炎、非酒精性肝炎、低氧/缺血性肝病、胆道疾病等）、合并使用药物（非处方药、中草药等）、吸食毒品、饮食习惯改变、化学物质暴露或过度运动等。若停用托伐普坦后肝功能异常仍持续存在，应咨询消化专科医生进一步处理。若肝功能异常得以缓解，可在严密监测肝功能的情况下（每周 1 次，监测 1 个月，保持 ALT/AST 水平在正常上限 3 倍以下），再次启动托伐普坦治疗。当存在明确的肝脏损伤症状和体征，或 ALT/AST 超过正常上限 3 倍时，不应重启托伐普坦治疗，由其他因素导致者除外。应对托伐普坦引起的肝损伤进行持续随访，直到异常指标回到正常水平或基线水平为止。

10.4.9　监测托伐普坦治疗效果

托伐普坦的主要临床疗效是抑制 ADPKD 患者肾囊肿生长，延缓肾功能进展，从而推迟开始肾脏替代治疗的时间。使用托伐普坦治疗，每年约可延缓 eGFR 下降 1ml/（min·1.73m^2），且治疗效果具有持续性和累加性[8, 9]。相关指南推荐在托伐普坦治疗后每

3～5 年进行一次 TKV 测定，以评估治疗后的疾病进展分级是否低于治疗前的疾病进展分级，不推荐逐年测量患者 TKV 水平以评估托伐普坦的治疗效果。治疗期间，也可定期监测 eGFR 以评估治疗效果。此外，建议应用 ADPKD 生活质量量表（the ADPKD Impact Scale）评估治疗前后患者的治疗满意度和效果[30]，见图 10-3。

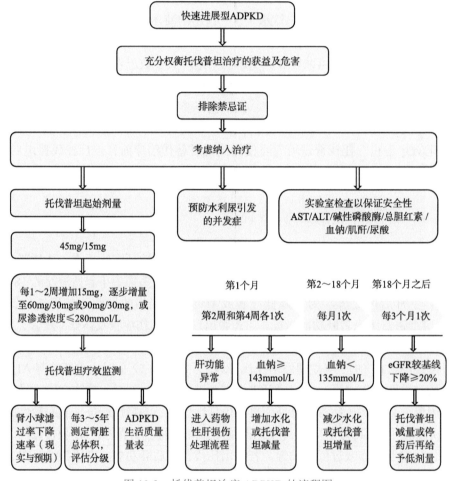

图 10-3　托伐普坦治疗 ADPKD 的流程图

（欧阳凌霞　陈　妙）

参 考 文 献

[1] Bergmann C，Guay-Woodford LM，Harris PC，et al. Polycystic kidney disease[J]. Nat Rev Dis Primers，2018，4：50.

[2] Xu D，Ma Y，Gu X，et al. Novel mutations in the PKD1 and PKD2 genes of Chinese patients with autosomal dominant polycystic kidney disease[J]. Kidney　Blood Press Res，2018，43（2）：297-309.

[3] 戎殳，马熠熠，陈冬平，等. 常染色体显性多囊肾病患者 652 次住院原因分析[J]. 中华肾脏病杂志，2012（10）：769-774.

[4] Chen D，Ma Y，Wang X，et al. Clinical characteristics and disease predictors of a large Chinese cohort of

patients with autosomal dominant polycystic kidney disease[J]. PLoS One，2014，9（3）：e92232.

[5] Xu HW，Yu SQ，Mei CL，et al. Screening for intracranial aneurysm in 355 patients with autosomal-dominant polycystic kidney disease[J]. Stroke，2011，42（1）：204-206.

[6] Torres VE，Chapman AB，Devuyst O，et al. Tolvaptan in patients with autosomal dominant polycystic kidney disease[J]. N Engl J Med，2012，367（25）：2407-2418.

[7] Torres VE，Chapman AB，Devuyst O，et al. Tolvaptan in later-stage autosomal dominant polycystic kidney disease[J]. N EnglJMed，2017，377（20）：1930-1942.

[8] Edwards ME，Chebib FT，Irazabal MV，et al. Long-term administration of tolvaptan in autosomal dominant polycystic kidney disease[J]. Clin J Am Soc Nephrol，2018，13（8）：1153-1161.

[9] Torres VE，Chapman AB，Devuyst O，et al. Multicenter，open-label，extension trial to evaluate the long-term efficacy and safety of early versus delayed treatment with tolvaptan in autosomal dominant polycystic kidney disease：the TEMPO 4：4 Trial[J]. Nephrol Dial Transplant，2018，33（3）：477-489.

[10] Gansevoort RT，Arici M，Benzing T，et al. Recommendations for the use of tolvaptan in autosomal dominant polycystic kidney disease：a position statement on behalf of the ERA-EDTA Working Groups on Inherited Kidney Disorders and European Renal Best Practice[J]. Nephrol Dial Transplant，2016，31（3）：337-348.

[11] Kim SR，Hasunuma T，Sato O，et al. Pharmacokinetics，pharmacodynamics and safety of tolvaptan，a novel，oral，selective nonpeptide AVP V2-receptor antagonist：results of single- and multiple-dose studies in healthy Japanese male volunteers[J]. Cardiovasc Drugs Ther，2011，25（Suppl 1）：S5-S17.

[12] Stockand JD. Vasopressin regulation of renal sodium excretion[J]. Kidney International，2010，78（9）：849-856.

[13] Peter I，StefanS. Genetics and pathogenesis of polycystic kidney disease[J]. J Am Soc Nephrol，2002，13（9）：2384-2398.

[14] Ong AC，Harris PC. A polycystin-centric view of cyst formation and disease：the polycystins revisited[J]. Kidney Int，2015，88（4）：699-710.

[15] Nobakht N，Hanna RM，Al-Baghdadi M，et al. Advances in autosomal dominant polycystic kidney disease：a clinical review[J]. Kidney Med，2020，2（2）：196-208.

[16] Thajudeen B，Salahudeen AK. Role of tolvaptan in the management of hyponatremia in patients with lung and other cancers：current data and future perspectives[J]. Cancer Manag Res，2016，8：105-114.

[17] Chebib FT，Perrone RD，Chapman AB，et al. A practical guide for treatment of rapidly progressive ADPKD with tolvaptan[J]. J Am Soc Nephrol，2018，29（10）：2458-2470.

[18] Gansevoort RT，Arici M，Benzing T，et al. Recommendations for the use of tolvaptan in autosomal dominant polycystic kidney disease：a position statement on behalf of the ERA-EDTA Working Groups on Inherited Kidney Disorders and European Renal Best Practice[J]. Nephrol Dial Transplant，2016，31（3）：337-348.

[19] Horie S，Mochizuki T，Muto S，et al. Evidence-based clinical practice guidelines for polycystic kidney disease 2014[J]. Clin Exp Nephrol，2016，20（4）：493-509.

[20] Bachmann S，Mutig K. Regulation of renal Na-（K）-Cl cotransporters by vasopressin[J]. Pflugers Arch，2017，469（7/8）：889-897.

[21] Boertien WE，Meijer E，de Jong PE，et al. Short-term renal hemodynamic effects of tolvaptan in subjects with autosomal dominant polycystic kidney disease at various stages of chronic kidney disease[J]. Kidney Int，2013，84（6）：1278-1286.

[22] Aoyagi T，Izumi Y，Hiroyama M，et al. Vasopressin regulates the renin-angiotensin-aldosterone system via V1a receptors in macula densa cells[J]. Am J Physiol Renal Physiol，2008，295（1）：F100-F107.

[23] Torres VE，Chapman AB，Devuyst O，et al. Multicenter，open-label，extension trial to evaluate the long-term efficacy and safety of early versus delayed treatment with tolvaptan in autosomal dominant polycystic kidney disease：the TEMPO 4：4 Trial[J]. Nephrol Dial Transplant，2018，33（3）：477-489.

[24] Edwards ME，Chebib FT，Irazabal MV，et al. Long-term administration of tolvaptan in autosomal dominant polycystic kidney disease[J]. ClinJ Am SocNephrol，2018，13（8）：1153-1161.

[25] Higashihara E，Torres VE，Chapman AB，et al. Tolvaptan in autosomal dominant polycystic kidney disease：three years' experience[J]. Clin J Am Soc Nephrol，2011，6（10）：2499-2507.

[26] Xie X，Cai Q，Guo XY，et al. Effectiveness of tolvaptan in the treatment for patients with autosomal dominant polycystic kidney disease：a meta-analysis[J]. Comb Chem High Throughput Screen，2020，23（1）：6-16.

[27] Watkins PB，Lewis JH，Kaplowitz N，et al. Clinical pattern of tolvaptan-associated liver injury in subjects with autosomal dominant polycystic kidney disease：analysis of clinical trials database[J]. Drug Saf，2015，38（11）：1103-1113.

[28] Grantham JJ，Torres VE，Chapman AB，et al. Volume progression in polycystic kidney disease[J]. N Engl J Med，2006，354（20）：2122-2130.

[29] Shiozawa A，Szabo SM，Bolzani A，et al. Serum uric acid and the risk of incident and recurrent gout：a systematic review[J]. J Rheumatol，2017，44（3）：388-396.

[30] Oberdhan D，Cole JC，Krasa HB，et al. Development of the autosomal dominant polycystic kidney disease impact scale：a new health-related quality-of-life instrument[J]. Am J Kidney Dis，2018，71（2）：225-235.

第 11 章 阿加糖酶

法布里病（Fabry disease，FD，OMIM 301500）是一种罕见遗传病——X 连锁遗传的溶酶体贮积症。其病因主要为位于 Xq22.1 的 *GLA* 基因突变，使其编码的 α-半乳糖苷酶 A（α-galactosidase A，α-Gal A）的活性降低或完全缺乏，造成酶的代谢底物三己糖酰基鞘脂醇（globotriaosylceramide-3，GL-3）及其衍生物脱乙酰基 GL-3（globotriaosylsphingosine，Lyso-GL-3）在心、肾、神经、皮肤等组织中大量贮积，导致多系统受累甚至引发危及生命的并发症[1]。病情严重者出现心脑血管并发症（如心力衰竭、卒中等）或终末期肾病，甚至过早死亡[2]。FD 男性患者预期寿命减少 15～20 年，女性患者减少 6～10 年[3]。普通人群中 FD 预估患病率为 1/100 000[3]，据国外报道，新生儿 FD 发病率为 1/8882～1/1250[4]。上海交通大学医学院附属瑞金医院曾报道，我国终末期肾病透析患者中 FD 患病率为 0.12%[5]。

FD 临床表现多样，常为神经、肾脏、心脏、皮肤、胃肠道、眼等多个组织器官受累[1, 3]。以 GL-3 和 Lyso-GL-3 为主的代谢产物最早在胚胎早期贮积于组织器官。患者多在青少年时期出现症状，并随病程进展而逐渐加重。其中，肾脏、心脏、脑是后期主要受累器官。FD 按临床表现可分为经典型和迟发型[1-3, 6, 7]。经典型多见于男性，儿童期发病较多见（男性 6～10.1 岁，女性 9～15 岁）[7]，酶活性缺失或水平明显下降，儿童期主要表现为周围神经系统症状（指端疼痛及少汗/无汗）、角膜混浊、血管角质瘤和胃肠道不适等，成人可累及肾脏、心脏、中枢神经系统。而迟发型则多见于女性，20～70 岁为主[4]，以成年后发病为主，部分患者酶活性可表现为正常，主要累及心脏及肾脏。国外文献报道，迟发型 FD 发病率为经典型 FD 发病率的 10 倍及以上[3]，目前国内诊断为 FD 的患者中约 66.1%的男性患者为经典型，75%的女性患者为迟发型[6]。

法布里病的治疗目标：延缓疾病进展，提高生活质量，降低相关并发症的发生率，延长生存期[8]。药物治疗方法主要有酶替代治疗（enzyme replacement therapy，ERT）、底物清除和药物分子伴侣。目前 ERT 主要使用两种药物：阿加糖酶 α（agalsidase alfa，Replagal，Transkaryotic Therapies，Cambridge，MA，USA）和阿加糖酶 β（agalsidase beta，Fabrazyme，Genzyme Corporation，Cambridge，MA，USA）。

11.1 药物概述

11.1.1 阿加糖酶 α

阿加糖酶 α 产生于人类纤维细胞谱系，具有天然人类 α-Gal A 相同的氨基酸序列[9]。阿

加糖酶 α 于 2001 年获欧洲药品评价局批准，2021 年武田制药的瑞普佳®（阿加糖酶 α 注射用浓溶液）正式上市，目前推荐给药剂量为 0.2mg/kg，每隔 1 周（every other week，EOW）静脉滴注一次，每次静脉滴注时间大于 20 分钟。

阿加糖酶 α 在循环中具有双相分布和消除特征，男性和女性患者的药物代谢动力学参数无显著性差异。男性的消除半衰期为（108±17）分钟，女性为（89±28）分钟，男性和女性分布容积约为体重的 17%。男性和女性中，体重标准化后的清除率分别为 2.66ml/（min·kg）和 2.10ml/（min·kg）。基于阿加糖酶 α 在男性和女性中的药物代谢动力学性质相似，预期主要组织和器官中的组织分布在男性和女性患者中也相当。在为期 6 个月的阿加糖酶 α 治疗后，28 名男性患者中的 12 名患者表现出药物代谢动力学改变，包括清除率明显增加。这些变化与产生针对阿加糖酶 α 的低滴度抗体相关，但在参加研究的患者中未观察到对临床安全性或有效性的显著影响[10]。

在 7~18 岁的儿童中以 0.2mg/kg 剂量给予本品，本品从血液循环中的清除在儿童中比在成人中更快。儿童（7~11 岁）、青少年（12~18 岁）和成人的平均清除率分别为 4.2ml/（min·kg）、3.1ml/（min·kg）和 2.3ml/（min·kg）。药物效应动力学数据表明，给予 0.2mg/kg 阿加糖酶 α 治疗，血浆 GL-3 的降低在青少年和儿童中被认为是相当的[11]。

阿加糖酶 α 是一种蛋白质，预计不会与蛋白结合，其代谢降解将遵循其他蛋白质的降解途径，如肽水解，因此肝损伤在临床上不会显著影响阿加糖酶 α 的药物代谢动力学。药物代谢动力学参数不会因肾损伤而改变，因此阿加糖酶 α 的肾脏消除被认为是次要清除途径；阿加糖酶 α 不太可能发生药物-药物相互作用。

11.1.2 阿加糖酶 β

阿加糖酶 β 为一种重组人 α-Gal A，其氨基酸序列与天然酶相同。纯化的阿加糖酶 β 为一种同型二聚体糖蛋白，分子量约为 100kDa。成熟蛋白由 2 个有 398 个氨基酸（约 51kDa）的亚单位组成，每个亚单位含 3 个 N-联糖基化位点；其具有更高的唾液酸/半乳糖比例和更高浓度的甘露糖-6-磷酸（mannose-6-phosphate，M6P）受体。相较于阿加糖酶 α，同等剂量的阿加糖酶 β 在 FD 患者成纤维细胞及 FD 小鼠模型肾脏、心脏、脾脏和肝脏组织中的 α-Gal A 活性更高[12]。经过严格的评估后，阿加糖酶 β 于 2003 年 4 月获得美国 FDA 的批准，用于治疗 FD[13]，2019 年 12 月 19 日，赛诺菲子公司 Genzyme 研发的法布赞®（注射用阿加糖酶 β）获中国国家药品监督管理局批准用于治疗 FD。目前推荐给药剂量为 1mg/kg，每隔 1 周（每 2 周）静脉滴注一次。

成人静脉给予剂量为每 2 周（EOW）1 次 1mg/kg 的阿加糖酶 β（输注时间约为 300 分钟）时，平均 C_{max} 血浆浓度为 2000~3500ng/ml，而 AUC_{inf} 为 370~780μg/（min·ml）。稳态分布容积（volume of distribution at steady-state，V_{ss}）范围为 8.3~40.8L，血浆清除率为 119~345ml/min，平均消除半衰期为 80~120 分钟。在分别静脉给予 0.3mg/kg、1mg/kg 和 3mg/kg 阿加糖酶 β 后，由于清除率减少而导致 AUC 数值增大比例高于剂量增加比例，提示存在清除饱和[14]。

阿加糖酶 β 是一种蛋白质，预期可通过肽水解代谢降解。因此，预期肝功能受损不会以有临床意义的方式影响阿加糖酶 β 的药物代谢动力学。阿加糖酶 β 的肾脏消除被认为是清除的次要途径[14]。

11.2　作 用 机 制

ERT 是首个获批的 FD 特异性治疗方法，其机制主要在于通过外源性补充基因重组的 α-Gal A，替代患者体内酶活性降低或完全缺乏的 α-Gal A。

该酶与其他许多溶酶体一样，具有 M6P 残基，通过定期静脉注射，在细胞外可与邻近细胞通过 M6P 结合，进入体内各种类型细胞的溶酶体中，通过切割分子中的末端半乳糖残基促进 GL-3 的分解，可有效地水解溶酶体中沉积的 GL-3，以降低血液和细胞溶酶体中 GL-3 和 Lyso-GL-3 的贮积，从而减少 GL-3 在血管、肾脏、心脏、中枢神经系统的贮积，进而阻止或延缓多系统病变的发生（图 11-1）。

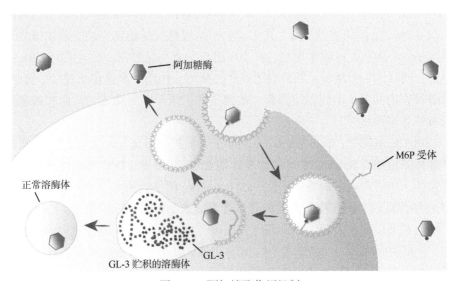

图 11-1　阿加糖酶作用机制

11.3　临 床 试 验

11.3.1　阿加糖酶 α

（1）动物实验

1996 年 Wang 等通过破坏小鼠 α-Gal A 基因的外显子产生了 α-Gal A 基因敲除的"Fabry 小鼠"，虽其表型不能完全准确地模拟 FD 患者的表型，但器官中积累了大量的 GL-3，为 FD 的临床前研究提供了基础[15]。随后有学者相继对 α-Gal A 基因敲除的"Fabry 小鼠"注射阿加糖酶 α，研究发现 Fabry 小鼠经治疗后，肝脾中的酶浓度达 $200 \sim 300 nmol/(h \cdot mg)$，比空白对照组高 3~4 倍，且 GL-3 水平趋于正常化；免疫组化研究在肝窦内皮细胞、库普弗细胞和肝细胞等细胞中发现了广泛染色，在骨髓、脾脏、肾上腺和睾丸等组织中也发现染色，提示阿加糖酶 α 通过 M6P 受体弥漫摄取，可作用于全身多器官组织。上述试验结果表明，阿加糖酶 α 静脉输注是安全且具有生物活性的。上述发现为设计和实施阿加糖酶 α 的临床疗效试验提供了基础[16]。

（2）I 期临床试验

Schiffmann 等进行了一项 I 期临床试验——阿加糖酶 α 安全性和剂量递增试验。10 名 FD 患者随机分为 5 组，每组给予一次阿加糖酶 α 静脉输注，剂量分别为 0.3U/kg、0.6U/kg、1.2U/kg、2.3U/kg 和 4.7U/kg，用于确定阿加糖酶 α 的安全性和药物代谢动力学及其对肝脏、尿沉渣和血浆中 GL-3 浓度的影响。所有患者均未发生 α-Gal A 输液相关不良反应，经皮肤、肝脏活检未发现并发症，输注后 28 天内，均未检出抗 α-Gal A 抗体[17]。

为进一步评价静脉注射阿加糖酶 α 治疗 FD 的有效性，美国国立卫生研究院临床研究中心于 1998 年 12 月至 1999 年 8 月进行了一项双盲安慰剂对照试验（研究 TKT003），纳入确诊 FD 的 26 例半合子男性患者（≥18 岁），均有神经性疼痛症状。治疗组每隔一周静脉注射一次 0.2mg/kg 的阿加糖酶 α（共 12 剂），与安慰剂组相比，接受阿加糖酶 α 的患者疼痛明显减轻，平均肌酐清除率增加，肾小球组织学有明显改善，心电图的 QRS 波持续时间显著降低，同时体重有增长。结果表明，阿加糖酶 α 作用于全身包括神经、肾脏、心脏、血管和肝脏等在内的多个不同组织器官，改善这些组织器官的功能、代谢和病理生理，从而改善患者的整体预后[18]。

在 TKT003 的基础上，Schiffmann 等进行了一项扩展研究——为期 4~4.5 年的单中心前瞻性开放标签治疗试验（TKT011），旨在评估 ERT 在 25 名 FD 成年男性患者中的长期安全性和有效性。患者每隔一周静脉输注一次 0.2mg/kg 阿加糖酶 α，输注时间超过 40 分钟。在 4~4.5 年治疗期间，所有符合条件的受试者都能成功过渡到家庭治疗。13 名（52%）患者经历了输液相关反应，表现为面部潮红和僵硬。14 名（56%）患者出现阿加糖酶 α IgG 抗体反应，到研究结束时，6 名患者 IgG 恢复阴性，其余 8 名 IgG 仍呈阳性，但未在患者中出现 IgE 抗体阳性。阿加糖酶 α 长期治疗减缓了 FD 成年男性中常见的肾功能进行性下降速度，整个研究人群中肾功能指标 eGFR 在长达 4~4.5 年的治疗期间保持相对稳定。结果表明，使用批准剂量（0.2mg/kg EOW，输注时间＞40 分钟）的阿加糖酶 α 是安全的，耐受性良好，所有符合条件的患者都能够过渡到在家中进行输液[19]。

（3）Ⅲ/Ⅳ 期临床试验

一项 Ⅲ/Ⅳ 期多中心开放标签研究（NCT01124643）为期 53 周，旨在研究阿加糖酶 α 的疗效和安全性与剂量和给药频率的关系，试验对象为未接受过治疗的 FD 成年患者（≥18 岁），将他们分为 3 组，其中 20 名患者（平均年龄 50.3 岁；70%为男性）EOW 0.2mg/kg，19 名患者（平均年龄 51.8 岁；53%为男性）每周一次 0.2mg/kg 和 5 名患者（平均年龄 49.4 岁；40%为男性）每周一次 0.4mg/kg。主要终点为 LVMI 的变化，治疗组间无明显差异。0.2mg/kg EOW 组、0.2mg/kg 每周一次给药组和 0.4mg/kg 每周一次给药组的平均基线 GL-3 值分别为 6.1nmol/ml、5.7nmol/ml 和 5.3nmol/ml。在 0.2mg/kg EOW 组中，这些数值在第 53 周较基线降低了 1.0nmol/ml。3 个治疗组发生输液相关反应的概率相似[0.2mg/kg EOW，

95%（$n = 19$）；0.2mg/kg 每周一次，89.5%（$n = 17$）；0.4mg/kg 每周一次，100%（$n = 5$）］，输液相关反应为轻度或中度，无患者发生严重或危及生命的输液相关反应。在 11.4%（$n = 5$）的患者中检测到抗阿加糖酶 α 抗体，在 6.8%（$n = 3$）的患者中检测到中和抗体，在 0.2mg/kg EOW 组的 3 名患者和 0.2mg/kg 每周一次组的 2 名患者中观察到血清转换。结果证明批准剂量（0.2mg/kg，EOW）阿加糖酶 α 与每周一次 0.2mg/kg 给药及每周一次 0.4mg/kg 给药，在疗效或安全性方面未发现显著差异，批准剂量（0.2mg/kg，EOW）是有效的、耐受性良好的，且足以降低血浆 GL-3 水平[20]。

也有小样本研究结果认为，一些推荐剂量无反应的患者可能受益于更高的剂量（每周 0.2mg/kg）[21]。一项为期 10 年的单一中心开放标签前瞻性临床试验纳入 12 名接受推荐剂量（0.2mg/kg EOW）阿加糖酶 α 治疗 2～4 年后肾功能下降的晚期 FD 患者，改用相同剂量每周（every week，EW）ERT，使用线性回归来拟合每个患者的纵向 eGFR 记录，以比较 EOW 和 EW ERT 之间肾功能的恶化率。EOW 的 eGFR 年平均斜率为（-7.92 ± 2.88）ml/（min·1.73m^2），而 EW 的 eGFR 年平均斜率为（3.84 ± 4.08）ml/（min·1.73m^2）（$P = 0.01$）。10 年中 3 名患者（25%）完成了整个研究，肾功能相对保留，50%的患者发展为 ESRD。估计 ESRD 的平均延迟时间为 13.8 年（$n = 11$；95%CI 0.66，27）。尿液和血浆中的 GL-3 及尿蛋白排泄保持不变。结果表明更高剂量的酶输注可减缓病情严重患者的肾功能下降。

（4）女性患者临床研究

鉴于女性患者多为迟发型，为评估阿加糖酶 α 在女性患者中的有效性和安全性，Whybra 等在 36 名有症状的 FD 女性患者（$n=36$，平均年龄 47 岁）中开展一项为期 4 年的长期开放性研究，对患者每隔一周输注一次 0.2mg/kg 的阿加糖酶 α（Replagal，Shire HGT，Inc.），治疗 4 年。每 12 个月进行一次临床和生化评估。结果显示治疗 12 个月后，Mainz 严重程度评分指数（the Mainz Severity Score Index，MSSI）显著下降（$P<0.01$），简明疼痛评估量表（brief pain inventory，BPI）得分从（4.6 ± 2.9）基线水平降至（3.3 ± 2.9）（$P = 0.001$），平均 LVMI 从（89.4 ± 29.3）g/m^2 基线水平降至（66.5 ± 29.3）g/m^2（$P<0.001$），且上述 3 个指标在 4 年内持续改善。用阿加糖酶治疗 4 年后，eGFR 与基线相同，Ⅰ期或Ⅲ期 CKD 女性患者在整个研究期间保持稳定，Ⅱ期 CKD 女性患者在 1 年后 eGFR 显著升高，并在 4 年内保持改善，平均尿蛋白排泄量较基线降低。在蛋白排泄量较高的患者亚组中，较基线的降低具有显著性。试验过程中未发现安全性问题。故长期使用阿加糖酶 α 是有效的，且在 FD 女性患者中同样具有良好的耐受性[22]。

（5）成年患者长期临床研究

为进一步评估阿加糖酶 α 推荐剂量的长期安全性和有效性，Sasa 等进行了一项长达 8 年的上市后监测研究（post-marketing surveillance study，PMSS）（从 2007 年 2 月到 2015 年 3 月），研究对象是所有在日本接受阿加糖酶 α 治疗的患者。共有 493 名患者被纳入此项研究，平均随访期为 3.5 年（范围为 0.0～7.9 年）。药物不良反应患者比例为 24.5%（121/493），12.6%有输液相关反应（62/493）。256 名未接受过 ERT 的患者监测了 IgG 抗体，其中 17 例 IgG 抗体呈阳性（6.6%）。在基线时有中度和重度疼痛的患者使用阿加糖酶 α 治疗后最严重疼痛的平均 BPI 评分降低。既往未接受过其他 ERT 的经典型 FD 男性患者使用阿加糖酶 α 治疗后血浆 GL-3 和尿沉渣 GL-3 水平显著下降。在经典型 FD 男性患者中，eGFR 的年均变化为–2.88～1.00ml/（min·1.73m²），在迟发型 FD 男性患者中为–2.04～–0.95ml/（min·1.73m²）；在女性患者中为–2.64～–1.02ml/（min·1.73m²）。基线时 eGFR 越低或蛋白尿越多，治疗后患者 eGFR 下降的速度越快。心脏参数（LVMI、E/A 值、射血分数和 QRS 持续时间）无显著性差异。总之，该上市后监测研究表明推荐剂量阿加糖酶 α（0.2mg/kg，EOW）可以有效控制成人 FD 症状（特别是肾脏和心脏）的进展，ERT 应在患者出现 FD 的心脏和（或）肾脏症状之前进行[23]。

（6）儿童患者临床研究

为研究推荐剂量阿加糖酶 α（0.2mg/kg，EOW）在儿童中的安全性和有效性，Ries 等进行了一项为期 6 个月的开放标签研究（TKT023），研究对象为 24 名儿童（19 名男孩和 5 名女孩），平均年龄 11.8 岁（范围：6.5～18 岁）。6 名男孩和 1 名女孩有轻度或中度的输液反应。1 名男孩产生了抗阿加糖酶 α IgG 抗体。男孩们在治疗后血浆 GL-3 水平有显著下降，平均 eGFR、心脏结构和功能恢复正常，在 26 周内没有明显变化。2 例男孩在基线时有肾功能障碍（Ⅱ期）证据，4 例男孩基线时存在微量白蛋白尿，其中 3 例接受治疗后降低。研究表明阿加糖酶 α 在儿童中的使用同样是安全且有效的，可有效改善 FD 临床症状[24]。

其中 17 名（16 名男孩，1 名女孩；年龄范围：7.3～18.4 岁）完成 TKT023 研究的儿童参加了一项为期 6.5 年的扩展研究（TKT029），所有患者均完成了最初的 6 个月研究，10 名患者（9 名男孩）完成了全程扩展研究。此项研究为临床试验中对 ERT 治疗法布里病儿童的最长评估。6.5 年的治疗中，阿加糖酶 α（0.2mg/kg，EOW）通常耐受性良好，大多数治疗相关不良反应为轻度或中度，未出现严重不良反应，没有患者因不良反应而停止治疗，药物相关和输液相关不良反应的发生率随着时间的推移而下降，研究期间未出现死亡案例。抗阿加糖酶 α 抗体形成率较低（3/11，27.3%），抗体对临床结局没有明显影响。研究过程中未发现新的安全性问题。LVMI 总体上保持稳定，没有一个患者达到左心室肥厚的成人标准。大多数患者的肾功能总体上是稳定的，没有患者进入蛋白尿（蛋白质/肌酐比值≥0.2mg/mg）范围。血浆和尿 GL-3 从基线到 TKT023 研究结束显示下降，这些减少在 TKT029 研究中基本保持不变。总体而言，阿加糖酶 α 耐受性良好且具有稳定的临床效果，是 FD 患儿早期开始长期治疗的选择之一[25]。

总之，大量临床数据证实，阿加糖酶 α 可显著改善 FD 患者（不论是成人还是儿童，不论是经典型还是迟发型）的神经、肾脏、心脏、血管和肝脏等多个组织器官的功能、代谢和病理生理，从而改善 FD 患者的整体预后，从风险-获益的角度来看，0.2mg/kg EOW 是大多数患者的最佳剂量。

11.3.2　阿加糖酶 β

（1）Ⅰ/Ⅱ期临床试验

阿加糖酶 β 的 Ⅰ/Ⅱ期临床研究纳入 15 例男性 FD 患者（年龄≥16 岁），分为 5 个剂量方案组（0.3mg/kg 2 周 1 次，1.0mg/kg 2 周 1 次，3.0mg/kg 2 周 1 次，1.0mg/kg 48 小时 1 次，3.0mg/kg 48 小时 1 次）并接受 5 次输注治疗，药物代谢动力学分析结果证实阿加糖酶 β（法布赞）对血浆 GL-3 清除率的影响呈剂量依赖性，1.0mg/kg 2 周 1 次和 3.0mg/kg 2 周 1 次剂量可以清除患者肝脏、肾脏、心脏和皮肤血管内皮细胞 GL-3 贮积至正常水平，基于最佳的风险-获益比，将 1.0mg/kg EOW 定为法布赞标准剂量[14]。

　　Eto 等报告了一项开放标签 Ⅱ 期研究的结果，该研究旨在评估日本人群中种族差异是否会影响 FD 患者使用阿加糖酶 β 治疗的安全性和有效性。研究纳入 13 名确诊 FD 的男性患者，每 2 周静脉输注 1mg/kg 阿加糖酶 β（共 11 次）。研究结果显示，92%的患者肾脏和皮肤毛细血管内皮细胞中的 GL-3 减少到（接近）正常水平，肾和血浆 GL-3 水平分别下降51.9%和 100%，肾功能维持正常，FD 相关疼痛和生活质量在多个类别中均较基线有所改善。这些结果表明，用阿加糖酶 β 治疗在日本 FD 患者中是安全有效的[26]。

　　（2）Ⅲ期临床试验

　　1999 年的一项Ⅲ期随机、安慰剂对照临床试验（为期 20 周）证实了 1.0mg/kg 阿加糖酶 β 每 2 周给药一次的安全性和有效性。与安慰剂组相比，接受阿加糖酶 β 的 FD 患者肾脏、心脏和皮肤毛细血管内皮细胞中的 GL-3 清除率显著提升（$P < 0.001$），并且在接受阿加糖酶 β 治疗的患者中，血浆 GL-3（由酶联免疫吸附试验测定）降低到检测不到的水平[27]。此实验的开放标签扩展研究证实了双盲研究的结果。经过 11 个月的阿加糖酶 β 治疗，糖脂被从所有脉管系统的内皮及肾小球的系膜细胞和皮质的间质细胞中完全清除，在微小动脉的平滑肌细胞中观察到适度的清除，足细胞和远端肾小管上皮细胞也显示出 GL-3 减少的证据，这些发现表明在肾血管系统和其他类型肾细胞中，糖脂的积累被显著逆转，并提示长期使用阿加糖酶 β 治疗可能会阻止肾脏病理的进展，防止 FD 患者肾衰竭[28]。Dominique P. Germain 等进行的一项为期 54 个月的开放标签扩展试验同样证实阿加糖酶 β 从肾脏、心脏、皮肤和血浆中清除 GL-3 的长期疗效，并且注意到上皮细胞（足细胞、远端肾小管上皮细胞）清除率的改善迹象，尽管 GL-3 从未从足细胞中完全清除。此外，根据血清肌酐和 eGFR 的测定，早期和持续的阿加糖酶 β 干预保留了肾功能，并似乎延缓了肾损伤的进展[29]。

　　在另一项为期 10 年的Ⅲ期临床试验和推广研究中，81%的患者（42/52）在治疗期间没有出现任何严重的临床事件，94%（49/52）的患者在研究结束后仍存活。对于轻度肾损伤（尿蛋白/肌酐<0.5mg/mg 和肾小球硬化率<50%）的 FD 患者，ERT 能够明显延缓患者肾小球清除率的下降。总体来说，ERT 能够稳定早期轻度肾损伤患者的肌酐清除率和肾小球滤过率，但对于已经有严重肾损伤的患者，ERT 延缓肾损伤进展的效果有限，这说明 ERT应该用于疾病的早期——肾脏结构性病变出现之前[30]。

　　（3）Ⅳ期临床试验

　　一项多中心、双盲、随机、安慰剂对照的Ⅳ期临床试验显示，1mg/kg EOW 的阿加糖酶 β 治疗可以减缓 FD 危及生命的严重并发症的进展，即使是对于已经有明显肾损伤的患者。与安慰剂治疗的患者相比，阿加糖酶 β 治疗患者进展为肾脏、心脏或脑血管事件或死亡的风险显著降低了 61%（HR=0.39，95%CI 0.16～0.93，P=0.034）。在肾损伤不太严重的患者[eGFR>55ml/（min·1.73m^2）]中可以观察到更显著的治疗效果。该研究表明在晚期FD 患者中，阿加糖酶 β 的应用延缓了肾脏、心脏、脑血管并发症和死亡的复合临床结局的进展。因此在不可逆器官损伤之前进行治疗干预可能会带来更大的临床效益[31]。

（4）成年患者长期临床研究

在法布里病注册（Fabry Registry）的 1044 名接受阿加糖酶 β（1mg/kg，EOW）治疗长达 5 年的成年患者（641 名男性，403 名女性）中，Alberto Ortiz 等研究了严重临床事件（肾衰竭、心脏事件、卒中、死亡）的发生率。在前 6 个月，所有严重临床事件的发生率为 111/1000人年（95% CI 84～145）。6 个月后，发病率下降并稳定在（40～58）/1000 人年范围内，表明成年 FD 患者在每 2 周给予阿加糖酶 β 1mg/kg 治疗 6 个月后，严重临床事件发生率降低[32]。使用 SF-36 量表对 Fabry 登记处登记的 71 名男性和 59 名女性进行与健康相关的生活质量测量，这些患者接受了阿加糖酶 β 治疗，并且进行了基线和至少 2 年治疗后的健康相关的生活质量测量。结果表明长期使用阿加糖酶 β 治疗可显著提高 FD 患者与健康相关的生活质量[33]。

（5）儿童患者临床研究

为评价阿加糖酶 β 在儿童 FD 患者中的安全性和有效性，Wraith 等进行了一项为期 48周的开放标签、非对照、多国、多中心研究。该研究共入组年龄 8～16 岁的 16 例 FD 儿科患者（14 例男性，2 例女性）。所有患儿每 2 周接受一次 1mg/kg 注射用阿加糖酶 β 治疗，持续 48 周。治疗前，所有 14 例男性患者血浆 GL-3 水平升高（即>7.03μg/ml），而 2 例女性患者血浆 GL-3 水平正常，12 例男性患者的皮肤活检组织毛细血管内皮中检出 GL-3（女性患者无）。在治疗的第 24 周和第 48 周，所有 14 例男性患者的血浆 GL-3 均在正常范围内。基线时，毛细血管内皮中有 GL-3 内含物的 12 例男性患者在治疗第 24 周和第 48 周时GL-3 内含物评分为 0。整个 48 周研究期间，2 例女性患者的血浆 GL-3 水平保持正常。本研究发现注射用阿加糖酶 β 在儿科患者中的总体安全性和疗效特征与在成人中观察到的结果一致[34]。

Borgwardt 等对 10 名儿童（基线年龄为 9～16 岁）进行了一项全国性的回顾性队列研究，这些儿童在开始用阿加糖酶 β 进行 ERT 治疗后，接受了 1～8 年的定期系统调查，研究过程中并未出现任何严重的 FD 症状，如累及心脏、肾脏或大脑，并且研究发现疼痛是儿童和青少年时期的主要症状，而 ERT 可以改善这种疼痛。该研究肯定了 ERT 在 FD 儿童中的作用[35]。

综上，大量临床数据已证实阿加糖酶 β 在 FD 患者中（包括儿童）的临床有效性和安全性。

11.4　临床应用与注意事项

法布里病的治疗目标为延缓疾病进展，提高生活质量，降低相关并发症的发病率，延长患者生存期。因此，需在患者受累器官初步评估的基础上，制订合适的个体化治疗方案，定期检测和调整治疗，以优化患者的疾病管理[8]。

11.4.1　治疗前评估

根据临床表现的严重程度差异，患者确诊后在开始治疗前需对疾病严重度进行全面、准确的基线评估，为确定治疗方案提供依据，见表 11-1[8]。

表 11-1　法布里病治疗前评估

项目	评估内容
常规	病史、家族史
	体格检查
	生命体征
	生活质量指数评分[健康状况调查问卷简表（SF-36）]
	疾病验证程度评分[Mainz 严重程度评分指数（MSSI）]
肾脏	eGFR
	尿蛋白/尿肌酐比值
	24h 尿蛋白定量
	肾活检（必要时）
心脏	血压检测
	心电图、24h 动态心电图（必要时）
	心脏超声
	平板运动试验（由心脏专科医生确定）
	心脏增强磁共振成像（建议成人进行该项检查，并需要由心脏专科医师评估后确定），磁共振成像（T_1 mapping）
神经/脑部	疼痛评分[简明疼痛评估量表（BPI）]
	精神心理和认知量表
	交感皮肤反应（sympathetic skin reaction，SSR）评估小直径有髓神经纤维病变情况
	神经传导
	颈部血管彩色超声、经颅多普勒超声、头颅磁共振成像和血管磁共振成像
实验室检查	血、尿常规
	生化检查（肌酐、尿酸、肝功能、血脂、血糖等）
	血浆 GL-3 和 Lyso-GL-3 检测
其他	眼科：裂隙灯检查，晶状体裂隙灯后照射法，眼底检查
	呼吸系统：肺功能检查
	听力：听力检测

11.4.2　ERT

ERT 通过外源性补充基因重组的 α-Gal A，替代患者体内酶活性降低或完全缺乏的 α-Gal A，促进 GL-3 的分解，减少 GL-3 和 Lyso-GL-3 在器官组织的贮积，减轻患者疼痛程度，减少蛋白尿，并改善其他相应症状，阻止或延缓多系统病变发生。目前，ERT 药物包括阿加糖酶 α（推荐治疗剂量 0.2mg/kg，每 2 周静脉滴注 1 次）和阿加糖酶 β（推荐治疗剂量 1.0mg/kg，每 2 周静脉滴注 1 次）[8]。

11.4.3　ERT 的起始治疗指征

根据年龄分为儿童 FD 患者和成人 FD 患者，儿童 FD 患者的治疗起始指征见表 11-2，成人 FD 患者的治疗起始指征见表 11-3[8]。

表 11-2　儿童 FD 患者酶替代治疗起始指征

患儿	指征
有症状男孩/女孩	如 FD 特异性症状出现在任何年龄男孩或女孩，应考虑酶替代治疗，主要组织器官受累：
	（1）神经痛、疼痛危象
	（2）肾脏病[eGFR 下降、病理性蛋白尿、肌酐升高、GL-3 贮积、足细胞坏死等]
	（3）心肌病或心律失常
经典型（严重）突发的无症状男孩	（1）根据个体情况判断
	（2）如患儿有家族史、α-Gal A 活性显著下降、血浆 Lyso-GL-3 水平显著升高，可考虑早期启动预防性酶替代治疗
迟发型无症状男孩/女孩	根据个体情况判断

表 11-3　成人 FD 患者酶替代治疗起始指征

患者	指征
经典型	
男性有/无症状	应考虑酶替代治疗，适用于任何年龄
女性有症状	具有主要组织器官受累的症状，应考虑酶替代治疗：
	（1）神经痛、疼痛危象
	（2）肾脏损害，不归因于其他原因的蛋白尿
	（3）卒中或短暂性脑缺血发作
	（4）不归因于其他原因引起的心脏受累
	（5）排除其他原因的反复腹泻、胃肠道功能障碍
女性无症状	有肾脏、心脏或中枢神经系统受累的实验室、组织学或影像学证据，应考虑酶替代治疗：
	（1）肾小球滤过率下降[$<90ml /$（$min \cdot 1.73m^2$）（校正年龄>40 岁），尿白蛋白/肌酐比值$>30mg/g$]，肾活检可见足细胞足突消失或肾小球硬化、中度或重度 GL-3 贮积
	（2）卒中、脑白质病变（脑磁共振成像）
	（3）无症状心脏受累（心肌病、心律失常、心肌纤维化）
迟发型	
男性/女性	即使无典型的 FD 症状，如有肾脏、心脏或中枢神经系统受累的实验室、组织学或影像学证据，也可考虑酶替代治疗

11.4.4　ERT 使用注意事项

（1）输液相关反应

注射用阿加糖酶 α（瑞普佳）最常见的不良反应是输液相关反应，在临床试验中，成年患者有 13.7%出现了特异质输液相关反应，17 名年龄≥7 岁的儿科患者中有 4 名（23.5%）在 4.5 年的治疗期间（平均持续时间约 4 年）出现至少一次输液反应。8 名年龄<7 岁的儿科患者中有 3 名（37.5%）在平均观察时间 4.2 年内出现至少一次输液相关反应。最常见的症状是寒战、头痛、恶心、发热、潮红和疲乏。偶见报告严重的输液反应。其他输液相关的症状包括头晕和多汗，但这些反应大多随着时间推移而减轻。

轻度和一过性的反应大多不需要医学治疗或停止输液。如果发生中度急性输液反应，输液可以暂时中断（5～10 分钟），直到症状消退后可以重新开始输液。另外，在输液前 1～24 小时口服或静脉内使用抗组胺药和（或）糖皮质激素进行预处理，可以防止后续输液反应。

在注射用阿加糖酶 β 临床试验中，67%的患者出现至少一次输液相关反应。输液相关反应的发生频率随时间推移而降低[29]。在临床试验中，接受阿加糖酶 β 治疗出现轻度或中度输液相关反应的患者在减慢输注速率之后（约 0.15mg/min；10mg/h）和（或）接受抗组胺药、对乙酰氨基酚、布洛芬和（或）皮质类固醇预处理之后可继续接受治疗[26, 27]。

（2）超敏反应

与其他注射用蛋白类药物一样，注射用阿加糖酶 α（瑞普佳）和注射用阿加糖酶 β（法布赞）也可能引起超敏反应。

使用注射用阿加糖酶 α 过程中如果发生重度超敏反应或速发型过敏反应，应立即停用，并给予相应的治疗。根据当地的医学标准处理超敏反应或速发型超敏反应，并给予必要的治疗。

注射用阿加糖酶 β 治疗患者少数可出现速发型（I 型）超敏反应。如果出现了严重过敏或过敏性反应，应考虑立即停止给药并启动合适的治疗[36]。一项临床试验中的全部 6 例 IgE 抗体呈阳性或注射用阿加糖酶 β 皮试阳性的患者在经谨慎再用药后重新接受了注射用阿加糖酶 β。在该试验中，以低剂量和较慢输注速率进行了初步再给药（1/2 治疗剂量与 1/25 初始标准推荐输注速率）。一旦患者能够耐受输注，则可增加剂量以达到 1mg/kg 的治疗剂量并可缓慢加快输注速率[37]。

（3）抗蛋白抗体

与所有蛋白类药品一样，接受阿加糖酶治疗的患者可能会产生针对该蛋白的抗体。在约 24%使用阿加糖酶 α 治疗的男性患者中可观察到低滴度 IgG 抗体应答。经过 12～54 个月的治疗后，17%接受本品治疗的患者仍然为抗体阳性，然而 7%患者中的 IgG 抗体随着时间的推移而消失，这是出现免疫耐受的证据，但未发现该类患者的不良事件发生率增加。

同样，使用注射用阿加糖酶 β 后，部分患者可在首次输注后 3 个月内产生 r-hαGAL 的 IgG 抗体。随着时间的推移，临床试验中大多数血清反应阳性的患者会呈现抗体滴度下降趋势（40%的患者）或产生耐受（14%的患者）或达到平台期（35%的患者）[15, 29]。

关于抗药抗体是否影响 ERT 的临床疗效尚无一致结论。高剂量 ERT 可能会在输注过程中中和抗药抗体滴度，改善患者预后。如有检测条件，ERT 启动后每 6 个月进行一次抗药抗体滴度检测。

（4）肾损伤患者

出现广泛性肾损伤[eGFR＜60ml/（min·1.73m^2）]可能会使肾脏对酶替代疗法的反应受限。透析或肾移植后患者的数据有限，不建议调整注射用阿加糖酶的剂量。

（5）心功能损伤患者

晚期 FD 患者的心功能可能受损，这可能导致患者因输液相关反应而产生重度并发症的风险增加。如果心功能受损患者决定接受注射用阿加糖酶输注，应对其进行密切监测。

（6）禁忌证与特殊人群

1）禁忌证：对产品活性成分或其中任何辅料有危及生命的超敏反应（速发型超敏反应）。

2）妊娠期：妊娠期暴露于注射用阿加糖酶 α（瑞普佳）的数据非常有限[38]，故在给孕妇开处方时应谨慎。目前尚无阿加糖酶 β 用于妊娠期女性的充足数据，故妊娠期不应使用注射用阿加糖酶 β，除非明确需要[36]。

3）哺乳期：目前尚不清楚注射用阿加糖酶 α（瑞普佳）是否会经母乳分泌。Fernandez 等对 6 名 FD 患者在妊娠和产后进行阿加糖酶 α（0.2mg/kg，EOW）治疗。1 名混合喂养至 10 个月的婴儿在 4 岁时发现患有哮喘，1 名混合喂养至 5 个月的婴儿复发性尿路感染长达 2 年，但在 5 岁时恢复健康。3 名接受纯母乳喂养 6 个月后改为部分母乳喂养直至 12 个月的婴儿和 1 名部分母乳喂养至 12 个月的婴儿是健康的[38]。这些不良反应似乎均与阿加糖酶 α 有关。故阿加糖酶 α 用于哺乳期女性应谨慎。阿加糖酶 β 可能分泌到乳汁中，由于没有关于新生儿经乳汁暴露于阿加糖酶 β 所产生影响的可用数据，建议使用注射用阿加糖酶 β 治疗时应停止哺乳[36]。

4）儿童用药：尚未确定注射用阿加糖酶 α（瑞普佳）在 0～6 岁儿童中的安全性和有效性，根据目前可用的数据，不能给出有关剂量的建议，在儿科（7～18 岁）患者中开展的临床研究中，本品给药剂量为 0.2mg/kg EOW，没有出现非预期的安全性问题。在注射用阿加糖酶 β 方面，尚未明确 0～7 岁的儿童患者使用的安全性和有效性，8～16 岁儿童患者使用无须调整剂量[39]。

5）老年用药：尚未明确 65 岁以上患者使用注射用阿加糖酶 α（瑞普佳）或注射用阿加糖酶 β（法布赞）的安全性和有效性，目前尚无推荐的剂量方案。

6）药物相互作用：对阿加糖酶 α 和阿加糖酶 β 均尚未开展药物相互作用研究及体外代谢研究。因为氯喹、胺碘酮、对苄氧酚或庆大霉素可抑制细胞内 α-半乳糖苷酶的活性，所以两种酶替代治疗药物均不应与以上药物联合给药。

7）药物过量：在阿加糖酶 α 临床试验中，可每周使用高达 0.4mg/kg 的剂量，未发现其安全性与推荐剂量 0.2mg/kg 每两周一次的差异。目前尚无注射用阿加糖酶 β 过量的相关报告。在临床试验中，患者接受的剂量可达 3mg/kg，接受 3mg/kg 治疗患者发生的不良反应与接受 1mg/kg 治疗患者相似。

11.4.5　停药指征

当患者具有以下体征时可考虑停止治疗：治疗 1 年以上未达临床缓解；有严重并发症

且预期寿命<1 年；重度认知障碍；严重输液相关不良反应及患者要求等[8]。

11.4.6　持续临床检测

持续监测 FD 相关各临床参数，以保证患者获得较好的个体化治疗，监测内容及频率见表 11-4。[8]

表 11-4　法布里病临床监测项目的内容及频率

项目	监测内容	监测频率
常规	完整的病史和体检，包括家族史和生活质量评估、胃肠道症状、工作/学习表现、抑郁/焦虑程度	每次就诊时
肾脏	eGFR≥60ml/（min·1.73m²），且尿白蛋白/肌酐比值<30mg/g	每年 1 次
	eGFR≥60ml/（min·1.73m²），且尿白蛋白/肌酐比值 30～300mg/g	每 6 个月 1 次
	eGFR 45～59ml/（min·1.73m²），且尿白蛋白/肌酐比值<30mg/g	每 6 个月 1 次
	eGFR 30～59ml/（min·1.73m²），且尿白蛋白/肌酐比值>300mg/g	每 3 个月 1 次
	eGFR 30～44ml/（min·1.73m²），且尿白蛋白/肌酐比值<30mg/g	每 3 个月 1 次
	eGFR<29ml/（min·1.73m²）	每 3 个月 1 次
	25-羟维生素 D、甲状旁腺素	必要时
	肾活检	必要时
心脏	血压和心率	每次就诊
	心电图和超声心动图	每年 1 次
	48h 动态心电图	每年，或根据年龄等其他危险因素适当增加或减少频率；如发生心律失常，应增加监测频率
	延迟钆增强-心脏磁共振成像	每 2 年 1 次，或有证据表明疾病进展时进行监测
	心肌肌钙蛋白 T、心肌肌钙蛋白 I、N 端脑利尿钠肽前体	如伴心肌病或心动过缓，应至少每年 1 次
脑/神经	脑磁共振成像	每 3 年或临床必要时
	疼痛评估	每年 1 次
	自主神经评估	必要时
	听力	每年 1 次
其他	总糖脂负荷（GL-3 和 Lyso-GL-3）	每 3～6 个月 1 次
	肺活量测定	至少每 2 年 1 次
	眼科检查	必要时

（吴冰楚　姚露露　乔晓辉）

参 考 文 献

[1] Ortiz A，Germain DP，Desnick RJ，et al. Fabry disease revisited：management and treatment recommendations for adult patients[J]. Mol Genet Metab，2018，123（4）：416-427.

[2] Schiffmann R，Hughes DA，Linthorst GE，et al. Screening，diagnosis，and management of patients with Fabry disease：conclusions from a "Kidney Disease：improving Global Outcomes"（KDIGO）Controversies Conference[J]. Kidney Int，2017，91（2）：284-293.

[3] Nowicki M，Bazan-Socha S，Błażejewska-Hyzorek B，et al. Enzyme replacement therapy in Fabry disease in Poland：a position statement[J]. Pol Arch Intern Med，2020，130（1）：91-97.

[4] Hwu W L，Chien YH，Lee NC，et al. Newborn screening for Fabry disease in Taiwan reveals a high incidence of the later-onset GLA mutation c.936+919G＞A（IVS4+919G＞A）[J]. Hum Mutat，2009，30（10）：1397-1405.

[5] Lv YL，Wang WM，Pan XX，et al. A successful screening for Fabry disease in a Chinese dialysis patient population[J]. Clini Genet，2009，76（2）：219-221.

[6] 王朝晖，潘晓霞，陈楠. 提高对法布里病临床表现和实验室新指标的认识[J]. 诊断学理论与实践，2014，13（1）：20-23.

[7] Germain DP，Fouilhoux A，Decramer S，et al. Consensus recommendations for diagnosis，management and treatment of Fabry disease in paediatric patients[J]. Clini Genet，2019，96（2）：107-117.

[8] 中国法布雷病专家协作组. 中国法布雷病诊疗专家共识（2021年版）[J]. 中华内科杂志，2021，60（4）：321-330.

[9] Datta P，Linhardt RJ，Sharfstein ST. An 'omics approach towards CHO cell engineering[J]. Biotechnol Bioeng，2013，110（5）：1255-1271.

[10] Clarke JT，West ML，Bultas J，et al. The pharmacology of multiple regimens of agalsidase Alfa enzyme replacement therapy for Fabry disease[J]. Genet Med，2007，9（8）：504-509.

[11] Ries M，Clarke JT，Whybra C，et al. Enzyme replacement in Fabry disease：pharmacokinetics and pharmacodynamics of agalsidase alpha in children and adolescents[J]. J Clin Pharmacol，2007，47（10）：1222-1230.

[12] Sakuraba H，Murata-Ohsawa M，Kawashima I，et al. Comparison of the effects of agalsidase Alfa and agalsidase beta on cultured human Fabry fibroblasts and Fabry mice[J]. J Clin Pharmacol，2006，51（3）：180-188.

[13] Desnick RJ. Enzyme replacement therapy for Fabry disease：lessons from two alpha-galactosidase A orphan products and one FDA approval[J]. Expert Opin Biol Ther，2004，4（7）：1167-1176.

[14] Eng CM，Banikazemi M，Gordon RE，et al. A phase 1/2 clinical trial of enzyme replacement in fabry disease：pharmacokinetic，substrate clearance，and safety studies[J]. Am J Hum Genet，2001，68（3）：711-722.

[15] Ioannou YA，Zeidner KM，Gordon RE，et al. Fabry disease：preclinical studies demonstrate the effectiveness of α-galactosidase A replacement in enzyme-deficient mice[J]. Am J Hum Genet，2001，68（1）：14-25.

[16] Brady RO，Murray GJ，Moore DF，et al. Enzyme replacement therapy in Fabry disease[J]. J Inherit Metab Dis，2001，24（S2）：18-24.

[17] Schiffmann R，Murray GJ，Treco D，et al. Infusion of alpha-galactosidase A reduces tissue globotriaosylceramide storage in patients with Fabry disease[J]. Proc Natl Acad Sci USA，2000，97（1）：365-370.

[18] Schiffmann R，Kopp JB，Austin HA 3rd，et al. Enzyme replacement therapy in Fabry disease：a randomized controlled trial[J]. JAMA，2001，285（21）：2743-2749.

[19] Schiffmann R，Ries M，Timmons M，et al. Long-term therapy with agalsidase Alfa for Fabry disease：safety and effects on renal function in a home infusion setting[J]. Nephrol Dial Transplant，2006，21（2）：345-354.

[20] Goláň L，Goker-Alpan O，Holida M，et al. Evaluation of the efficacy and safety of three dosing regimens of agalsidase Alfa enzyme replacement therapy in adults with Fabry disease[J]. Drug Des Devel Ther，2015，9：3435-3444.

[21] Schiffmann R，Swift C，Wang X，et al. A prospective 10-year study of individualized，intensified enzyme replacement therapy in advanced Fabry disease[J]. J Inherit Metab Dis，2015，38（6）：1129-1136.

[22] Whybra C，Miebach E，Mengel E，et al. A 4-year study of the efficacy and tolerability of enzyme replacement therapy with agalsidase Alfa in 36 women with Fabry disease[J]. Genet Med，2009，11（6）：441-449.

[23] Sasa H，Nagao M，Kino K. Safety and effectiveness of enzyme replacement therapy with agalsidase Alfa in patients with Fabry disease：post-marketing surveillance in Japan[J]. Mol Genet Metab，2019，126（4）：448-459.

[24] Ries M，Clarke JT，Whybra C，et al. Enzyme-replacement therapy with agalsidase Alfa in children with Fabry disease[J]. Pediatrics，2006，118（3）：924-932.

[25] Schiffmann R，Pastores GM，Lien YH，et al. Agalsidase Alfa in pediatric patients with Fabry disease：a 6.5-year open-label follow-up study[J]. Orphanet J Rare Dis，2014，9：169.

[26] Eto Y，Ohashi T，Utsunomiya Y，et al. Enzyme replacement therapy in Japanese Fabry disease patients：the results of a phase 2 bridging study[J]. J Inherit Metab Dis，2005，28（4）：575-583.

[27] Eng CM，Guffon N，Wilcox WR，et al. Safety and efficacy of recombinant human alpha-galactosidase A replacement therapy in Fabry's disease[J]. N Engl J Med，2001，345（1）：9-16.

[28] Thurberg BL，Rennke H，Colvin RB，et al. Globotriaosylceramide accumulation in the Fabry kidney is cleared from multiple cell types after enzyme replacement therapy[J]. Kidney Int，2002，62（6）：1933-1946.

[29] Germain DP，Waldek S，Banikazemi M，et al. Sustained，long-term renal stabilization after 54 months of agalsidase beta therapy in patients with Fabry disease[J]. J Am Soc Nephrol，2007，18（5）：1547-1557.

[30] Germain DP，Charrow J，Desnick RJ，et al. Ten-year outcome of enzyme replacement therapy with agalsidase beta in patients with Fabry disease[J]. J Med Genet，2015，52（5）：353-358.

[31] Banikazemi M，Bultas J，Waldek S，et al. Agalsidase-beta therapy for advanced Fabry disease：a randomized trial[J]. Ann Intern Med，2007，146（2）：77-86.

[32] Ortiz A，Abiose A，Bichet DG，et al. Time to treatment benefit for adult patients with Fabry disease receiving agalsidase β：data from the Fabry Registry[J]. J Med Genet，2016，53（7）：495-502.

[33] Watt T，Burlina AP，Cazzorla C，et al. Agalsidase beta treatment is associated with improved quality of life in patients with Fabry disease：findings from the Fabry Registry[J]. Genet Med，2010，12（11）：703-712.

[34] Wraith JE，Tylki-Szymanska A，Guffon N，et al. Safety and efficacy of enzyme replacement therapy with agalsidase beta：an international，open-label study in pediatric patients with fabry disease[J]. J Pediatr，2008，152（4）：563-570.

[35] Borgwardt L，Feldt-Rasmussen U，Rasmussen AK，et al. Fabry disease in children：agalsidase-beta enzyme replacement therapy[J]. Clin Genet，2013，83（5）：432-438.

[36] 陈楠. Fabry 病诊治进展[J]. 中华肾病研究电子杂志，2012，1（1）：50-53.

[37] Bodensteiner D，Scott CR，Sims KB，et al. Successful reinstitution of agalsidase beta therapy in Fabry disease patients with previous IgE-antibody or skin-test reactivity to the recombinant enzyme[J]. Genet Med，2008，10（5）：353-358.

[38] Fernández P，Fernández SO，Gonzalez JGM，et al. Enzyme replacement therapy in pregnant women with fabry disease：a case series[J]. JIMD Rep，2019，45：77-81.

[39] 周维军，吴冬梅，陆兮，等. 法布里病治疗药物研究进展[J]. 实用药物与临床，2021，24（12）：1140-1144.

第 12 章　布地奈德靶向释放制剂

IgA 肾病是目前最常见的原发性肾小球疾病之一，也是国内导致终末期肾病最主要的原因。20%～40%的患者在 20 年内发展为终末期肾病。需要进行透析或肾移植。目前国内针对 IgA 肾病的治疗方案以 RAAS 抑制剂的支持性治疗和全身免疫抑制剂为主，缺少从疾病源头改变疾病进展的针对性治疗方法，即对因治疗。

对因治疗的用药目的在于消除原发致病因子，彻底治愈疾病。全球首个 IgA 肾病的对因治疗药物——Nefecon 是口服的靶向布地奈德迟释胶囊。通过特殊的制作工艺，将布地奈德（糖皮质激素的一种）靶向释放于回肠末端的黏膜 B 细胞（包括派尔集合淋巴结），胶囊溶解后，三层包衣微丸持续稳定释放布地奈德，高浓度覆盖整个靶区域，从而减少诱发 IgA 肾病的半乳糖缺陷的 IgA1 抗体产生，进而干预发病机制上游阶段，达到治疗 IgA 肾病的目的。

12.1　药物概述

布地奈德靶向释放制剂是一种新型的口服靶向释放制剂，由瑞典公司 Pharmalink AB（曾用名 Pharmalink）开发。该药通过创新 TARGIT™ 制剂工艺[1]在回肠末端的黏膜相关淋巴样组织（mucosa-associated lymphoid tissue，MALT）（如派尔集合淋巴结）靶向释放布地奈德，调节局部肠道黏膜免疫和肠道通透性，降低半乳糖缺陷型 IgA1（Galactose deficient-IgA1，Gd-IgA1）及致病性 IgA-IgG 免疫复合物的循环水平，减少致病性 IgA-IgG 免疫复合物在肾小球内的沉积，从而抑制肾小球炎症反应和纤维化，降低蛋白尿、稳定肾功能，从发病源头干预 IgA 肾病的发展，改善预后。

药物代谢动力学方面，健康受试者单次口服布地奈德靶向释放制剂 16mg 后，达峰浓度平均 C_{max}（CV%）为 4.4ng/ml（58.3），AUC$_{(0\sim24)}$ 为 24.1（h·ng）/ml（49.7）。中位 Tlag（min，max）为 3.1 小时（0，6），中位 T_{max}（min，max）为 5.1 小时（4.5，10）。在给予布地奈德靶向释放制剂 1 小时后，无论是中等脂肪餐还是高脂肪餐，都没有观察到与布地奈德全身暴露有关的临床相关的食物效应。布地奈德迅速而广泛地分布到组织和器官中。85%～90%的布地奈德与血液中的血浆蛋白结合，浓度范围为 0.43～99ng/ml。稳态分布容积为 3～4L/kg。布地奈德主要由肝脏代谢（较小程度上由肠道代谢），主要通过 CYP3A4 氧化途径代谢为两种主要代谢物——16α-羟基泼尼松龙和 6β-羟基布地奈德，它们的皮质类固醇活性低于布地奈德的 1%。布地奈德的代谢比氢化可的松快 2～5 倍，比泼尼松龙快 8～15 倍。布地奈德具有较高的血浆清除率，在健康成人中为 0.9～1.8L/min，这与估计的肝血流量接近，表明布地奈德是一种高肝脏清除率药物。布地奈德以代谢物形式随尿液和粪便排出，主要是以完整或结合形式经肾脏排泄，尿中未检出布地奈德。

药物效应动力学方面，布地奈德靶向释放制剂通过结合延迟释放的胶囊，使活性成分只有在到达回肠末端区域的派尔集合淋巴结时，于肠道特定水平的 pH 环境下溶出，脉冲式释放出含活性布地奈德成分的控释微丸。当胶囊溶解后，三层包衣微丸持续释放布地奈德，使得整个回肠末端区暴露于高浓度的布地奈德，在局部发挥作用。

瑞典生物制药公司 Calliditas Therapeutics 近日宣布，美国 FDA 已于 2021 年 4 月受理口服专利制剂 Nefecon（布地奈德靶向释放制剂，美国获批商品名：Tarpeyo）的新药申请并授予了优先审查。Nefecon 已于美国时间 2021 年 12 月 15 日被 FDA 加速审评批准，成为第一个专门设计和批准用于 IgA 肾病对因治疗药物，具有疾病修正潜力，为 IgA 肾病患者提供了一种全新的治疗选择[2]。在欧盟，Nefecon 的营销授权申请由欧洲药品管理局的加速评估，并于 2022 年在欧洲上市。

在我国，国家药品监督管理局已于 2022 年 11 月受理 Nefecon（中文名：耐赋康）用于治疗 IgA 肾病提交的新药上市许可申请，并已纳入突破性治疗品种，授予优先审评资格，是第一款被我国国家药品监督管理局纳入突破性治疗品种的非肿瘤药物，并于 2023 年 11 月 21 日在中国大陆正式获批上市。在此之前，2023 年 4 月 24 日海南博鳌先行区批准了耐赋康早期准入计划项目，进入海南博鳌乐城医疗先行区医院，率先获益国内患者。

12.2　作　用　机　制

布地奈德是一种具有强效糖皮质激素活性和较弱盐皮质激素活性，且大部分被肝脏首过代谢清除的皮质类固醇。在血清皮质醇抑制方面，布地奈德对糖皮质激素受体的亲和力是泼尼松龙的 15 倍。布地奈德靶向释放制剂 16mg 约相当于 8mg 泼尼松龙，极大地降低了皮质类固醇的全身暴露量，有助于避免皮质类固醇相关的不良反应。其代谢产物主要在尿液中排泄，少量经粪便排泄[3]。

12.2.1　布地奈德靶向释放制剂的独特制剂工艺

布地奈德靶向释放制剂通过创新的 TARGIT™ 制剂工艺延迟释放[1]，使活性成分通过胃肠道而不被分解或吸收，只有在到达回肠末端区域的派尔集合淋巴结时，于肠道特定水平的 pH 环境下溶出，脉冲式释放出含活性布地奈德成分的控释微丸。当胶囊溶解后，三层包衣微丸持续释放布地奈德，使得整个回肠末端区暴露于高浓度的布地奈德。该药物的设计具有以下优点：①药物具有靶向性，实现布地奈德持续集中于肠道集合淋巴结，局部抑制黏膜型 IgA1 抗体的产生，从而减少血液中致病免疫复合物的生成。②布地奈德靶向释放制剂局部靶向释放，90%的布地奈德在肝脏通过细胞色素 P450 首过代谢清除，变成低效力的代谢物，最大限度地减少了从回肠吸收的活性药物及随后的脱靶效应在全身的暴露量。解决了布地奈德普通剂型高肝脏首过效应、起效部位药物浓度低的缺点，也减少了全身性副作用。

12.2.2　布地奈德靶向释放制剂在 IgA 肾病中的作用机制

IgA 肾病是目前最常见的原发性肾小球疾病之一，也是国内导致终末期肾病最主要的原因[4]。20%～40%的 IgA 肾病患者在 20 年内发展为终末期肾病[5]。最近的数据表明，肠道相关淋巴组织（gut-associated lymphoid tissue，GALT）在 IgA 肾病的发展中起着重要作用[6]。在遗传易感性个体中，肠道黏膜吸附食物抗原、微生物成分或其代谢产物后，可触发肠上皮 Toll 样受体（Toll-like receptor，TLR）。在肠上皮细胞和基质细胞的作用下，活化的抗原呈递细胞（如单核细胞/巨噬细胞、树突状细胞和中性粒细胞）产生 B 细胞活化因子（B cell activating factor，BAF）和一种增殖引导配体（a proliferation-inducing ligand，APRIL）。回肠末端的派尔集合淋巴结中存在大量黏膜 B 淋巴细胞，BAF 和 APRIL 与肿瘤坏死因子受体跨膜激活剂及钙调亲环素配体相互作用分子（TACI）结合后，激活派尔集合淋巴结黏膜 B 淋巴细胞进行 IgA 类转换重组，即从 IgM 向 Gd-IgA1 分化和增殖[6-8]。抗原性的 Gd-IgA1 分子通过产生针对该分子的半乳糖沉积铰链区的特异性 IgG 或 IgA 抗体，产生自身免疫反应，致使免疫复合物形成。该免疫复合物与肾小球系膜细胞结合，引起细胞活化和增殖，随后释放的炎症和纤维化介质通过系膜-足细胞-肾小管的相互作用，使最初的系膜损伤向整个肾单位扩散，最终导致肾功能的丧失[9]。

派尔集合淋巴结产生 Gd-IgA1 被认为是 IgA 肾病发病机制的第一步[9]。布地奈德靶向释放制剂通过靶向与黏膜 B 淋巴细胞上的糖皮质激素受体结合，调节黏膜 B 淋巴细胞的数量和活性，发挥抗炎和免疫抑制作用，减少 Gd-IgA1 的产生，从发病源头干预 IgA 肾病的发展[2]。

12.3　临床试验

12.3.1　布地奈德制剂治疗 IgA 肾病的临床研究

Gener Ismail 等[10]进行了一项回顾性研究，评估布地奈德制剂（Budenofalk）治疗 IgA 肾病的有效性和安全性。研究从随访的 143 名 IgA 肾病患者的回顾性队列中最终确定了 18 名接受 24 个月布地奈德治疗的患者纳入分析。同时将布地奈德治疗的队列与来自同一回顾性队列的 18 名接受全身类固醇治疗的 IgA 肾病患者相匹配。结果显示，24 个月时布地奈德治疗组的蛋白尿和血尿的中位数减少分别为 45%及 72%，皮质类固醇治疗组的尿蛋白和血尿的中位数分别减少 11%和 73%。布地奈德组和皮质类固醇组分别有 13 例（72%）和 12 例（67%）血尿完全消失。布地奈德治疗耐受性良好，在整个治疗期间副作用最小。布地奈德治疗组有 4 例不良事件，其中 3 例是轻度的，主要为胃肠道不适（恶心）、上呼吸道感染及口腔念珠菌病发作，肺栓塞并发症患者已证实该事件与布地奈德治疗无关。可见，布地奈德 24 个月的治疗期间，在减少蛋白尿与血尿方面，其对 IgA 肾病的治疗是有效的。布地奈德治疗耐受性良好，副作用小。

12.3.2　布地奈德靶向释放制剂治疗 IgA 肾病的Ⅱa、Ⅱb 期临床试验

2011 年 Hilde Kloster Smerud 等[1]进行了布地奈德靶向释放制剂（Nefecon®）的Ⅱa 期临床研究，评价布地奈德靶向释放治疗 IgA 肾病的有效性和安全性。16 例尿白蛋白排泄量＞0.5g/d，血肌酐＜200μmol/L 的 IgA 肾病患者被纳入研究，给予布地奈德靶向释放制剂（Nefecon®）8mg/d，疗程 6 个月，随访 3 个月。结果显示，24 小时尿白蛋白排泄量减少率为 23%（四分位区间：−0.36～−0.04，P=0.04），相当于尿白蛋白排泄量减少 529mg/d（四分位区间：60～757mg/d）。尿白蛋白排泄减少率（中位数为 40%）在停药后 2 个月达到峰值。治疗期间，血肌酐降低 6%（四分位区间：−0.12～−0.02；P=0.003），eGFR（MDRD 公式计算）增加 8%（四分位区间：0.02～0.16，P=0.003）。未观察到主要的皮质类固醇相关副作用。

NEFIGAN 研究是布地奈德靶向释放制剂的一项多中心、安慰剂对照、双盲、Ⅱb 期临床试验，在 10 个欧洲国家招募了成年 IgA 肾病患者。NEFIGAN 研究的设计包括 6 个月的磨合期、9 个月的治疗期和 3 个月的随访期。在 6 个月的磨合期中，将患者肾素-血管紧张素系统抑制剂（renin-angiotensin system inhibitor，RASi）剂量调整到最大耐受剂量并优化血压＜130/80mmHg。对磨合期结束时符合 eGFR＞45ml/（min·1.73m²）和 UPCR＞0.5g/g 或尿液总蛋白排泄量＞0.75g/d 的患者，按 1∶1∶1 随机分配到安慰剂组、布地奈德靶向释放制剂 8mg/d 或 16mg/d 组进入 9 个月的治疗期。观察的主要终点为 9 个月时 UPCR 从基线开始的平均变化，次要终点为 eGFR 的变化。

在该研究试运行阶段入选的 207 名患者中，共有 150 名符合随机化的条件。造成这一相当大差异的主要原因是，在优化保守治疗后，有大量受试者不再符合纳入标准（37 名患者）。最终随机分配的患者在基线时 24 小时尿蛋白排泄量为 1.2g/d，四分位区间为 0.9～2.0g/d，平均 eGFR（78.3±25）ml/（min·1.73m²）。在治疗 9 个月时，所有布地奈德靶向释放制剂治疗患者的平均 UPCR 下降了 24%，但安慰剂治疗患者的 UPCR 则增加了 2.7%（P=0.006）。在停止试验用药后 3 个月的随访中（研究的第 12 个月），布地奈德靶向释放制剂 8mg/d 组的 UPCR 下降持续稳定，16mg/d 组则继续发挥降尿蛋白作用，平均 UPCR 比基线下降 32%，而安慰剂增加 0.5%。

对于次要终点肾功能 eGFR 的变化，观察到在 9 个月治疗期间，布地奈德靶向释放制剂组的 eGFR 趋于稳定，但安慰剂治疗组下降了 9.8%，具有统计学意义（P=0.001）。鉴于安慰剂治疗组的平均起始 eGFR 为 76.5ml/（min·1.73m²），则意味着 9 个月的治疗期中，肾功能 eGFR 下降 7.5ml/（min·1.73m²）。但也有学者认为，稳定 GFR 的部分作用可能存在假象，因为布地奈德存在轻微的系统性皮质类固醇作用，这些作用可能影响肌肉质量，从而影响肌酐的生成。

在接受治疗的患者中没有发生严重不良事件，特别是感染增加的报告。16mg/d 组、8mg/d 组和安慰剂组分别有 11 人、5 人和 2 人中止治疗。原因包括系统性皮质类固醇作用

的影响，如皮纹增多、脂肪增厚和痤疮。有 1 例 16mg/d 组的 HbA1c 浓度有统计学意义的升高。在治疗结束时，16mg/d 组 HbA1c 浓度较 8mg/d 组显著升高[（1.1±2.33）mmol/mol]。然而，这与安慰剂组比较没有统计学上的差异。16mg/d 组 2 名患者根据 HbA1c 的浓度，被诊断为糖尿病。HbA1c 浓度在停止治疗后的 3 个月降低。

由 NEFIGAN 研究得出结论，布地奈德靶向释放制剂在优化 RAAS 阻断的基础上，减少了 IgA 肾病患者的蛋白尿并维持了 eGFR，可能降低未来发展为 ESRD 的风险。

NEFIGAN 研究与近期 2 项 IgA 肾病相关的大型随机对照试验比较（STOP-IgAN 研究[11]，TESTING 研究[12]）：①对照组的 eGFR 下降情况[–5.9ml/（min·1.73m²）]与 TESTING 研究[–6.8ml/（min·1.73m²）]中观察到的情况相似。与 STOP-IgAN 研究不同，在 STOP-IgAN 研究中，支持性治疗方法相对积极，从而大大减缓了 eGFR 的下降[–1.6ml/（min·1.73m²）]，以至于即使添加免疫抑制剂，观察到的 eGFR 的下降也不明显。②与之前的研究相比，NEFIGAN 研究纳入的患者的病情相对较轻（基于尿蛋白和基线 eGFR 的纳入标准）。而 TESTING 研究和 STOP-IgAN 研究主要纳入的是更晚期的慢性肾脏病患者，因此具有更高的 ESRD 风险。因此，目前尚不确定布地奈德靶向释放制剂在较晚期 IgA 肾病中是否也同样有效。但至少布地奈德靶向释放制剂对 NEFIGAN 研究中在 eGFR 范围内[基线 eGFR>50ml/（min·1.73m²）]的患者有效。③STOP-IgAN 研究中，在皮质类固醇组出现了更多的感染、糖尿病和体重增加；TESTING 研究更是在甲泼尼龙组发生了几次致命性的感染后被早期终止。而 NEFIGAN 研究未出现严重不良事件。总之，布地奈德靶向释放制剂可能为治疗有进展性 IgA 肾病风险的患者提供了一个新的和相对安全的选择[13]。

12.3.3　布地奈德靶向释放制剂治疗 IgA 肾病的 III 期临床试验

NefIgArd 研究[14]是布地奈德靶向释放制剂在 19 个国家 146 家研究中心开展的随机、双盲、安慰剂对照的 III 期全球临床试验，旨在评价布地奈德靶向释放制剂 16mg/d 相比安慰剂用于正在接受最优 RASi 治疗但仍有进展为 ESRD 风险的原发性 IgA 肾病成人患者的疗效和安全性。入组对象为正在接受最优 RASi 治疗但仍有进展为 ESRD 风险的原发性 IgA 肾病患者，患者基线水平：UPCR≥0.8g/g（或≥1g/24h），中位值为 1.3g/g；35ml/（min·1.73m²）≤eGFR ≤90ml/（min·1.73m²），eGFR 中位值为 55ml/（min·1.73m²）。364 名患者以 1∶1 的比例随机进入布地奈德靶向释放制剂组 16mg（n=182）或安慰剂组（n=182）治疗，其中包括 60 名中国患者。

NefIgArd 研究分为 Part A 和 Part B 两部分。Part A 包括 9 个月盲法治疗期和 3 个月停药随访期，以 UPCR 为主要终点，eGFR 为次要终点；Part B 则包括再延续 12 个月保持双盲的停药观察期，并以整个 2 年随访期间患者 eGFR 的变化为主要终点，UPCR 为次要终点。Part A 的蛋白尿主要终点于 2020 年 11 月达到，结果已发表[2]；Part B 的 eGFR 主要终点于 2023 年 3 月 12 日宣布成功达到。

研究数据显示，治疗 9 个月后，相比安慰剂组，布地奈德靶向释放制剂 16mg/d 治疗组 UPCR 降低 31%（相比基线，布地奈德靶向释放制剂 16mg/d 治疗组和安慰剂组 UPCR 降低为 34% vs 5%，P=0.0001）[2]；在 eGFR 方面，布地奈德靶向释放制剂 16mg/d 治疗组用药 9 个月后 eGFR 保持稳定，安慰剂组则下降了 7%（eGFR 绝对值下降 3.87ml/（min·1.73m^2），P=0.0029）。这反映了安慰剂组在 9 个月内 eGFR 绝对值下降了 4.04ml/（min·1.73m^2），而治疗组则下降了 0.17ml/（min·1.73m^2）。

NefIgArd 研究的 Part B 被设计为一项确认性的上市后观察试验，以确认长期的肾脏保护，并评估接受治疗的患者和安慰剂患者之间的肾功能差异，这些差异由每个患者开始用药后 2 年内的 eGFR 衡量。结果显示，布地奈德靶向释放制剂 16mg/d 治疗组 eGFR 较基线的平均变化为 –2.47ml/（min·1.73m^2），而安慰剂组为 –7.52ml/（min·1.73m^2）；布地奈德靶向释放制剂 16mg/d 治疗组 2 年内的 eGFR 比安慰剂组平均高 5.05ml/（min·1.73m^2），差异具有统计学意义（P<0.0001）。与安慰剂组相比，根据不同分析方法估计布地奈德靶向释放制剂 16mg/d 治疗组 eGFR 每年改善幅度在 1.8~3.0ml/（min·1.73m^2）（P<0.0001~0.0035）。布地奈德靶向释放制剂 16mg/d 治疗组 9 个月治疗周期就可使 2 年 eGFR 下降速度延缓 50%，延缓进展至透析或肾移植的时间超过 10 年。对比 9 个月时的 eGFR 结果，布地奈德靶向释放制剂 16mg/d 治疗组较安慰剂组有显著改善 [0.66ml/（min·1.73m^2）vs –4.56ml/（min·1.73m^2）]，2 年时 eGFR 结果相一致，提示布地奈德靶向释放制剂带来的 eGFR 获益不仅出现在治疗期间，而且在停药后较长随访时间内仍可一直持续。在整个研究人群中，无论基线 UPCR 水平如何，都能观察到 eGFR 的获益，提示布地奈德靶向释放制剂可为广泛 IgA 肾病患者带来 eGFR 获益。

在蛋白尿方面，治疗 9 个月、停药 3 个月时，布地奈德靶向释放制剂 16mg/d 治疗组蛋白尿均显著改善，UPCR 自基线分别较安慰剂组显著降低 27%（P=0.0003）和 48%（P<0.0001）；之后即使停药 15 个月，仍观察到布地奈德靶向释放制剂 16mg/d 治疗组蛋白尿持续性降低的效果，在 2 年时布地奈德靶向释放制剂 16mg/d 治疗组 UPCR 与基线相比显著降低 31%，而安慰剂组仅降低 1%。2023 年美国肾脏病学会（ASN）年会最新数据显示，基于 NefIgArd 研究 2 年 eGFR 总斜率，通过建模分析预测在真实世界中布地奈德肠溶胶囊治疗显著延迟 IgA 肾病患者进展至肾衰竭的时间达 12.8 年。同时，NefIgArd 研究中国亚组分析显示，中国 IgA 肾病患者从布地奈德肠溶胶囊治疗中获益更大，在整个 2 年研究期显著延缓肾功能恶化达 66%，持久降低蛋白尿，提高无镜下血尿的患者比例。

在安全性方面，NefIgArd 研究与 NEFIGAN 研究的结果一致，布地奈德靶向释放制剂总体安全性良好。最常见的不良反应为外周水肿、高血压、肌肉痉挛和头痛，大多数不良反应为轻度至中度。对体重、血压或 HbA1c 无不良临床影响。不同于传统全身用激素，皮质类固醇治疗期间未见严重感染发生[5]。

12.4　临床应用与注意事项

12.4.1　指南共识推荐

近期，《自然综述-疾病导论》（*Nature Reviews Disease Primers*）刊发了关于 IgA 肾病的

综述[15]，基于近两年来布地奈德肠溶胶囊在 IgA 肾病治疗方面取得的重大突破，论文作者在 2021 版 KDIGO 指南基础上，提出了对 IgA 肾病治疗的改良流程。

改良流程分为两步：第一步，基线时建议所有 IgA 肾病患者接受优化支持治疗，包括严格控制血压、限盐摄入、ACEI/ARB、生活方式改变等传统支持治疗，并纳入 SGLT-2 抑制剂和双重内皮素受体拮抗剂等新型治疗药物。第二步，建议在约 90 天后进行再次评估，对于尿蛋白<0.75g/d 的患者建议继续支持治疗，而对于尿蛋白>0.75g/d 的患者（慢性肾脏病进展高风险）建议在优化支持治疗基础上考虑联合其他治疗措施：当 eGFR≥30ml/（min·1.73m^2）时，继续优化支持治疗，考虑联合布地奈德肠溶胶囊，慎重评估系统性糖皮质激素的应用；当 eGFR<30ml/（min·1.73m^2）时，继续优化支持治疗，考虑联合布地奈德肠溶胶囊，不建议免疫抑制治疗，除非发生急进性肾小球肾炎。新流程明确指出，考虑到布地奈德肠溶胶囊不良反应远低于系统激素治疗，即使目前临床获益证据源自 eGFR≥30ml/（min·1.73m^2）人群，但对于 eGFR<30ml/（min·1.73m^2）的 IgA 肾病患者，仍推荐使用该药[1]。

12.4.2　临床应用

（1）治疗时机

目前没有针对布地奈德靶向释放制剂起始治疗时机的研究，参考布地奈德靶向释放制剂Ⅲ期 NefIgArd 临床试验，推荐布地奈德靶向释放制剂用于具有进展风险（UPCR≥0.8g/g）的原发性 IgA 肾病患者。

（2）用法用量

基于全球Ⅲ期 NefIgArd 研究结果[14]和 FDA 说明书[2]，建议布地奈德靶向释放制剂 16mg/d，持续 9 个月后减量至 8mg/d，持续 2 周后停药。

（3）注意事项

布地奈德靶向释放制剂应于早饭前至少 1 小时顿服，制剂为胶囊，不可打开、碾碎或者嚼服[2]。

12.4.3　病例报道

印度学者报道了 1 例应用布地奈德靶向释放制剂成功治疗 1 名移植后 IgA 肾病患者的病例[16]。该患者 34 岁，男性，是一位接受肾移植的患者。患者在移植后接受标准的三药免疫抑制治疗，肾功能稳定，血肌酐最低为 1mg/dl。移植后 2 年出现双下肢水肿 2 天，伴尿量减少。查尿蛋白 3+，尿沉渣活跃（血尿），24 小时尿蛋白定量为 3g，血肌酐从 1.1mg/dl 升至 2.5mg/dl。收治入院后予肾活检提示：IgA 肾病，MEST-C（牛津病理分型）评分为 0。患者接受了布地奈德靶向释放制剂 9mg/d 和雷米普利 2.5mg/d 的治疗。根据血压，雷米普利剂量增至 5mg/d，血压维持在 125/75mmHg。三药免疫抑制治疗方法同前（除了泼尼松龙片剂量降至 5mg/d）。治疗 3 个月后患者血肌酐降至 1.1mg/dl，血尿消失，24 小时尿蛋白定量为 240mg。同样的治疗又持续 3 个月，之后布地奈德靶向释放制剂减少到 3mg/d，并继续治疗。最后一次门诊随访中，患者的临床症状持续缓解，血肌酐维持在 1.1mg/dl，尿常规正常。患者治疗期间未发现与治疗相关的不良反应。

12.4.4　药物不良反应与注意事项

（1）皮质醇增多症和肾上腺轴抑制

长期使用皮质类固醇时，可能会出现全身反应，如皮质醇增多症和肾上腺轴抑制。在患者接受手术或其他应激的情况下，建议全身补充皮质类固醇。当停止治疗时或转换为其他皮质类固醇时，需监测肾上腺轴抑制的表现。

（2）免疫抑制的风险

患有活动性结核，未经治疗的真菌、细菌、全身性病毒或寄生虫感染，或眼部单纯疱疹的患者避免接受皮质类固醇治疗。皮质类固醇治疗可能会降低对某些疫苗的免疫反应。

（3）其他皮质类固醇作用

布地奈德靶向释放胶囊仍存在因少量全身皮质类固醇暴露而引起相关的不良反应。最常见的不良反应是高血压、水肿、痤疮、体重增加、面部水肿、消化不良、疲劳和毛发过多。对于高血压、糖尿病前期、糖尿病、骨质疏松症、消化性溃疡、青光眼或白内障患者，或有糖尿病、青光眼家族史，或任何其他可能需要皮质类固醇治疗的患者，使用布地奈德制剂时需要进行监测。

（4）药物相互作用

布地奈德是 CYP3A4 的底物，应避免与强效 CYP3A4 抑制剂一起使用，如酮康唑、伊曲康唑、利托那韦、茚地那韦、沙奎那韦、红霉素和环孢素，因为这些药物可以增加布地奈德的血药浓度。避免一起摄入葡萄柚汁，摄入抑制 CYP3A4 活性的葡萄柚汁可增加布地奈德的全身暴露。

12.4.5　特殊人群应用

（1）孕妇及哺乳期女性

1）孕妇：在已发表的孕妇口服布地奈德的病例报告和流行病学研究数据中，尚未发现与药物相关的严重出生缺陷、流产或其他药物相关不良反应。

2）哺乳期女性：母乳喂养预计不会导致婴儿显著暴露于布地奈德，但尚无相关研究证实。

（2）儿童患者

尚未确定布地奈德靶向释放制剂在儿童中使用的安全性和有效性。近期意大利报道 1 例 13 岁男孩因反复肉眼血尿和蛋白尿接受肾活检，结果诊断为 IgA 肾病（MEST-C 评分：M1-E1-S0-T0-C1）。入院时，血肌酐和 UPCR 略有升高。3 次甲泼尼龙冲击治疗后，给予泼尼松和 RAAS 抑制剂治疗。然而，10 个月后肉眼血尿未缓解，UPCR 升高。重复肾活检显示，肾脏硬化病变增加。停用泼尼松，开始布地奈德靶向释放制剂 9mg/d 治疗。1 个月后，肉眼血尿消失，UPCR 下降，肾功能稳定。5 个月后，由于药物供应困难，开始每 3 个月减量 3mg，1 年后完全停药。在此期间，肉眼血尿发作显著减少，UPCR 和肾功能保持稳定[17]。

（3）老年患者

尚无足够的数据说明 65 岁及以上患者的布地奈德靶向释放制剂用药反应是否与年轻患者不同。一般来说，老年患者使用时的剂量选择应谨慎。

（4）肝损伤患者

应避免在严重肝损伤（Child-Pugh 分级 C 级）的患者中使用布地奈德靶向释放制剂。对于中度肝损伤（Child-Pugh 分级 B 级）的患者，应监测皮质醇功能相关的体征和（或）症状。

（周芳芳）

参 考 文 献

[1] Smerud HK，Bárány P，Lindström K，et al. New treatment for IgA nephropathy：enteric budesonide targeted to the ileocecal region ameliorates proteinuria[J]. Nephrol Dial Transplant，2011，26（10）：3237-3242.

[2] FDA. FDA approves first drug to decrease urine protein in IgA nephropathy，a rare kidney disease.[2021-12-15]. https：//www.fda.gov/drugs/fda-approves-first-drug-decrease-urine-protein-iga-nephropathy-rare-kidney-disease.

[3] Fedorak RN，Bistritz L. Targeted delivery，safety，and efficacy of oral enteric-coated formulations of budesonide[J]. Adv Drug Deliv Rev，2005，57（2）：303-316.

[4] O'Shaughnessy MM，Hogan SL，Thompson BD，et al. Glomerular disease frequencies by race，sex and region：results from the International Kidney Biopsy Survey[J]. Nephrol Dial Transplant，2018，33（4）：661-669.

[5] Obrişcă B，Sinescu I，Ismail G，et al. Has the time arrived to refine the indications of immunosuppressive therapy and prognosis in IgA nephropathy?[J]. J Clin Med，2019，8（10）：1584.

[6] Coppo R. The gut-kidney axis in IgA nephropathy：role of microbiota and diet on genetic predisposition[J]. Pediatr Nephrol，2018，33（1）：53-61.

[7] Coppo R. The gut-renal connection in IgA nephropathy[J]. Semin Nephrol，2018，38（5）：504-512.

[8] Coppo R. Treatment of IgA nephropathy：recent advances and prospects[J]. Nephrol Ther，2018，14（Suppl 1）：S13-S21.

[9] Selvaskandan H，Barratt J，Cheung CK. Immunological drivers of IgA nephropathy：exploring the mucosa-kidney link[J]. Int J Immunogenet，2022，49（1）：8-21.

[10] Ismail G，Obrişcă B，Jurubiţă R，et al. Budesonide versus systemic corticosteroids in IgA Nephropathy：a retrospective，propensity-matched comparison[J]. Medicine（Baltimore），2020，99（26）：e21000.

[11] Rauen T，Eitner F，Fitzner C，et al. Intensive Supportive Care plus Immunosuppression in IgA Nephropathy[J]. N Engl J Med，2015，373（23）：2225-2236.

[12] Lv J，Zhang H，Wong MG，et al. Effect of oral methylprednisolone on clinical outcomes in patients with IgA nephropathy：the TESTING randomized clinical trial[J]. JAMA，2017，318（5）：432-442.

[13] Floege J. Mucosal corticosteroid therapy of IgA nephropathy[J]. Kidney Int，2017，92（2）：278-280.

[14] Barratt J，Lafayette R，Kristensen J，et al. Results from part A of the multi-center，double-blind，randomized，

placebo-controlled NefIgArd trial，which evaluated targeted-release formulation of budesonide for the treatment of primary immunoglobulin A nephropathy[J]. Kidney Int，2023，103（2）：391-402.

[15] Stamellou E，Seikrit C，Tang SCW，et al. IgA nephropathy[J]. Nat Rev Dis Primers，2023，9：67.

[16] Lingaraj U，Aralapuram K，Chikkanayakanhalli S，et al. Successful treatment of a patient with posttransplant IgA nephropathy with targeted release formulation of budesonide[J]. Saudi J Kidney Dis Transpl，2020，31（2）：521-523.

[17] Antonucci L，Colucci M，Emma F，et al. A pediatric case of IgA nephropathy benefitting from targeted release formulation-budesonide[J]. Pediatr Nephrol，2023，38（11）：3849-3852.

第 13 章 抗 CD20 单克隆抗体

B 细胞在许多自身免疫性疾病中发挥核心作用，包括多种肾脏病及肾移植。大多数 B 细胞研究都集中在其作为抗体产生的病理作用，然而，B 细胞在其他免疫反应中也具有广泛的功能，包括向 T 细胞的抗原提呈和细胞因子的产生。此外，并非所有 B 细胞亚群都能增强免疫反应，如调节性 B 细胞可减轻炎症并有助于维持免疫耐受。在多种肾脏病中，B 细胞水平作为疾病活动的潜在生物标志物，用于预测免疫静止或激活。B 细胞表面带有自己特征性的标志物，如 CD19、CD20、CD27、CD38 等，通过检测仪器可以准确识别它们。不同 B 细胞来自不同的群落，来自同一群落的 B 细胞产生的抗体为单克隆抗体（以下简称单抗）。定向打击那些产生自身抗体的 B 细胞而不误伤其他免疫细胞的新药物就有可能成为治疗这些肾脏病的利器，最终使这些疾病得到缓解。CD20 是一种细胞跨膜蛋白，在 B 细胞发育过程中的前体 B 细胞至活化 B 细胞阶段表达，同时还在 B 细胞来源的恶性肿瘤细胞及涉及免疫相关疾病的 B 细胞中表达，因而成为治疗 B 细胞恶性肿瘤和自身免疫性疾病的靶点，也为治疗免疫介导的肾脏病提供新方法。

13.1 药物概述

CD20 是跨膜 4A 家族的一种活化糖基化磷蛋白，由 297 个氨基酸组成，有 4 个跨膜结构域，具有细胞内 N 端、C 端及两个细胞外环，分别为 N 端短环和 C 端大环。CD20 表达于除浆细胞（分泌免疫球蛋白的 B 细胞）外分化发育各阶段的 B 细胞表面，尤其在前体 B 细胞及活化成熟 B 细胞表面存在高表达，同时在 B 细胞来源恶性肿瘤细胞和免疫相关疾病的 B 细胞中表达，其通过调节跨膜钙离子流动，在 B 细胞增殖和分化的细胞周期进程中发挥重要作用[1]。

以 CD20 为靶点的单抗能够耗竭所有表达 CD20 的 B 细胞亚群，同时保留原 B 细胞、浆母细胞和浆细胞来维持人体的免疫功能，具有良好的辨识度[2]。抗 CD20 单抗最初应用于 B 细胞淋巴瘤和移植后淋巴组织增生性疾病，随后发现它对类风湿关节炎和抗中性粒细胞胞质抗体（anti-neutrophil cytoplasmic antibodies，ANCA）相关性血管炎等风湿病有效。在近十余年，以利妥昔单抗（rituximab，RTX）为代表的抗 CD20 单抗引起了肾脏病学界的关注，并开始成为一种新兴的治疗多种肾脏病的方法。2021 年更新的 KDIGO 指南已将 RTX 列为膜性肾病、频繁复发和糖皮质激素依赖的微小病变性肾病、抗 ANCA 相关性血管炎、狼疮性肾炎、抗肾小球基底膜病等多种肾脏病的治疗选择[3]，且抗 CD20 单抗在各种类型肾病综合征、血管炎及肾移植前后等不同情况中的应用正处于不同阶段的临床试验中，其独特疗效势使其必将拥有广阔的发展前景。

目前美国 FDA 批准上市的 CD20 靶点抗体类药物共有 6 个，包括 2 个鼠抗体偶联同位素药物，替伊莫单抗（ibritumomab）和托西莫单抗（tositumomab）；1 个人鼠嵌合单抗，RTX；1 个全人源单抗，奥法木单抗（ofatumumab）；以及 2 个人源化单抗，奥妥珠单抗（obinutuzumab）和奥瑞珠单抗（ocrelizumab）。以 CD20 为靶点的抗体药物的发展经历了三代，从最初的鼠源型单抗逐渐发展到人鼠嵌合型、人源化和全人源单抗，随着抗体中鼠源比例的减小，抗体的体外活性增强，个体的排异反应相应减少[4]。RTX 是用于肾脏病的第一代抗 CD20 单抗，随后，第二、三代抗体也逐渐在肾小球疾病相关的临床试验中开展研究，临床试验结果可能在不久的将来为肾脏病提供新的治疗策略。

13.1.1　第一代抗 CD20 单抗

第一代抗 CD20 单抗主要是以 RTX 为代表的鼠源或人鼠嵌合抗体。RTX 是一种人鼠嵌合抗 CD20 单抗，由人免疫球蛋白 G1 抗体恒定区 Fc 片段和鼠抗 CD20 单抗的可变区 Fab 嵌合组成。RTX 与 B 细胞上的 CD20 抗原结合后，启动介导 B 细胞溶解的免疫反应。第一次输注利妥昔单抗后，外周 B 细胞计数明显下降，低于正常水平，6 个月后开始恢复，治疗完成后通常 12 个月之内恢复正常，但需注意不同患者经 RTX 治疗后外周血中 B 细胞耗竭的持续时间各不相同。近年来 RTX 已成为免疫介导疾病的有效治疗药物，对许多免疫相关性疾病有一定疗效。既往研究显示，RTX 治疗相对安全，对于部分难治性肾脏病患者有效。但是 RTX 人源化程度不高，由于药物相关免疫复合物介导和抗 RTX 抗体的产生，部分患者易产生耐药性和不良反应。

13.1.2　第二代抗 CD20 单抗

第二代抗 CD20 单抗是以奥法木单抗为代表的全人源单抗。奥法木单抗是一种全人源 I 型单抗，其 Fab 区域与 CD20 分子结合，Fc 区域通过调节免疫因子的功能而导致 B 细胞裂解。相较 RTX 而言，奥法木单抗与膜近端表位 CD20 的短环和大环均有结合，对 CD20 亲和力更高，具有较低的脱离速率和更高的补体依赖的细胞毒性（complement dependent cytotoxicity，CDC）作用，能有效诱导对 RTX 产生耐药性的细胞凋亡。奥法木单抗已被用于重复使用 RTX 造成血清病的膜性肾病患者的替代治疗。此外，第二代抗 CD20 单抗还有维妥珠单抗和奥瑞珠单抗，分别适用于 RTX 无效的非霍奇金淋巴瘤和多发性硬化，但在肾脏病方面的临床应用不多。

13.1.3　第三代抗 CD20 单抗

第三代抗 CD20 单抗在 Fc 部分进行了糖基化修饰，增强了抗体的特异性和与免疫效应细胞上 Fc 受体结合的亲和力，以奥妥珠单抗（GA101）为代表。GA101 是一种 II 型人源化抗 CD20 单抗，与 RTX 相比，GA101 对 B 细胞上 Fcγ 受体的亲和力更强，增加了结合和招募效应细胞的能力，具有更强的抗体依赖细胞介导的细胞毒性（antibody-dependent cell-mediated cytotoxicity，ADCC）作用，但 CDC 作用相对较弱。此外，GA101 通过溶酶体诱导直接凋亡的能力更强，能更好地清除记忆 B 细胞。目前，GA101 正处于狼疮性肾炎的 Ⅲ 期临床试验中，并且已被尝试用于治疗对 RTX 耐药的难治性单克隆丙种球蛋白病和诱导肾移植候选者脱敏。

13.2　作用机制

自身抗体介导的 Ⅱ 型或 Ⅲ 型超敏反应是自身免疫性疾病主要的发病机制。B 细胞是抗体产生细胞（浆细胞）的前体细胞，自身反应性 B 细胞的存在将导致大量自身抗体的产生，最终导致系统性红斑狼疮、ANCA 相关血管炎、肾小球肾炎等常见自身免疫性疾病的发生。CD20 是 B 细胞表面的标志物，只存在于前 B 细胞和成熟 B 细胞表面，在干细胞或浆细胞表面无表达。抗 CD20 单抗与 CD20 抗原结合，靶向抑制 $CD20^+B$ 细胞的增殖和分化，其作用机制包括以下 4 种[5]。①直接诱导凋亡作用：通过半胱氨酸蛋白酶依赖或非依赖的机制直接触发靶细胞凋亡；②CDC 作用：募集 C1 复合体，触发经典的补体级联反应，导致攻膜复合物（membrane attack complex，MAC）的插入，最终导致细胞溶解；③ADCC 作用：与 CD20 结合的单抗可以被 FcγR Ⅲ 识别而募集自然杀伤细胞，促进穿孔素和颗粒酶 B 的释放，穿孔素组装成损害靶细胞膜的孔，颗粒酶 B 由孔进入靶细胞，通过裂解半胱氨酸蛋白酶或其他间接激活方式促进细胞凋亡；④依赖抗体的吞噬作用（antibody-dependent phagocytosis，ADP）：巨噬细胞通过 FcγR Ⅰ、FcγR Ⅱ 和 FcγR Ⅲ 等多种 Fcγ 受体（IgG Fc 段受体）识别 CD20 单抗，从而导致靶细胞凋亡。

另外，局灶性节段性肾小球硬化症（focal segmental glomerulosclerosis，FSGS）的主要发病机制为足细胞受损，典型表现为电子显微镜下足突融合或消失，这一结构改变源于肌动蛋白细胞骨架重排。而抗 CD20 单抗可能通过阻止足细胞酸性鞘磷脂酶样磷酸二酯酶 3b 和酸性鞘磷脂酶下调，进而稳定足细胞的肌动蛋白细胞骨架，防止足细胞足突融合或消失，从而减少蛋白尿。这一理论基础也为抗 CD20 单抗治疗肾小球足细胞损伤提供了新的思路和方向，如微小病变性肾病（minimal change disease，MCD）、FSGS、膜性肾病（membranous nephropathy，MN）、狼疮足细胞病等。

13.3　临床试验

抗 CD20 单抗在肾脏病领域已被广泛应用，包括原发性肾脏病、继发性肾脏病和肾移植。随着循证医学证据的不断积累，目前已认识到抗 CD20 单抗在治疗儿童肾病综合征、MCD、MN、FSGS、ANCA 相关性血管炎（ANCA-associated vasculitis，AAV）、系统性红斑狼疮（systemic lupus erythematosus，SLE）、高致敏肾移植受者方面的有效性和安全性，但在 IgA 肾病和膜增生性肾小球肾炎（membrano- proliferative glomerulonephritis，MPGN）中的应用仍有较多争论。

13.3.1　利妥昔单抗

（1）儿童肾病综合征

原发性肾病综合征是儿童最常见的肾小球疾病，80%～90%的患儿经过糖皮质激素治疗可以获得缓解，为激素敏感型肾病综合征（steroid-sensitive nephrotic syndrome，SSNS），其中约 50%的 SSNS 患儿可发展为激素依赖型肾病综合征（steroid-dependent nephrotic syndrome，SDNS）或频繁复发型肾病综合征（frequently relapsing nephrotic syndrome，FRNS）。基于目前的循证证据，已有指南指出 RTX 对 SDNS/FRNS 患儿的疗效显著，能显著降低患儿的复发率，减少激素及其他免疫抑制剂的使用量，且具有良好的安全性[6-12]，详见表 13-1。

（2）成人 MCD

MCD 多见于儿童，成人年发病率为（0.2～0.8）/10 万。糖皮质激素治疗对大多数 MCD 患者有效，但对部分患者的效果欠佳，且复发率高。近年来的一些回顾性研究表明 RTX 在治疗 MCD 方面安全有效，特别是在减少复发次数和减少免疫抑制药物的使用方面具有显著优势，详见表 13-2[13-16]。

（3）膜性肾病

MN 占我国所有肾活检患者的 23.4%，有 40%～50%未经治疗的 MN 患者最终进展至终末期肾病（ESRD）。研究发现，大多数 MN 患者体内可检测到自身免疫反应性抗体，如抗磷脂酶 A2 受体（phospholipase A2 receptor，PLA2R）抗体、抗血小板反应蛋白 7A 结构域抗体等；其中，抗 PLA2R 抗体作为 MN 的特异性标志物，可用于协助临床诊断 MN 及判断疗效，其抗体滴度变化可先于临床尿蛋白的变化。2002 年，Remuzzi 等最先报道 RTX 用于治疗 8 例难治性 MN 患者，结果显示所有患者的尿蛋白均显著下降，随访 1 年，2 例完全缓解，3 例部分缓解。随后更多国内外研究验证了 RTX 具有降低 MN 患者尿蛋白、稳定或改善肾功能的作用。另有研究对 RTX 治疗后完全缓解的患者行重复肾活检，发现肾小球免疫复合物沉积相较于基线时显著减少,提示 RTX 可在一定程度上减轻 MN 的病理损伤。近年来 MN 患者相关研究显示，RTX 具有与环磷酰胺和钙调磷酸酶抑制剂相当的完全缓解率和部分缓解率，且显著优于非免疫抑制抗蛋白尿治疗（NIAT），而 RTX 治疗 MN 的安全性良好，且明显优于环磷酰胺，详见表 13-3[17-22]。

（4）局灶性节段性肾小球硬化

FSGS 的全球年发病率为（0.2～1.8）/10 万，激素耐药发生率较 MCD 高，较易进展至 ESRD。一些小样本观察性研究报道 RTX 在 FSGS 患者中有一定疗效，主要体现在糖皮质激素依赖型/频繁复发型的成人 FSGS 患者中，详见表 13-4[23, 24]。可以看到，在 RTX 治疗 FSGS 方面，目前的证据多来自小样本研究，缺乏证实其疗效的前瞻性研究。

表 13-1　RTX 治疗 SDNS/FRNS 患儿的研究

作者，年份	研究方法	研究对象	样本量（例）	治疗组	对照组	主要终点	主要结果
Ravani 等, 2011	开放标签，RCT	难治性 SDNS 患儿	54	RTX 375mg/m² 单次或2次	糖皮质激素/钙调磷酸酶抑制剂	3 个月时 24h 蛋白尿变化比例	①显著减少 3 个月时平均尿蛋白量（0.11g/d vs 0.36g/d, P=0.003）；②显著降低复发率（18.5% vs 48.1%, P=0.029）
Iijima 等, 2014	多中心、双盲、安慰剂对照	FRNS/SDNS 患儿	48	RTX 每周 375mg/m²，持续 4 周	安慰剂	无复发期	①复发、治疗失败、频发（复发≥2 次）次数及激素依赖的患者数量显著减少；②中位无复发时间显著长于对照组（267 天 vs 101 天, P<0.001）；③糖皮质激素使用剂量明显下降，用药安全性良好，感染并发症大多数为轻度且可控
Ravani 等, 2015	多中心、开放标签、非劣效性、随机对照试验	SDNS 患儿	30	泼尼松（1 个月，之后减量）+RTX 375mg/m² 单次注射	泼尼松（1 个月，之后减量）	停用激素时 3 个月蛋白尿水平	①3个月时 RTX 组患儿 24h 尿蛋白量显著低于对照组（28mg/m² vs 49mg/m²）；②维持缓解的每日泼尼松量显著低于对照组[（0.10±0.21）mg/kg vs （0.55±0.39）mg/kg, P=0.001]
Ahn 等, 2018	多中心、开放标签	难治性 NS 患儿，对糖皮质激素或钙调磷酸酶抑制剂或依赖或耐药	61	RTX 375mg/m² 单次	糖皮质激素和（或）钙调磷酸酶抑制剂	6 个月维持缓解率	①6 个月时缓解率显著高于传统治疗组（74.3% vs 31.3%, P=0.003）；②维持缓解的平均时间长于传统治疗组（9 个月 vs 2.9 个月, P=0.004）
Basu 等, 2018	开放标签，RCT	SDNS 患儿	120	RTX 每周 375mg/m²，2~4 周	他克莫司	12 个月无复发生存	①12 个月无复发生存率显著高于他克莫司组（90.0% vs 63.3%, P<0.001）；②对于复发患儿，复发前持续缓解时间更长（40 周 vs 29 周）；③RTX 组激素累积使用量少于他克莫司组（25.8mg/kg vs 86.3mg/kg），且耐受性更好

表 13-2　利妥昔单抗治疗成人 MCD 的研究

作者，年份	研究方法	研究对象	样本量（例）	治疗组	对照组	主要终点	主要结果
Munyentwali 等，2013	回顾性分析	成人激素依赖型MCD患者	17	RTX 每周 375mg/m²，共1~4周（15例）；RTX 1000mg d1，d15（2例）	—	RTX 治疗前后复发次数和免疫抑制剂用量减少	①第1个疗程结束后，11例（65%）患者在平均26.7个月内没有复发，患者每年的复发次数从1.32次降低至0.21次（$P<0.05$）；②糖皮质激素使用量逐渐减少，其中有12例患者最终停用免疫抑制剂，且无不良事件发生
Guitard 等，2014	多中心、回顾性研究	MCD患者	41	RTX 1000mg（1~2次）或每周 375mg/m²，共2~4周	—	缓解率	中位随访39个月，完全缓解25例，部分缓解7例，总体缓解率达78%；56%患者（18/32）复发，其中17例患者接受了第2疗程的RTX治疗后再次表得临床缓解；9例患者在B细胞恢复后仍持续缓解，且无发生严重不良事件
GLOSEN 研究，2017	回顾性研究	激素依赖型/频繁复发型MCD	42	RTX 每周 375mg/m²，1~4周+另一种免疫抑制剂+糖皮质激素	其他免疫抑制剂+糖皮质激素	缓解率	①RTX组患者完全缓解率为82%，而对照组为63%；②RTX使用后的年复发率显著降低（$P<0.001$），持续缓解的患者比例高于对照组
NEPHRUTIX研究，2018	随机、双盲、安慰剂对照	复发难治MCD	23	RTX，2次	安慰剂	缓解情况	RTX组10例患者中9例能减少免疫抑制药物使用且病情维持缓解，而安慰剂组13例患者在中位7.3周即出现复发

表 13-3　利妥昔单抗治疗膜性肾病的研究

作者，年份	研究方法	研究对象	样本量（例）	治疗组	对照组	主要终点	主要结果
van 等, 2017	回顾性研究	MN 患者	203	RTX（每周 375mg/m², 4 次）	糖皮质激素和环磷酰胺	至发生任何不良事件的时间	RTX 与环磷酰胺的完全缓解率相当，且 RTX 的安全性更好
GEMRITUX, 2017	RCT	MN 伴肾病综合征患者（<2 年）	75	RTX（375mg/m², d1, d8）+NIAT, 6 个月	NIAT	治疗6个月蛋白尿完全或部分缓解	1. 随访 24 个月时 NIAT 联合 RTX 组完全缓解率明显高于 NIAT 组（64.9% vs 34.2%, $P<0.01$），并且两组间不良反应率相当 2. 在抗 PLA2R 抗体阳性的患者中，NIAT 联合 RTX 组抗 PLA2R 抗体水平较 NIAT 组显著下降：第 3 个月时下降率为 56% vs 4%（$P<0.001$），第 6 个月时下降率为 50% vs 12%（$P=0.004$）
刘纯玲等, 2019	回顾性研究	MN 患者	149	RTX 联合小剂量糖皮质激素	他克莫司联合小剂量糖皮质激素	治疗 12 个月	1. RTX 组与他克莫司组有效率相当，分别为 70.97%和 64.37% 2. RTX 组复发率远低于他克莫司组，分别为 1.61%和 16.09%（$P<0.01$）
MENTOR, 2019	Ⅲ期 RCT	MN 患者	130	RTX(1000mgd1,d15)，6 个月后蛋白尿减少 25%但未达完全缓解，给予第 2 疗程 RTX	环孢素	治疗 24 个月完全缓解或部分缓解的复合终点	1. 12 个月时 RTX 在诱导完全缓解或部分缓解方面不劣于环孢素，24 个月时维持蛋白尿缓解率优于环孢素（60% vs 20%，$P<0.001$） 2. RTX 组的抗 PLA2R 抗体水平下降速度比环孢素组更快、幅度更大、持续时间更长，随访 24 个月时，RTX 组抗 PLA2R 抗体水平从基线的 273.5U/ml 下降到 5.4U/ml，环孢素组从基线的 195.5U/ml 下降到 18.4U/ml
RI-CYCLO 研究, 2021	前瞻性研究	新诊断 MN 患者	74	RTX（1000mg, d1、d15）	糖皮质激素环磷酰胺交替治疗 6 个月	治疗 12 个月蛋白尿完全缓解	1. RTX 与交替方案的完全缓解率无显著差异，RTX 组和交替方案组 12 个月完全缓解率分别为 16%和 32%（OR=0.40, 95%CI 0.13~1.23），总反应率（完全缓解与部分缓解）分别为 62%和73%（OR=0.61, 95%CI 0.23~1.63）；24 个月完全缓解率分别为 42%和 35%（OR=1.33, 95%CI 0.46~3.89），总反应率为 85% 和 81%（OR=1.32, 95%CI 0.33~5.29） 2. 两组严重不良事件发生率相似，RTX 组和交替方案组分别为 14%和 19%，交替方案组白细胞减少和肺炎发生率较高

表 13-4 利妥昔单抗治疗 FSGS 的研究

作者，年份	研究方法	研究对象	样本量（例）	治疗组	对照组	主要终点	主要结果
El-Reshaid 等，2012	前瞻性研究	激素抵抗且钙调神经磷酸酶抑制剂难治性 FSGS 患者	83（其中 FSGS 18 例）	RTX，4 周	—	缓解情况	18 例患者中有 17 例患者肾病综合征症状改善，达部分缓解除第 1 次输注时发生常见的输注反应，无其他严重不良事件发生
Kronbichler 等，2013	案例报道	激素依赖型/频繁复发型成年 MCD/FSGS 患者	5	RTX，4 次	—	缓解情况	5 例中仅有 1 例患者在随访 23 个月后复发，重新使用 RTX 治疗后达完全缓解，其他患者均缓解，未见严重不良事件发生
Ren 等，2017	国内单中心研究	9 例复发 FSGS 和 6 例 MCD 患者	9 例复发 FSGS 和 6 例 MCD 患者	RTX	—	缓解率	随访 12 个月时，所有患者均达完全缓解，尿蛋白量下降至 0.158g/24h激素维持剂量从 25.73mg/d 下降至 5.56mg/d，平均复发次数从 4 次下降至 0.13 次

（5）IgA 肾病

RTX 治疗 IgA 肾病的相关研究较少且结论不同,以蛋白尿及肾功能作为主要观察终点,Lafayette 等的一项随机对照试验发现 RTX 与标准治疗组疗效相当,但部分小样本的个案报道还是肯定了 RTX 在治疗移植后复发性 IgA 肾病及微小病变样 IgA 肾病中的作用,详见表 13-5[25-28]。目前国内已有一项多中心 RTX 单抗治疗 IgA 肾病的研究在进行中,我们期待试验结果的发布可以为 IgA 肾病的治疗带来新的机遇。

（6）膜增生性肾小球肾炎

MPGN 的发病主要有免疫复合物介导和补体介导两个途径,目前尚不明确其最佳治疗方案,关于 RTX 在 MPGN（包括 C3 肾小球病和致密物沉积病）中的应用,目前文献报道较少。在梅奥诊所的一项开放性前瞻性试验中[29],6 例在研究开始前未接受任何免疫抑制剂的 MPGN 患者（4 例特发性和 2 例冷球蛋白血症）,在第 1 天和第 15 天给予 1g RTX,结果显示在 12 个月后 24 小时尿蛋白定量由（3.9±2.0）g 明显下降至（2.1±2.3）g,RTX 给药后所有患者蛋白尿均有下降,2 例患者完全缓解,3 例患者部分缓解,且肾功能无明显进展。但该研究样本少,并不能成为 RTX 对 MPGN 患者治疗有效的证据。目前在大多数病例报道中,接受 RTX 治疗的免疫复合物介导的 MPGN 患者表现出部分应答和完全应答,但在 C3 沉积型 MPGN 和致密物沉积病患者中无效。MPGN 是一组异质性很强的疾病,很多研究还有待开展,如在丙型肝炎相关性 MPGN 中,是否可加用 RTX,以及加用 RTX 的时机和疗程仍有待研究。

（7）ANCA 相关性血管炎

AAV 是一种与 ANCA 密切相关、伴或不伴血管壁免疫复合物沉积的系统性血管炎,主要包括肉芽肿性多血管炎（granulomatosis with polyangiitis, GPA）、显微镜下多血管炎（microscopic polyangiitis, MPA）和嗜酸性肉芽肿性多血管炎（eosinophilic granulomatosis with polyangiitis, EGPA）,约 70% 患者的 AAV 累及肾脏,而肾衰竭是患者死亡的主要原因之一,其中环磷酰胺联合糖皮质激素是 AAV 的常规诱导方案。两项 RCT 研究（RAVE 研究、RITUXVAS 研究）及多项国外临床试验发现,RTX 治疗严重、难治或累及肾脏的 AAV 中的诱导缓解作用与环磷酰胺/硫唑嘌呤相当,且 1~6 个月内的复发率差异没有统计学意义,并有望降低远期复发率。此外,RTX 联合环磷酰胺可进一步减少糖皮质激素用量,显著减少严重感染等不良事件,提高生活质量,使患者长期获益。详见表 13-6[30-38]。

（8）系统性红斑狼疮

肾脏是 SLE 最常累及的器官,40%~60% 的 SLE 患者起病时伴狼疮性肾炎（lupus nephritis, LN）。LN 是 SLE 患者死亡的重要原因,我国 LN 患者 10 年肾存活率为 81%~98%。LUNAR 研究的结果显示,在传统疗法基础上联合应用 RTX 治疗 SLE/LN,完全缓解率没有得到明显提高,但在使用 RTX 致外周血 B 细胞计数达 0 个/μl 的患者中,完全缓解率显著提高,可见外周血 B 细胞完全清除与完全缓解显著相关。一些观察性研究也发现,RTX 对活动性Ⅲ型或Ⅳ型难治性 LN 有一定疗效,体现在改善患者疾病活动、提高缓解率、减少复发等方面。RTX 的使用可以有效减少糖皮质激素的用量,改善患者疾病活动,提高患者的总体生存率。详见表 13-7[39-45]。

表 13-5 利妥昔单抗治疗 IgA 肾病

作者，年份	研究方法	研究对象	样本量（例）	治疗组	对照组	主要终点	主要结果
Lafayette 等，2017	随机对照试验	经活检证实为 IgA 肾病且 24h 尿蛋白定量>1g 的成年患者	34	RTX 联合标准治疗	标准治疗（肾素-血管紧张素转化酶抑制剂和鱼油）	尿蛋白和肾小球滤过率的变化	随访 12 个月时，RTX 组与标准治疗组的 eGFR 和尿蛋白与基线均无显著差异，每组中都仅有 3 例患者尿蛋白降低幅度>50%
Chancharoenthana 等，2017	案例报道	肾移植术后复发性 IgA 肾病患者	4	RTX，4 个月	—	尿蛋白，肾功能	3 例患者的尿蛋白均降低，肾功能趋向稳定
Lundberg 等，2017	案例报道	肾移植术后 IgA 肾病复发	3	RTX 或奥法木单抗	—	尿蛋白，肾功能	观察 17~22 个月，3 名患者尿蛋白量<250mg/d，另 1 名患者术前 12 个月尿蛋白量下降，但随后观察尿蛋白量、血肌酐开始慢慢增加
林文静等，2021	个案报道	微小病变样 IgA 肾病	1	RTX	—	尿蛋白，肾功能	1 个月后，病情缓解，随访 8 个月尿蛋白仍为阴性

表 13-6　利妥昔单抗治疗 ANCA 相关性血管炎的研究

作者，年份	研究方法	研究对象	样本量（例）	治疗组	对照组	主要终点	主要结果
RITUXVAS研究, 2010	开放标签、平行、随机	新诊断累及肾脏的 AAV患者	44	RTX 每周 375mg/m²，4周+糖皮质激素+环磷酰胺，诱导治疗	环磷酰胺+硫唑嘌呤	12个月持续缓解率和重度不良事件	两组诱导持续缓解率相当（76% vs 82%，P=0.68），严重不良事件发生率无显著差异（42% vs 36%，P=0.77），12个月内患者 eGFR 中位增加值分别为 19ml/min 和 15ml/min，差异无统计学意义
RAVE 研究, 2013	多中心、随机、非劣效性	严重 AAV 患者	197	RTX 每周 375mg/m²，4周，联用泼尼松	环磷酰胺/硫唑嘌呤，联用泼尼松	6个月疾病完全缓解及 18个月内持续缓解	①治疗 6个月时，RTX 组和环磷酰胺/硫唑嘌呤组完全缓解率分别为 64%和 53%，随访 12个月时，两组完全缓解率分别为 48%和 39%；②随访 18个月时，两组完全缓解率分别为 39%和 33%；③对于复发患者来说，在 6个月和 12个月时，RTX 组缓解率较环磷酰胺/硫唑嘌呤组更高，6个月时缓解率分别为 67%和 42%（P=0.01），12个月时缓解率分别为 49%和 24%（P=0.009）
MAINRITSAN 研究, 2014	非盲法、随机、对照	新诊断或复发 AAV 患者	115	RTX 500mg 诱导治疗 d0、d14，之后第 6、12、18 个月，RTX 500mg 维持治疗	硫唑嘌呤	28个月主要复发率	①治疗 28个月时，RTX 组复发率显著低于硫唑嘌呤组（5% vs 29%，P=0.002），两组严重不良事件发生率相似；②治疗 60个月时，RTX 组相比硫唑嘌呤组在维持缓解方面更具优势且生存率更高，两组无复发生存率分别为 71.9%和 49.4%（P=0.003），生存率分别为 100%和 93%（P=0.045）
RAVE 研究, 2015	多中心、随机、非劣效性	累及肾脏的 AAV患者	102	RTX 每周 375mg/m²，4周，联用泼尼松	环磷酰胺/硫唑嘌呤，联用泼尼松	完全缓解率	6个月时 RTX 组的完全缓解率与环磷酰胺/硫唑嘌呤组相当（61% vs 63%），18个月时完全缓解率也相当（75% vs 76%）
Cortazar 等, 2018	回顾性研究	新诊断或复发 AAV 患者	129	RTX 联合短期低剂量环磷酰胺	—	完全缓解率	至完全缓解的中位时间同为 4个月，84%的患者 5个月时达完全缓解

续表

作者，年份	研究方法	研究对象	样本量（例）	治疗组	对照组	主要终点	主要结果
Pepper 等, 2019	前瞻性研究	严重 AAV 患者	49	2次 RTX, 3个月低剂量环磷酰胺和短期（1~2周）糖皮质激素诱导治疗	—	缓解情况	所有患者均获得缓解；与 RITUXVAS 研究队列相比，严重感染事件显著减少（10.2% vs 30.0%，$P=0.02$）
RITAZAREM 研究, 2023	国际多中心、开放标签、RCT 研究	复发 AAV 患者	170	RTX（每次 1000mg，每 4 个月 1 次，共维持 5 次）	硫唑嘌呤 2mg/（kg·d）	至疾病复发时间	相比硫唑嘌呤，RTX 维持可以显著减少疾病复发（HR=0.41，95%CI 0.27~0.61，$P<0.001$）；入组 24 个月后，RTX 组 22%（19/85）复发，硫唑嘌呤组 36%（31/85）复发

表 13-7　利妥昔单抗治疗 SLE 的研究

作者，年份	研究方法	研究对象	样本量（例）	治疗组	对照组	主要终点	主要结果
LUNAR 研究,2012	随机、双盲、安慰剂对照	Ⅲ/Ⅳ型 LN 患者	144	RTX 1g，4 次(d1、d15、d168、d182)	安慰剂	52 周肾脏缓解状态(持续完全缓解、部分缓解或未缓解)	随访 1 年，RTX 组完全缓解率与安慰剂组差异无统计学意义（56.9% vs 45.8%，$P=0.18$），但 RTX 显著改善了患者血清补体 C3、C4 及抗 dsDNA 抗体水平，两组严重不良事件发生率相似
Weidenbusch 等, 2013	荟萃分析	难治性 LN 患者	300	RTX 每周 375mg/m²，4 周；RTX 1g（d0、d15）；以及其他方案	—	缓解率	总缓解率（完全缓解与部分缓解）为Ⅲ型 87%，Ⅳ型 76%，Ⅴ型 67%，混合型 76%；RTX 诱导完全缓解率分别为Ⅲ型 60%，Ⅳ型 45%，Ⅴ型 40%，混合型 24%
易亮等, 2014	回顾性研究	难治性 LN 患者	27	RTX	环磷酰胺	缓解率	治疗 3 个月时，RTX 组有效率较高（$P<0.05$）治疗 6 个月时，RTX 组完全缓解和总缓解率均明显高于环磷酰胺组，且未增加不良反应发生率
Sun 等, 2018	单中心回顾性研究	合并血栓性微血管病的 SLE 患者	21	RTX	传统疗法如血浆置换、大剂量糖皮质激素及注射免疫球蛋白	生存率	与传统疗法如血浆置换、大剂量糖皮质激素及注射免疫球蛋白相比，联合使用 RTX 可以显著提高患者总体生存率（$P=0.017$）
McCarthy 等, 2018	回顾性研究	SLE 患者（42%累及肾脏）	270	RTX	—	6 个月缓解率	在 3 个月和 6 个月时缓解率分别为 51% 和 49%，BILAG 在基线和 3 个月时的得分分别为 15 分（10~23 分）和 4 分（2~13 分）（$P<0.001$），且糖皮质激素的使用量显著减少，6 个月时减少到 7.5mg
LUNAR 研究后续分析, 2018	随机、双盲、安慰剂对照	Ⅲ/Ⅳ型 LN 患者	68	RTX 1g，4 次（d1、d15、d168、d182）	—	52 周肾脏缓解状态(持续完全缓解、部分缓解或未缓解)	在中位时间 182 天时，78%的患者达到外周血 B 细胞完全清除，中位完全清除持续时间为 71 天完全清除患者中，有 47%的患者达完全缓解，在未完全清除患者中，只有 13%达完全缓解

注: BILAG, 大不列颠岛狼疮评估小组评分。

（9）肾移植

目前利妥昔单抗的应用已经在 ABO 血型不相容肾移植（ABO-incompatible kidney transplantation，ABOi-KT）中替代脾切除，成为常规的治疗手段[46]。另外，致敏患者的器官移植一直以来是个难题，在当前器官短缺的形势下，致敏患者获得器官移植的机会越来越渺茫，如何有效降低致敏患者面临的超急性排斥反应及急性排斥反应风险具有重大意义。目前常用的方法包括静脉注射免疫球蛋白、血浆置换、免疫吸附及使用抗体诱导。有研究报道，利妥昔单抗可以降低高致敏肾移植受者急性排斥反应的发生率，提高移植肾存活率。国内的方佳丽等研究了利妥昔单抗联合抗胸腺细胞球蛋白（antithymocyte globulin，ATG）在高致敏肾移植受者中的免疫诱导情况，此方案可明显抑制淋巴细胞增殖，结果发现高致敏受者肾移植术后排斥反应、移植肾失功发生率较正常受者无明显变化，证明利妥昔单抗联合 ATG 在高致敏受者中安全有效，具有良好的脱敏治疗效果。

13.3.2　奥法木单抗

近年来有一些病例报道，奥法木单抗治疗存在抗 RTX 抗体的儿童 SDNS 有效，并有一项比较不同 CD20 单抗治疗钙调神经磷酸酶抑制剂依赖的 SDNS 病例报道，单剂量奥法木单抗和单剂量 RTX 治疗 12 个月后两者 NS 缓解率相当（46% vs 47%），24 个月后 RTX 优于奥法木单抗（34% vs 24%），但也有一些病例报告显示奥法木单抗疗效更好。对于儿童多药耐药肾病综合征的治疗，有研究报道了 5 例应用奥法木单抗 5 次（每次剂量 2000mg/1.73m^2），在 6 周内 NS 得到缓解。另有研究采用低剂量奥法木单抗（300～700mg/1.73m^2）治疗 6 例儿童多药耐药肾病综合征，蛋白尿均得到缓解。但也有一项随机安慰剂对照试验显示，与安慰剂相比，奥法木单抗（1500mg/1.73m^2）治疗儿童多药耐药肾病综合征临床并无获益。2020 年共有两个研究报道奥法木单抗联合血浆置换治疗 RTX 无效的老年 PLA2R 阳性 MN 前瞻性病例，共 3 例患者，第 1 例患者血 PLA2R 水平无下降，肾病综合征持续直至进展至 ESRD；第 2 例患者血 PLA2R 水平下降，但半年后反复，MN 持续未缓解；第 3 例患者血 PLA2R 水平持续下降，半年后转阴，MN 部分缓解。2020 年还报道了一例奥法木单抗治疗对 RTX 抵抗的 PLA2R 阳性的 MN 年轻患者，肾病综合征获得缓解，随访 4 年，MN 持续缓解。2016 年有一个 8 例 AAV 的病例报道，第 0 天和第 14 天给予奥法木单抗 700mg，联合 1mg/kg 的口服泼尼松龙和 10mg/kg 的环磷酰胺，3 个月后改为硫唑嘌呤或吗替麦考酚酯（MMF）维持，所有患者均获得临床缓解，第 1 年内无复发病例，且未出现严重不良反应。有病例报道，奥法木单抗治疗 4 例对 RTX 有输液反应的狼疮性肾炎患者，所有患者均联合使用泼尼松龙，1 例合用环孢素，1 例合用抗疟药，蛋白尿均有下降，其中 1 例完全缓解。另有基于单个病例和小样本的病例报告显示，奥法木单抗在治疗肾移植后 FSGS 复发可减少蛋白尿，并稳定肾功能，但对儿童肾移植后肾病综合征复发的疗效较差。

13.3.3 奥妥珠单抗

2021 年报道了单剂奥妥珠单抗（1000mg/1.73m²）序贯单剂抗 CD38 单抗（达雷木单抗 1000mg/1.73m²）治疗 14 例儿童多药耐药肾病综合征（包括泼尼松、钙调神经磷酸酶抑制剂和 RTX），其中 5 例在 NS 缓解 10 个月后复发，另外 9 例在随访 20 个月后病情持续缓解。Sethi 等报道了 10 例奥妥珠单抗治疗多药抵抗的 MN（包括 RTX、他克莫司和环磷酰胺），治疗 6 个月后部分缓解和完全缓解占 60%，12 个月后占 90%；另外有 3 例对 RTX 治疗无反应的 PLA2R 阳性 MN 患者应用奥妥珠单抗，蛋白尿明显减少，血浆白蛋白明显上升。另一项多中心、双盲、随机对照试验比较了奥妥珠单抗和安慰剂治疗 125 例 SLE 和增殖型 LN，所有患者均接受糖皮质激素和 MMF 治疗，试验组第 1 天、第 2 周、第 24 周和第 26 周给予奥妥珠单抗 1000mg，52 周后，奥妥珠单抗组的肾脏总体缓解率（包括完全缓解和部分缓解）显著高于安慰剂组（$P=0.025$），其中奥妥珠单抗组的完全缓解率高于安慰剂组，但差异无统计学意义（$P=0.115$），补体 C3、C4 升高和 ds-DNA 下降方面显著优于安慰剂组，奥妥珠单抗的不良反应发生率显著高于安慰剂组（91% vs 25%），其中有 1 例奥妥珠单抗组的患者因消化道穿孔死亡。另有一项比较奥妥珠单抗与 RTX 治疗Ⅲ型和Ⅳ型狼疮性肾炎的随机对照研究正在进行中，经过 2 年随访，初步结果提示奥妥珠单抗的疗效优于 RTX。

13.4 临床应用与注意事项

目前临床上抗 CD20 单抗在肾脏病领域的应用以 RTX 最为广泛，其他第二代和第三代抗 CD20 单抗临床应用数据不多，下面以 RTX 为例，结合循证证据列举其临床应用与注意事项。

13.4.1 药物效应动力学与药物代谢动力学

（1）药物效应动力学

利妥昔单抗是一种人鼠嵌合性单抗，能特异性地与跨膜抗原 CD20 结合。CD20 抗原位于前 B 细胞和成熟 B 细胞的表面，而造血干细胞、前 B 细胞、正常浆细胞或其他正常组织不表达 CD20。CD20 与抗体结合后，不会发生明显的内化现象，也不会发生明显的从细胞表面脱落。CD20 不以游离抗原的形式在血浆中循环，因此不可能与抗体竞争性结合。利妥昔单抗与 B 细胞上的 CD20 抗原结合后，启动介导 B 细胞溶解的免疫反应。第一次输注利妥昔单抗后，外周 B 细胞计数明显下降，低于正常水平，6 个月后开始恢复，治疗完成后 9～12 个月恢复正常。

（2）药物代谢动力学

对滤泡性非霍奇金淋巴瘤患者，以 125mg/m²、250mg/m² 或 375mg/m² 体表面积的利妥昔单抗治疗，每周静脉滴注一次，共 4 次，血清抗体浓度随着剂量的增加而增加。对于接受 375mg/m^2 剂量的患者，第 1 次滴注后利妥昔单抗的平均血清半衰期为 68.1 小时，C_{max} 为 238.7µg/ml，而平均血浆清除率为 0.0459L/h；第 4 次滴注后的血清半衰期、C_{max} 和血浆清除率的平均值分别为 189.9h、480.7µg/ml 和 0.0145L/h，但血清水平的变异性较大。此外，临床反映患者的利妥昔单抗血清浓度明显较高。一般来说，3～6 个月时利妥昔单抗仍能在血清中被检出。

13.4.2　治疗方案与剂量

目前 RTX 在肾小球肾炎中的治疗方案[47]包括：①四剂方案，375mg/m^2，每周 1 次，共 4 次；②二剂方案，1000mg，第 1、15 天各用 1 次；③B 细胞指导方案，即 RTX 治疗达外周血 B 细胞清除状态后暂停，监测 B 细胞数量恢复后予以追加剂量。关于 RTX 的治疗疗程，由于目前多数 RCT 研究时间不超过 2 年，所以 RTX 疗程超过 2 年的获益和风险尚不确定。

1）推荐"四剂方案"和"二剂方案"用于 MN、MCD、LN 和 AAV 肾损伤患者的诱导治疗：这两种方案在 MN、MCD、LN 和 AAV 肾损伤患者的诱导治疗中具有显著疗效，并且安全性良好。关于两种方案安全性和疗效对比的研究较少。一项 MN 患者的观察性研究显示，1000mg 剂量在降低尿蛋白、B 细胞计数和抗 PLA2R 抗体水平，以及提高缓解率等方面均显著优于 375mg/m^2 剂量，而两者不良反应发生情况相当。对于 AAV 肾损伤患者，RTX 诱导治疗推荐"四剂方案"和"二剂方案"，维持治疗时，可使用固定疗程和剂量，推荐在第 6、12 和 18 个月时给予每次 500mg，或诱导缓解之后第 4、8、12 和 16 个月给予每次 1000mg；也可以根据 CD19$^+$B 细胞和（或）ANCA 复阳而追加使用，不同使用方法在不良事件方面未发现显著差异。根据既往研究，RTX 治疗 MN、MCD 时可以考虑单独使用，但对于 LN 和 AAV，则需在联合标准治疗和（或）传统药物的基础上使用。

2）建议"B 细胞指导方案"用于 RTX 治疗后复发或维持治疗：近来有研究显示，通过监测外周血 CD20$^+$/CD19$^+$ B 细胞数量，在 B 细胞数量恢复（CD19$^+$ B 细胞≥5 个/mm^3）时，追加 RTX 剂量，在患者维持治疗、减少复发时有效。一项针对激素依赖型/频繁复发型 FSGS 患者的研究，给予 1 次 RTX 治疗，通过监测 CD19$^+$B 细胞数量决定是否追加剂量。结果显示，给予 1～2 次 RTX 治疗与用药前相比，复发率显著降低（$P=0.011$）。另有研究显示，给患者使用 1 次 RTX，定期监测患者 CD19$^+$B 细胞数量，B 细胞数量恢复时再给予 1 次剂量，无须使用 4 次 RTX，患者仍能得到临床缓解。除了 B 细胞表面标志物，抗 PLA2R 抗体作为 MN 的特异性指标，也可以用来预测患者治疗效果。有研究显示，RTX 治疗 6 个月后抗 PLA2R 抗体转阴率为 71.9%，并且抗体转阴者缓解率明显高于抗体未转阴者（89.1% vs 11.1%，$P<0.001$），抗体转阴早于临床缓解 2.7 个月，此结果显示监测抗 PLA2R 抗体对临床疗效具有预测意义，可指导 RTX 用药方案的调整；若 RTX 治疗 6 个月后，患者抗 PLA2R 抗体水平下降，但蛋白尿仍未缓解，可追加 RTX 剂量。

3）利妥昔单抗用于 ABOi-KT 时，目前建议可根据 CD19$^+$B 细胞比例变化对方案做适当调整：①CD19$^+$B 细胞的比例为 10%～15% 时，按受者体表面积 1.73m^2 计算，术前 4 周、

2 周和术前 24 小时推荐分别使用 200mg/1.73m^2、100mg/1.73m^2、100mg/1.73m^2；②CD19$^+$B 细胞的比例＞15%时，按受者体表面积 1.73m^2 计算，术前 4 周、2 周和术前 24 小时推荐分别使用 200mg、100mg、100mg；③CD19$^+$B 细胞的比例＜10%时，按受者体表面积计算，术前 4 周、2 周推荐使用 100mg/1.73m^2，儿童及体重低的受者酌情减量。

13.4.3　注意事项

RTX 的不良反应主要包括输注反应、恶心、畏寒、寒战、喷嚏、咽喉刺激、咳嗽和支气管痉挛，治疗前静脉给予糖皮质激素和适当补液可明显降低这些事件的发生率和严重性。一旦出现不良反应，减慢滴注速度或暂停使用，等不良反应消失后再缓慢重新开始给药。而关于 RTX 的感染性并发症，对于高危患者可予预防感染治疗。现有研究显示，RTX 在肾小球肾炎治疗中具有安全可控、患者耐受性良好的特点，不良事件的发生率与对照组（对照组包括环磷酰胺、环孢素、他克莫司等）无差异，甚至低于对照组[45]。但 RTX 在使用过程中仍需注意以下几点。

1）使用 RTX 过程中建议密切关注感染事件：RTX 对免疫系统有一定的抑制作用，患者使用时应关注可能发生的感染事件，尤其是 3～4 级感染。RTX 治疗淋巴瘤时，相关间质性肺疾病的发生率为 0.01%～0.03%，与细菌和（或）真菌感染相关，可能产生致命性后果。研究显示，对于 RTX 治疗后发生间质性肺炎的患者，停药后或接受糖皮质激素治疗后大部分患者能完全恢复。国内一项病例研究报道了 7 例难治性肾病综合征患者接受 RTX 治疗，其中 1 例患者在随访 16 个月时发生肺部感染，经抗生素治疗 1 周，好转后出院。因此，对于 RTX 治疗患者，需要密切关注患者的感染情况，积极对症治疗。

2）对于伴乙型肝炎或结核的患者，建议在预期获益大于风险时方可考虑使用 RTX：RTX 治疗可能会引起慢性乙型肝炎病毒（HBV）感染者发生 HBV 再激活。研究显示，HBsAg 阳性患者接受 RTX 治疗，发生 HBV 再激活的风险为 30%～60%；HBcAb 阳性且 HBsAg 阴性患者，HBV 再激活风险高于 10%。因此，建议所有患者在治疗前都应常规筛查 HBsAg 和 HBcAb。HBsAg 或 HBcAb 阳性患者应在 RTX 输注前先进行抗病毒治疗，建议选用强效低耐药的恩替卡韦、替诺福韦或丙酚替诺福韦治疗，持续抗病毒治疗至 RTX 停药至少 18 个月后方可考虑停用；停用抗病毒治疗后仍可能会出现 HBV 再激活，应随访 12 个月，其间每 1～3 个月监测 HBV DNA 水平[48]。目前尚没有相关资料指出结核患者不能使用 RTX，由于患者使用 RTX 时中性粒细胞等指标可能会降低，使免疫力下降，建议对患者进行密切监测，如为活动性结核患者，建议先进行抗结核治疗。

3）如需接种疫苗，建议在使用 RTX 前接种，若紧急使用可同时接种：关于 RTX 对季节性流感、乙肝、破伤风、带状疱疹、肺炎球菌等灭活疫苗应答的影响研究显示，经 RTX 治疗的患者接种疫苗后，患者发生疫苗相关不良事件的风险并未增加，但是对疫苗的应答反应较差。研究提示，RTX 治疗后，患者 T 细胞依赖性应答和独立应答均显著受损至少 6 个月。因此，若需接种疫苗，对于未开始 RTX 治疗的患者，应尽可能让疫苗接种先于 RTX 输注，尤其是流感、肺炎、乙肝疫苗，至少在用药 4 周前完成灭活疫苗的接种。在决定推迟 RTX 治疗以优先接种疫苗时，必须对原发病的状态、是否合并感染及疾病复发风险进行个体化风险评估。对于有活动性疾病或高复发风险的患者，不建议推迟 RTX 治疗而接种疫苗。对于已经接受 RTX 治疗的患者，需要评估风险-获益比，在注射 RTX 后至少等待 6 个月再进行疫苗接种。因为疫苗应答在 RTX 治疗后可能减弱或反应较低，所以必要时可通过抗体滴度量化疫苗应答。与其他免疫抑制剂相比，RTX 不良反应发生率较低，但其远期并发症仍不明确，仍需要更长时间的随访研究。

以 RTX 为代表的第一代抗 CD20 单抗在肾脏病领域已得到广泛应用，尤其是在儿童难治性 NS、难治性 MCD、FSGS、MN、AAV、LN 中的确切疗效和安全性得到证实，并写入了最新的 KDIGO 肾小球疾病临床实践管理指南，但在 IgA 肾病、MPGN 中的治疗效果尚有争论，而在肾移植领域，目前仍缺乏高质量研究数据。第二代和第三代抗 CD20 单抗在肾脏病的治疗仍以个案报道和小样本病例观察研究为主，证据级别不高，第三代抗 CD20 单抗在 LN 的应用已有高质量的 RCT 研究在进行，初步结果值得更多期待。总之，考虑到糖皮质激素和免疫抑制剂的不良反应，抗 CD20 单抗给肾脏病带来了新的治疗方案和希望，但显效时间长、远期疗效如何保持、未知的远期不良反应、怎样与其他免疫抑制剂合用都是未来需要探讨的问题，期待更多的多中心 RCT 研究为抗 CD20 单抗在肾脏病中的应用提供治疗依据。

（徐鹏杰　诸医蒙）

参 考 文 献

[1] Payandeh Z，Bahrami AA，Hoseinpoor R，et al. The applications of anti-CD20 antibodies to treat various B cells disorders[J]. Biomed Pharmacother，2019，109：2415-2426.

[2] Kaegi C，Wuest B，Crowley C，et al. Systematic review of safety and efficacy of second- and third-generation CD20-targeting biologics in treating immune-mediated disorders[J]. Front Immunol，2022，12：788830.

[3] Rovin BH，Adler SG，Barratt J，et al. Executive summary of the KDIGO 2021 Guideline for the Management of Glomerular Diseases[J]. Kidney Int，2021，100（4）：753-779.

[4] Basu B，Angeletti A，Islam B，et al. New and old anti-CD20 monoclonal antibodies for nephrotic syndrome. where we are?[J]． Front Immunol，2022，13：805697.

[5] Pierpont TM，Limper CB，Richards KL. Past，present，and future of rituximab-the world's first oncology monoclonal antibody therapy[J]. Front Oncol，2018，8：163.

[6] Iijima K，Sako M，Nozu K，et al. Rituximab for childhood-onset, complicated, frequently relapsing nephrotic syndrome or steroid-dependent nephrotic syndrome：a multicentre，double-blind，randomised，placebo-controlled trial[J]. Lancet，2014，384（9950）：1273-1281.

[7] Ravani P，Rossi R，Bonanni A，et al. Rituximab in children with steroid-dependent nephrotic syndrome：a multicenter，open-label，noninferiority，randomized controlled trial[J]. J Am Soc Nephrol，2015，26（9）：2259-2266.

[8] Ravani P，Magnasco A，Edefonti A，et al. Short-term effects of rituximab in children with steroid- and calcineurin-dependent nephrotic syndrome：a randomized controlled trial[J]. Clin J Am Soc Nephrol，2011，6（6）：1308-1315.

[9] Ahn YH，Kim SH，Han KH，et al. Efficacy and safety of rituximab in childhood-onset, difficult-to-treat

nephrotic syndrome：a multicenter open-label trial in Korea[J]. Medicine（Baltimore），2018，97（46）：e13157.

[10] Basu B，Sander A，Roy B，et al. Efficacy of rituximab vs tacrolimus in pediatric corticosteroid-dependent nephrotic syndrome：a randomized clinical trial[J]. JAMA Pediatr，2018，172（8）：757-764.

[11] Beck L，Bomback AS，Choi MJ，et al. KDOQI US commentary on the 2012 KDIGO clinical practice guideline for glomerulonephritis[J]. Am J Kidney Dis，2013，62（3）：403-441.

[12] 中华医学会儿科学分会肾脏学组. 儿童激素敏感、复发/依赖肾病综合征诊治循证指南（2016）[J]. 中华儿科杂志，2017，55（10）：729-734.

[13] Munyentwali H，Bouachi K，Audard V，et al. Rituximab is an efficient and safe treatment in adults with steroid-dependent minimal change disease[J]. Kidney Int，2013，83（3）：511-516.

[14] Boumediene A，Vachin P，Sendeyo K，et al. NEPHRUTIX：a randomized，double-blind，placebo vs Rituximab-controlled trial assessing T-cell subset changes in Minimal Change Nephrotic Syndrome[J]. J Autoimmun，2018，88：91-102.

[15] DaSilva I，Huerta A，Quintana L，et al. Rituximab for steroid-dependent or frequently relapsing idiopathic nephrotic syndrome in adults：a retrospective，multicenter study in Spain[J]. BioDrugs，2017，31（3）：239-249.

[16] Guitard J，Hebral AL，Fakhouri F，et al. Rituximab for minimal-change nephrotic syndrome in adulthood：predictive factors for response，long-term outcomes and tolerance[J]. Nephrol Dial Transplant，2014，29（11）：2084-2091.

[17] Dahan K，Debiec H，Plaisier E，et al. Rituximab for severe membranous nephropathy：a 6-month trial with extended follow-up[J]. J Am Soc Nephrol，2017，28（1）：348-358.

[18] Fervenza FC，Appel GB，Barbour SJ，et al. Rituximab or cyclosporine in the treatment of membranous nephropathy[J]. N Engl J Med，2019，381（1）：36-46.

[19] van den Brand JAJG，Ruggenenti P，Chianca A，et al. Safety of rituximab compared with steroids and cyclophosphamide for idiopathic membranous nephropathy[J]. J Am Soc Nephrol，2017，28（9）：2729-2737.

[20] Scolari F，Delbarba E，Santoro D，et al. Rituximab or cyclophosphamide in the treatment of membranous nephropathy：the RI-CYCLO randomized trial[J]. J Am Soc Nephrol，2021，32（4）：972-982.

[21] 刘纯玲、王述蔷、耿晓东，等. 利妥昔单抗或他克莫司联合糖皮质激素治疗特发性膜性肾病的疗效比较[J]. 临床肾脏病杂志，2019，19（6）：421-425.

[22] El-Reshaid K，Sallam HT，Hakim AA，et al. Rituximab in treatment of idiopathic glomerulopathy[J]. Saudi J Kidney Dis Transpl，2012，23（5）：973-978.

[23] Kronbichler A，König P，Busch M，et al. Rituximab in adult patients with multi-relapsing/steroid-dependent minimal change disease and focal segmental glomerulosclerosis：a report of 5 cases[J]. Wien Klin Wochenschr，2013，125（11-12）：328-333.

[24] Ren H，Lin L，Shen P，et al. Rituximab treatment in adults with refractory minimal change disease or focal segmental glomerulosclerosis[J]. Oncotarget，2017，8（55）：93438-93443.

[25] Lafayette RA，Canetta PA，Rovin BH，et al. A randomized，controlled trial of rituximab in IgA nephropathy with proteinuria and renal dysfunction[J]. J Am Soc Nephrol，2017，28（4）：1306-1313.

[26] Chancharoenthana W，Townamchai N，Leelahavanichkul A，et al. Rituximab for recurrent IgA nephropathy in kidney transplantation：a report of three cases and proposed mechanisms[J]. Nephrology（Carlton），2017，22（1）：65-71.

[27] Lundberg S，Westergren E，Smolander J，et al. B cell-depleting therapy with rituximab or ofatumumab in immunoglobulin A nephropathy or vasculitis with nephritis[J]. Clin Kidney J，2017，10（1）：20-26.

[28] 林文静，邱亚桂，夏茜，等. 利妥昔单抗治疗难治性 IgA 肾病一例并文献复习[J]. 中华肾脏病杂志，2021，37（10）：839-841.

[29] Dillon JJ，Hladunewich M，Haley WE，et al. Rituximab therapy for Type Ⅰ membranoproliferative glomerulonephritis[J]. Clin Nephrol，2012，77（4）：290-295.

[30] Specks U，Merkel PA，Seo P，et al. Efficacy of remission-induction regimens for ANCA-associated vasculitis[J]. N Engl J Med，2013，369（5）：417-427.

[31] Geetha D，Specks U，Stone JH，et al. Rituximab versus cyclophosphamide for ANCA-associated vasculitis with renal involvement[J]. J Am Soc Nephrol，2015，26（4）：976-985.

[32] Jones RB，Tervaert JW，Hauser T，et al. Rituximab versus cyclophosphamide in ANCA-associated renal vasculitis[J]. N Engl J Med，2010，363（3）：211-220.

[33] Smith R，Jayne D，Merkel P. A randomized，controlled trial of rituximab versus azathioprine after induction of remission with rituximab for patients with ANCA-associated vasculitis and relapsing disease[J]. Ann Rheum Dis，2020，79：19-20.

[34] Cortazar FB，Muhsin SA，Pendergraft WF，et al. Combination therapy with rituximab and cyclophosphamide for remission induction in ANCA vasculitis[J]. Kidney Int Rep，2017，3（2）：394-402.

[35] Pepper RJ，McAdoo SP，Moran SM，et al. A novel glucocorticoid-free maintenance regimen for anti-neutrophil cytoplasm antibody-associated vasculitis[J]. Rheumatology（Oxford），2019，58（2）：260-268.

[36] Guillevin L，Pagnoux C，Karras A，et al. Rituximab versus azathioprine for maintenance in ANCA-associated vasculitis[J]. N Engl J Med，2014，371（19）：1771-1780.

[37] Terrier B，Pagnoux C，Perrodeau É，et al. Long-term efficacy of remission-maintenance regimens for ANCA-associated vasculitides[J]. Ann Rheum Dis，2018，77（8）：1150-1156.

[38] Pugnet G，Pagnoux C，Terrier B，et al. Rituximab versus azathioprine for ANCA-associated vasculitis maintenance therapy：impact on global disability and health-related quality of life[J]. Clin Exp Rheumatol，2016，34（3 Suppl 97）：S54-S59.

[39] Rovin BH，Furie R，Latinis K，et al. Efficacy and safety of rituximab in patients with active proliferative lupus nephritis：the Lupus Nephritis Assessment with Rituximab study[J]. Arthritis Rheum，2012，64（4）：1215-1226.

[40] Gomez Mendez LM，Cascino MD，Garg J，et al. Peripheral blood B cell depletion after rituximab and complete response in lupus nephritis[J]. Clin J Am Soc Nephrol，2018，13（10）：1502-1509.

[41] Sun F，Wang X，Wu W，et al. TMA secondary to SLE：rituximab improves overall but not renal survival[J]. Clin Rheumatol，2018，37（1）：213-218.

[42] 易亮，罗福漳，邓朝蓬，等. 利妥昔单克隆抗体治疗难治性重症狼疮肾炎的应用研究[J]. 南京医科大学学报（自然科学版），2014，34（8）：1102-1104.

[43] McCarthy EM，Sutton E，Nesbit S，et al. Short-term efficacy and safety of rituximab therapy in refractory systemic lupus erythematosus：results from the British Isles Lupus Assessment Group Biologics Register[J]. Rheumatology（Oxford），2018，57（3）：470-479.

[44] Alshaiki F，Obaid E，Almuallim A，et al. Outcomes of rituximab therapy in refractory lupus：a meta-analysis[J]. Eur J Rheumatol，2018，5（2）：118-126.

[45] Weidenbusch M，Römmele C，Schröttle A，et al. Beyond the LUNAR trial. Efficacy of rituximab in refractory lupus nephritis[J]. Nephrol Dial Transplant，2013，28（1）：106-111.

[46] 中华医学会器官移植学分会. ABO 血型不相容亲属活体肾移植技术操作规范(2019 版)[J]. 器官移植，2019，10（ 5 ）：533-539.

[47] 中华医学会肾脏病学分会专家组. 利妥昔单抗在肾小球肾炎中应用的专家共识[J]. 中华肾脏病杂志，2022，38（ 2 ）：151-160.

[48] 中华医学会感染病学分会，中华医学会肝病学分会. 慢性乙型肝炎防治指南（2019 年版）[J]. 中华传染病杂志，2019，37（ 12 ）：711-736.

第 14 章　B 淋巴细胞刺激因子抑制剂贝利尤单克隆抗体

系统性红斑狼疮（SLE）是一种累及全身多系统的慢性弥漫性结缔组织病，目前发病机制尚未完全明确。近年来，随着分子靶向治疗水平的不断提高，生物制剂在 SLE 治疗方面的应用受到广泛关注。相较于常规治疗方案，贝利尤单抗联合常规治疗可以更显著地控制 SLE 患者的疾病活动，减少疾病复发风险，同时可减少激素用量，降低患者对激素的依赖，并且可以改善狼疮性肾炎（LN）患者的肾脏应答，且安全性良好。本文旨在讨论目前贝利尤单抗在 SLE 和 LN 治疗中的研究进展。

14.1　药物概述

贝利尤单抗是一种人类免疫球蛋白 IgG1 型单克隆抗体（以下简称单抗），对 B 细胞高度亲和，能够与可溶性 B 细胞刺激因子（B-lymphocyte stimulator，BLyS）特异性结合，抑制 B 细胞的增殖与活化，导致 B 细胞对天然免疫刺激原失活，并诱导 B 细胞的凋亡，从而减少活化 B 细胞及浆细胞的数量，最终减少血清中自身抗体的产生[1]。

贝利尤单抗主要通过静脉滴注给药。根据 BLISS（Belimumab International SLE Study）-52、BLISS-76 两项Ⅲ期临床试验结果，采用群体药物代谢动力学模型的典型参数值模拟浓度-时间曲线，在 10mg/kg 贝利尤单抗静脉滴注结束时或结束后不久观察到，贝利尤单抗血清峰浓度为 313μg/ml，血清浓度以双指数方式下降，分布半衰期为 1.75 天，终末半衰期为 19.4 天，系统清除率为 215ml/d。

2011 年 3 月贝利尤单抗在美国上市，由美国 FDA 批准成为全球首个用于治疗 SLE 的生物制剂。2019 年欧洲抗风湿病联盟（European League Against Rheumatism，EULAR）更新的 SLE 管理指南[2]提出，常规治疗（激素联合羟氯喹，伴或不伴免疫抑制剂）疗效不佳，即疾病频繁复发和（或）不能耐受激素减量时，可考虑加用贝利尤单抗（证据级别：1a；推荐级别：A；92.0%同意），尤其适用于高疾病活动度[系统性红斑狼疮疾病活动指数（SLE Disease Activity Index，SLEDAI）评分＞10 分]、血清学阳性（低 C3/C4、抗 ds-DNA 高滴度），以及合并皮肤、骨骼肌肉受累表现的 SLE 患者。2019 年 7 月贝利尤单抗在中国获批上市。《2020 中国系统性红斑狼疮诊疗指南》[3]推荐贝利尤单抗用于常规治疗控制不佳的 SLE 患者，不仅能改善患者血清学指标，还能降低复发的风险并减少激素用量。

LN 是 SLE 最常见的并发症，累及超过 50%的 SLE 患者可出现从无症状蛋白尿到急进性肾炎的各种临床表现。按照病理学分类可将 LN 分为 6 型，预后依次由好至差。Ⅰ 型：正常或微小病变型；Ⅱ 型：系膜增殖性狼疮性肾炎；Ⅲ 型：局灶增殖性狼疮性肾炎；Ⅳ 型：弥漫增殖性狼疮性肾炎；Ⅴ 型：膜性狼疮性肾炎；Ⅵ 型：硬化性狼疮性肾炎。其中，增殖性狼疮性肾炎典型表现为镜下血尿、非肾性蛋白尿、肾功能损伤和高血压，膜性狼疮性肾炎则表现为肾病综合征。目前增殖性狼疮性肾炎的治疗方案主要为使用强化免疫抑制，通常使用环磷酰胺或吗替麦考酚酯和大剂量糖皮质激素诱导治疗 3~6 个月，随后长期维持在较弱的免疫抑制状态。大多数患者初始治疗反应良好，但容易复发且产生耐药。尽管自 20 世纪 80 年代以来 LN 的长期疗效有所改善，但 40% 的弥漫增殖性狼疮性肾炎患者和 20% 的膜性狼疮性肾炎患者仍发展为终末期肾病[4]。此外，传统的免疫抑制疗法副作用较大，这提示针对 LN 需要寻找更有效的治疗方案，以提高患者的生存率，并在理想状况下阻止疾病的进展及最大限度地减少不可逆的靶器官损伤。2020 年 12 月，贝利尤单抗经 FDA 批准新增狼疮性肾炎的适应证，为其在 LN 治疗中的使用提供了证据支持。

14.2　作　用　机　制

B 细胞的异常激活是 SLE 发病的关键环节，因为 B 细胞是分泌抗体的浆细胞的前体，还可以将抗原提呈给 T 细胞和其他 B 细胞，并分泌促炎细胞因子。在 SLE 患者中，循环浆细胞、浆母细胞和晚期过渡 B 细胞（B 细胞成熟的晚期阶段）的数量增加，B 细胞和 T 细胞的激活比例高于正常水平，且 B 细胞激活途径异常。患者体内 B 细胞对自身抗原反应处于高度活化状态，导致机体产生大量自身抗体，最终引发自身免疫紊乱和炎症反应，进而损伤多种器官。而 B 细胞的异常激活与包括 BLyS 在内的生长因子水平增加密切相关。BLyS 属于肿瘤坏死因子配体超家族成员之一，是 B 细胞成熟和激活、生发中心形成、B 细胞发育成浆细胞及免疫球蛋白产生所必需的生长因子。BLyS 在体内以膜结合和可溶性两种形式存在，其中可溶性形式是 BLyS 的活化形式。BLyS 可结合对 B 细胞成熟和存活至关重要的相关受体，包括 B 细胞表面的跨膜激活剂及钙调亲环素配体相互作用分子（transmembrane activator and CAML interactor，TACI）、B 细胞成熟抗原（B cell maturation antigen，BCMA）、B 细胞活化因子受体（B cell activating factor receptor，BAF-R）等。其中，BAF-R 对 B 细胞成熟、增殖、抗体类别转换和分泌十分关键。BLyS 与 B 细胞表面的 BAF-R 结合后，能激活下游的 NF-κB 通路及 Akt 通路，提高 B 细胞的代谢活性，从而诱导 B 细胞的增殖和分化[5]。自身反应性 B 细胞和 BLyS 结合后无法被正常途径清除，导致自身抗体水平升高，与抗原结合形成免疫复合物，免疫复合物在肾脏大量沉积，最终导致 LN 的发生。研究发现[6]，至少 50% 的 SLE 患者血浆中可溶性 BLyS 水平升高，且与 SLE 疾病活动度之间存在显著相关性。因此，靶向 BLyS 并控制 B 细胞的异常激活，可能成为治疗 SLE 和 LN 新的研究方向。

贝利尤单抗是一种全人源免疫球蛋白 G1λ 单抗，也是可溶性 BLyS 的特异性抑制剂，对 B 细胞高度亲和，可选择性地与 B 细胞表面的可溶性 BLyS 结合，并靶向阻断 BLyS 与 B 细胞表面受体的胞外融合蛋白结合，从而抑制自身反应性 B 细胞过度增殖分化（图 14-1）。此外，贝利尤单抗还可以通过阻断 BLyS 介导的未成熟 B 细胞由 T_1 期转化至 T_2 期，从而阻止成熟 B 细胞的产生，并进一步减少 B 细胞分化为产生免疫球蛋白的浆细胞及减少自身抗体的产生，最终起到治疗 SLE 和 LN 的作用[7]。

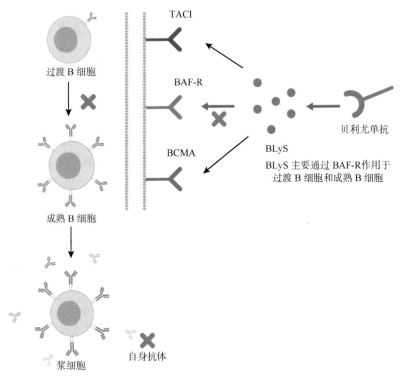

图 14-1　贝利尤单抗作用机制

TACI：跨膜激活剂及钙调亲环素配体相互作用分子；BAF-R：B 细胞活化因子受体；BCMA：B 细胞成熟抗原；
BLyS：B 细胞刺激因子

14.3　临床试验

14.3.1　BLISS-52、BLISS-76

作为首个被批准用于 SLE 的生物制剂，贝利尤单抗经历了较长时间的临床试验之路。其中两项随机、双盲、多中心、安慰剂对照的大型Ⅲ期临床试验 BLISS-52[8]和 BLISS-76[9]对贝利尤单抗治疗活动性 SLE 的有效性和安全性进行了评估。这两项研究从美洲、亚太地区和欧洲的 31 个国家的 226 个中心共纳入 1684 例抗核抗体或抗 dsDNA 阳性且 SELENA（Safety of Estrogens in Lupus Erythematosus National Assessment）-SLEDAI 评分≥6 分的 SLE 成年患者，按照 1∶1∶1 的比例随机分配至贝利尤单抗低剂量（1mg/kg）组、贝利尤单抗高剂量（10mg/kg）组和安慰剂组 3 组，并在第 0、2、4 周分别给予贝利尤单抗或安慰剂治疗，此后每 4 周用药一次，BLISS-52 试验共持续 48 周，BLISS-76 试验共持续 72 周。两项研究都以第 52 周时与基线相比达到 SLE 应答指数-4（SLE responder index-4，SRI-4）作为主要疗效终点。SRI-4 为复合终点，定义为与基线相比，SELENA-SLEDAI 评分降低≥4 分，未出现新的大不列颠岛狼疮评估小组（British Isles Lupus Assessment Group，BILAG）A 级器官评分或小于 2 个新的 BILAG B 级器官评分，并且医师全面评分（physician's global assessment，PGA）无恶化（增长＜0.30 分）。BILAG 包括一般情况、皮肤黏膜、神经、肾脏、血液、肌肉关节、心肺、血管共 8 个系统，由 136 项临床指标组成，A 表示病情严重活动，需要积极治疗；B 表示病情有活动，需要密切监测或对症治疗；C 表示病情稳定；D 表示无该系统受累。两项研究结果均显示，与安慰剂组比较，接受贝利尤单抗治疗的患者 SRI-4 复合应答率明显更高，早期即可出现生物标志物表达水平的显著改善，且不良事件发生率与安慰剂组相比无明显差异。这表明贝利尤单抗可以显著提高 SRI-4 应答率，降低 SLE 疾病活动度，并且在 SLE 患者中具有良好的耐受性。

14.3.2　BLISS-SC

BLISS-52 和 BLISS-76 临床试验中贝利尤单抗用药方式均为静脉滴注，而 BLISS-SC 试验[10]为贝利尤单抗提供了一种新的给药方式，即皮下注射。该研究将中度至重度（SELENA-SLEDAI 评分≥8 分）的 SLE 患者按 2∶1 的比例随机分配至贝利尤单抗 200mg 皮下注射联合标准治疗组及安慰剂联合标准治疗组，贝利尤单抗和安慰剂均每周皮下注射 1 次，共持续 52 周。比较第 52 周两组达到 SRI-4 应答的患者比例，该试验结果与 BLISS-52 和 BLISS-76 临床试验一致，表明贝利尤单抗皮下注射和静脉滴注均能改善 SLE 的病情发展，减少激素用量，并且安全性与安慰剂组相当。

14.3.3　东北亚研究

为评估贝利尤单抗在东北亚 SLE 人群中的疗效，在中国、日本和韩国进行了一项随机安慰剂对照临床研究，以 3 个国家 49 个研究中心从 2011 年 5 月至 2015 年 9 月共计 677 位 SLE 成年患者为研究对象，结果发现贝利尤单抗可以在减少激素用量的同时显著改善疾病活动度，并且整体安全性与安慰剂相当。该研究中的对象入组时年龄≥18 岁，根据美国风湿病学会分类标准诊断为 SLE，抗核抗体检测阳性且在基线前≥30 天内接受稳定的 SLE 标准治疗方案，但仍存在疾病临床活动（定义为 SELENA-SLEDAI 评分≥8 分）的患者。将纳入对象按照 2∶1 的比例随机分配到 10mg/kg 贝利尤单抗联合常规治疗组和安慰剂联合常规治疗组，并在第 0、14 和 28 天分别接受贝利尤单抗或安慰剂静脉滴注给药，然后每 28 天给药一次直至第 48 周。同样以第 52 周时达到 SRI-4 作为主要疗效终点。结果显示，第 52 周贝利尤单抗联合常规治疗组达到 SRI-4 应答的患者比例显著高于安慰剂联合常规治疗组（53.8% vs 40.1%；OR=1.99；95%CI 1.40，2.82；P＜0.0001），贝利尤单抗组 SELENA-SLEDAI、BILAG 和 PGA 三个指标与安慰剂组相比，均呈明显改善，且差异从第 12 周开始出现并一直持续到研究结束。

此外，该研究结果显示，与安慰剂联合常规治疗组相比，在第 52 周贝利尤单抗联合常规治疗组中，SELENA-SLEDAI 评分较基线降低≥4 分的患者比例显著增加（55.7% vs 42.2%；OR=2.00；95%CI 1.41，2.83；P=0.0001），且达到 SRI-7 应答（SELENA-SLEDAI

评分较基线降低≥7 分、无器官系统发生明显恶化、总体状况无恶化）的患者比例更高 [32.4% vs 23.5%；OR=1.76（95%CI 1.13，2.74；P=0.0116）]。另外，贝利尤单抗联合常规治疗组出现疾病严重发作的患者比例较安慰剂联合常规治疗组更低（12.0% vs 22.1%），相当于接受贝利尤单抗治疗的患者疾病严重发作风险降低 50%（HR=0.50；95%CI 0.34，0.73；P=0.0004）。在基线泼尼松剂量>7.5mg/d 的患者中，贝利尤单抗组维持低剂量激素治疗[泼尼松剂量减到 7.5mg/d 以下和（或）剂量较基线减少 50%]的时间更长（P=0.0288）。此外，与安慰剂组相比，贝利尤单抗组 52 周累积激素剂量显著较低（4190.0mg vs 4758.1mg，P=0.0005），第 40~52 周时，贝利尤单抗组激素剂量较基线减少≥25% 达到 7.5mg/d 以下的患者比例更高（15.6% vs10.9%；OR=1.68；95%CI 0.95，2.96；P=0.0721）。

安全性方面，安慰剂组和贝利尤单抗组的不良事件总发生率相似（75.7% vs 74.9%），并且大多数不良事件的严重程度为轻度或中度。安慰剂组和贝利尤单抗组最常见的不良事件均为上呼吸道感染（16.6% vs 13.8%）。但是安慰剂组的严重不良事件发生率高于贝利尤单抗组（18.3% vs 12.3%）。此外，中国作为乙型肝炎大国，患者的 HBV 核心抗体阳性的筛查失败率高于预期，因此针对中国患者修改了纳入标准，定义 HBV 核心抗体阳性但表面抗原和 HBV DNA 阴性的患者符合入组条件。共有 78 名 HBV 核心抗体阳性的患者被随机分配到贝利尤单抗组，在本次研究过程中没有观察到乙型肝炎的再激活。

东北亚研究结果与全球Ⅲ期临床试验结果基本一致，支持贝利尤单抗可以减少 SLE 患者的糖皮质激素用量，控制疾病活动，且无明显不良反应发生。该研究中受试者大部分为中国患者（比例超过 3/4），因此对贝利尤单抗在中国的临床用药具有重大的参考意义。

14.3.4　PLUTO

BLISS-52、BLISS-76、BLISS-SC 和东北亚研究中纳入的受试者均为成年患者，而儿童系统性红斑狼疮（child-onset systemic lupus erythematosus，cSLE）虽相对少见，但通常临床症状更重，疾病进展更迅速，更容易累及肾脏、心脏等多种重要器官，因此寻找有效的生物靶向治疗至关重要。2019 年 4 月贝利尤单抗由 FDA 批准用于治疗 cSLE，并由我国国家药品监督管理局于 2020 年 12 月批准用于 cSLE，是目前唯一被批准用于成人和儿童 SLE 的生物制剂。评估贝利尤单抗在 cSLE 中安全性和有效性的 Ⅱ 期临床试验是贝利尤单抗联合标准治疗的儿童狼疮试验（pediatric lupus trial of belimumab plus background standard therapy，PLUTO）[11]。该试验将 93 名 5~17 岁的 cSLE 患儿随机分为每 4 周静脉滴注 10mg/kg 的贝利尤单抗联合标准治疗组及安慰剂联合标准治疗组，以第 52 周的 SRI-4 应答指数作为主要终点，对贝利尤单抗在 cSLE 治疗方面的安全性和药物代谢动力学进行评估。结果显示，贝利尤单抗组与安慰剂组比较，SRI-4 应答率更高，并且在药物代谢动力学、药物效应动力学和安全性方面与成人 SLE 的研究一致。这支持了贝利尤单抗在 cSLE 治疗中的有效性和安全性。此外，该研究发现对于基线时合并肾脏系统受累的患儿，给予贝利尤单抗治疗 52 周后 SELENA-SLEDAI 评分下降人数比例高于安慰剂组（40% vs 12.5%）。尽管在研究过程中，两组基线时蛋白尿水平较高的患儿均未将蛋白尿降至正常水平（≤0.5mg/mg），但贝利尤单抗组患儿的蛋白尿水平未再增加，而安慰剂组则有 4 名患儿出现蛋白尿较前增多。这提示贝利尤单抗在改善 cSLE 患儿疾病活动度的同时，还可能延缓 LN 的进程。

14.3.5　BLISS-LN

贝利尤单抗在 SLE 治疗方面的价值已得到国际认可，但在上述研究中，急性重度 LN 患者均被排除在外，因此关于贝利尤单抗治疗活动性 LN 的有效性和安全性需要另外的数据支持。对 BLISS-52 和 BLISS-76 的 SLE 患者进行事后分析[12]，以评估贝利尤单抗对基线肾脏受累的患者肾功能的影响。结果显示接受贝利尤单抗治疗的患者蛋白尿减少，肾炎发生率较低。这提示贝利尤单抗可能对 SLE 患者的肾功能有益，但该研究纳入患者数量较少，事后分析具有局限性，因此需要对严重活动性狼疮性肾炎患者进行进一步研究。

BLISS-LN 研究在 21 个国家 107 个地点进行了为期 104 周的Ⅲ期多国、多中心、随机、双盲、安慰剂对照试验[13]。纳入标准如下：年满 18 周岁；自身抗体阳性[抗核抗体滴度≥1∶80 和（或）抗 dsDNA 抗体阳性]；诊断符合 1997 年更新的美国风湿病学会 SLE 分类标准；尿蛋白/肌酐比值≥1mg/mg；活检证实为狼疮性肾炎Ⅲ型（局灶增殖性狼疮性肾炎）或Ⅳ型（弥漫增殖性狼疮性肾炎），伴或不伴Ⅴ型（膜性狼疮性肾炎），或在筛查前 6 个月内出现膜性狼疮性肾炎；活检显示活动性病变或慢性病变急性发作。

将纳入的 446 名活动性狼疮性肾炎患者按 1∶1 的比例随机分配至 10mg/kg 贝利尤单抗联合标准治疗（糖皮质激素+环磷酰胺诱导+硫唑嘌呤维持治疗，或糖皮质激素+吗替麦考酚酯诱导和维持治疗）组和安慰剂联合标准治疗组。根据诱导方案进行随机化分层（每组 59 例患者接受环磷酰胺诱导，164 例患者接受吗替麦考酚酯诱导）。诱导期间可给予 1～3 次高剂量糖皮质激素（甲泼尼龙 500～1000mg 静脉滴注），然后口服泼尼松[0.5～1.0mg/（kg·d），日总剂量≤60mg]。在 24 周前需将糖皮质激素减量至≤10mg/d，并在第 24～76 周内不得超过此剂量，除非因 LN 以外的原因需要进行短期抢救治疗。在第 76～104 周，不允许进行糖皮质激素抢救治疗。除标准治疗外，患者在第 1 天、第 15 天和第 29 天分别接受贝利尤单抗或安慰剂静脉滴注，此后每隔 28 天进行一次，直至第 100 周，在第 104 周进行最终评估。主要终点为在未使用补救治疗的前提下，104 周后患者达到尿蛋白/肌酐比值≤0.7mg/mg，eGFR≥发病前的 80%或≥60ml/（min·1.73m^2）的主要肾脏疗效应答。次要终点为在未使用补救治疗前提下，104 周后患者达到尿蛋白/肌酐比值<0.5mg/mg，eGFR≥发病前的 90%或≥90ml/（min·1.73m^2）的完全肾脏疗效应答，即肾功能完全缓解。

研究结果显示，第 24 周时安慰剂组和贝利尤单抗组的患者即表现出不同的主要肾脏疗效应答。从第 52 周开始，安慰剂组和贝利尤单抗组患者的主要肾脏疗效应答开始出现统计学意义差异[35% vs 47%；OR=1.6；95%CI 1.1，2.4；P=0.02）]。从第 12 周开始，两组患者表现出不同的完全肾脏疗效应答。且使用贝利尤单抗的患者的主要肾脏疗效应答（HR=1.46；95%CI 1.07，1.98）和完全肾脏疗效应答（HR=1.58；95%CI 1.08，2.31）持续到第 104 周的概率比安慰剂组更高。到第 104 周时，与安慰剂组相比，贝利尤单抗组有更多患者达到主要肾脏疗效应答（43% vs 32%；OR=1.6；95%CI 1.0，2.3；P=0.03）和完全肾脏疗效应答（30% vs 20%；OR=1.7；95%CI 1.1，2.7；P=0.02）。此外，第 104 周时，在吗替麦考酚酯亚组（OR=1.6；95%CI 1.0，2.5）和环磷酰胺-硫唑嘌呤亚组（OR=1.5；95%CI 0.7，3.5）中，与安慰剂组相比，接受贝利尤单抗治疗的患者更多地达到主要肾脏疗效应答。在吗替麦考酚酯亚组中，贝利尤单抗组肾功能完全缓解的患者百分比高于安慰剂组。然而，在环磷酰胺-硫唑嘌呤亚组中，未观察到贝利尤单抗组和安慰剂组达到完全肾脏疗效应答患者的比例之间有明显差异。

该试验结果还显示，在完成 104 周试验干预的患者中，与接受安慰剂的患者相比，接受贝利尤单抗治疗后出现尿蛋白/肌酐比值降低的患者更多。最初可以观察到两个试验组的平均 eGFR 值都较基线增加，然而从第 52 周开始，安慰剂组的 eGFR 值开始下降，而贝利尤单抗组的 eGFR 值一直保持稳定。此外，与安慰剂组相比，贝利尤单抗组患者的抗 dsDNA 抗体和 IgG 降低幅度更大，C3 和 C4 水平更趋于正常值。在安全性方面，接受贝利尤单抗治疗的患者发生肾脏相关事件或死亡的风险低于接受安慰剂治疗的患者（HR=0.51；95%CI 0.34，0.77；P=0.001）。该试验证实在充分的标准治疗基础上，给予 LN 患者贝利尤单抗治疗可带来额外获益。基于 BLISS-LN 的研究结果，贝利尤单抗于 2020 年在美国被批准用于成人活动性 LN。

14.4　临床应用与注意事项

目前贝利尤单抗对 SLE 和 LN 的治疗在临床上已得到广泛应用。截至 2021 年 4 月，贝利尤单抗已在超过 75 个国家获批用于治疗成人 SLE，有超过 7200 名 SLE 患者接受了贝利尤单抗的临床研究[14]。目前临床上推荐的用药方案为 10mg/kg，前 3 次每 2 周给药 1 次，随后每 4 周给药 1 次，静脉滴注给药为主。用药期间应持续评估患者的病情，随着疗程和患者病情的变化而及时调整给药频次。如果连续治疗 6 个月后疾病控制不佳，应考虑中止贝利尤单抗治疗，调整为其他治疗方案。

有回顾性、观察性研究对阿根廷 15 个中心使用贝利尤单抗治疗的 81 名 SLE 患者的临床疗效进行分析[15]，以进一步评估贝利尤单抗在实际临床工作中治疗 SLE 患者的有效性。结果显示现实生活中接受贝利尤单抗治疗的 SLE 患者同样表现出明显的疾病活动度改善和糖皮质激素用量的减少。德国的一项观察性研究回顾性收集了 102 例 SLE 患者在贝利尤单抗启动前后 6 个月的数据[16]。经过 6 个月的贝利尤单抗治疗，78% 的患者经医师评估显示总体疾病活动度改善至少 20%，42% 的患者改善至少 50%。对于最常见的症状，如关节炎、疲劳、皮疹、脱发，以及抗 dsDNA 抗体水平升高和补体降低，也得到了明显改善，并同时伴随口服糖皮质激素的逐渐减量。Anjo 等也对使用贝利尤单抗治疗的 SLE 患者进行了回顾性分析[17]，比较治疗前后及治疗期间的疾病活动指数评分、抗 dsDNA 水平，以及补体 C3、C4 水平，结果发现疾病活动指数评分较基线明显降低，治疗期间抗 dsDNA 抗体水平下降，补体水平升高，且患者口服泼尼松的平均剂量逐渐减少。此外，Sanjeev Shrestha 等对贝利尤单抗在 LN 维持期的治疗效果进行荟萃分析[18]，结果显示，与接受标准治疗的患者相比，接受贝利尤单抗治疗的患者发生肾功能完全缓解的概率更高，并且两者之间的不良反应没有明显差异。这些研究表明，实际临床应用中贝利尤单抗可改善 SLE 患者的临床表现并减少激素剂量,可有效改善 LN 患者的肾功能,体现了贝利尤单抗对 SLE 和 LN 的真实疗效。

迄今为止的数据显示贝利尤单抗对 SLE 和 LN 患者来说耐受性良好,副作用少,但安全性问题仍然是临床关注的重点。因此需要对包括从临床试验及"真实世界"临床环境中收集的不良事件进行讨论和分析,在临床工作中,决定是否启用贝利尤单抗治疗前必须权衡利弊。

有研究对 FDA 不良事件报告系统数据库中 2015 年第 1 季度至 2021 年第 1 季度报告的贝利尤单抗相关不良事件进行筛选分析[19],旨在为临床安全合理用药提供参考。结果显示,在贝利尤单抗相关不良事件报告中,药品漏用、用药剂量不足或过量、药品给予时间不当等用药错误的情况较多。因此建议用药时应严格按照说明书的推荐给药方案,医生应及时根据患者的反应和用药疗程调整给药频次,并对患者进行充分宣教,对每次给药时间进行记录,尽量避免此类错误的发生。

在贝利尤单抗相关的感染不良事件方面,东北亚研究提示贝利尤单抗组最常见的不良事件是上呼吸道感染(16.6%),感染相关的严重不良事件发生率为 5.5%。BLISS-SC 临床试验中,贝利尤单抗组 3 例死亡病例均因感染导致(细菌性败血症、尿脓毒血症和中枢神经系统结核),此外,贝利尤单抗组有 18 例(3.2%)患者发生了带状疱疹。有研究对贝利尤单抗真实世界应用中的安全性进行事后回顾分析[18],结果显示在 23 名患者中,有 6 名患者出现不良事件,且全部与感染相关,包括 1 例细菌感染(尿培养阴性的尿路感染)和 5 例病毒感染(2 例流感样综合征,1 例巨细胞病毒感染,1 例带状疱疹病毒感染,1 例流感病毒感染)。另外一项关于贝利尤单抗实际临床应用的数据分析结果同样表明,感染是最常见的不良反应和停药原因之一[20]。这可能是因为贝利尤单抗的作用机制会增加感染(包括机会性感染)的潜在风险,因此临床上对有慢性感染史的患者使用贝利尤单抗或用药期间出现严重感染时,应保持高度警惕并密切监测,注意识别感染是否与用药相关。活动性或潜伏性结核患者应用贝利尤单抗的风险目前尚不明确,建议谨慎用药。

在贝利尤单抗相关的输液反应和超敏反应不良事件方面,BLISS-76 临床试验中贝利尤单抗组患者与安慰剂组相比,表现出更容易出现输液反应或超敏反应(14%～16% vs 10%)。BLISS-52 试验中有 3 例在首次给予贝利尤单抗后随即出现了过敏反应。所有输液和超敏反应在输液当天用抗组胺药和(或)泼尼松治疗后可缓解。BLISS-SC 试验中同样报告了有 34 名患者在接受贝利尤单抗治疗后出现注射部位局部反应。意大利有研究对贝利尤单抗在临床活动期 SLE 患者中的疗效和安全性进行了分析[21],结果显示超敏反应和输液反应分别占不良事件的 17.9% 和 1.1%。58 例停药的患者中有 23 例(39.7%)是由于不良事件的发生,其中最常见的是输液反应(6.9%)。这提示患者接受贝利尤单抗治疗,尤其是首次治疗时应在能进行相应急救处理的环境中,并在有管理速发型超敏反应经验的医务人员监测下进行。考虑到迟发反应的可能性,患者应至少在前 2 次给药后接受数小时的临床观察。若患者发生输液反应,可减缓输液速度或中止输液。若患者发生严重超敏反应,必须马上停止用药。建议在给药前适当给予预防性用药,如抗组胺药等,以预防输液反应或超敏反应。并且应当充分告知患者,接受本品治疗有发生严重甚至危及生命的超敏反应的潜在风险,以及超敏反应可能在输液当天或输液后数天发生,并使患者了解可能出现的症状和体征,指导患者在出现任何这些症状时立即就医。

在贝利尤单抗相关的精神疾病不良事件方面，BLISS-76 研究显示，与安慰剂组相比，贝利尤单抗组患者出现抑郁症的概率更大（4% vs 6%～7%）。BLISS-SC 试验中贝利尤单抗组有 15 名（2.7%）患者出现抑郁，并且其中 2 例产生了严重的自杀意念。而贝利尤单抗治疗 SLE 的现实应用中同样发现该不良事件。有研究发现[21]，接受贝利尤单抗治疗的 195 名患者中有 4 例出现新发的神经精神性狼疮（1 例卒中、1 例精神病、1 例严重抑郁症和 1 例癫痫发作），2 例基线时有神经精神性狼疮的患者在服用贝利尤单抗后出现疾病恶化（1 例抑郁症加重，另 1 例没有具体报道）。这提示接受贝利尤单抗治疗的患者可能会出现精神疾病类的不良反应，建议临床使用该药前应仔细评估患者的抑郁和自杀风险，并在治疗期间持续监测患者的精神状况。如果患者在用药期间出现新的精神疾病症状或原有精神疾病症状恶化，应该及时请求精神科专科医师会诊，并评估是否需要在合适的时机停用贝利尤单抗。

在贝利尤单抗相关的免疫系统不良事件方面，BLISS-52、BLISS-76、BLISS-SC 和东北亚研究结果均显示，接受贝利尤单抗治疗的患者的低丙种球蛋白血症的发生率高于接受安慰剂治疗的患者。这可能是因为贝利尤单抗作用机制为抑制 BLyS，减少自身反应性 B 细胞增殖及分化为浆细胞，影响患者免疫功能。因此建议临床使用贝利尤单抗时关注免疫功能紊乱等相关不良事件，如果患者出现此类表现，应仔细评估继续接受贝利尤单抗治疗的风险和获益。此外，由于其作用机制，贝利尤单抗可能会干扰免疫接种的应答，因此不建议在使用该药期间接种活疫苗。

在贝利尤单抗相关的恶性肿瘤不良事件方面，BLISS-76 研究过程中共有 7 例年龄在 52～65 岁的患者被诊断为恶性肿瘤，其中 1 例接受安慰剂治疗（胃癌），4 例接受 1mg/kg 贝利尤单抗治疗（宫颈癌、乳腺癌、卵巢癌和皮肤鳞状细胞癌），2 例接受 10mg/kg 贝利尤单抗治疗（皮肤基底细胞癌和鳞状细胞癌）。东北亚研究同样报告了一名接受贝利尤单抗治疗的患者发生了实体恶性肿瘤（宫颈癌）。尽管这无法证明贝利尤单抗与恶性肿瘤之间存在某因果关系，但为了安全起见，有恶性肿瘤个人史的患者或可能发展为恶性肿瘤的患者应谨慎使用贝利尤单抗。

在贝利尤单抗相关的妊娠相关不良事件方面，BLISS-52 试验和 BLISS-76 试验均未报告贝利尤单抗与流产或死胎有明显相关性。BLISS-76 试验中接受贝利尤单抗治疗的住院患者中共有 5 例在研究期间妊娠，其中 3 例正常活产，1 例择期终止妊娠，1 例失访。有研究对妊娠期间接受贝利尤单抗治疗的 SLE 或抗磷脂综合征患者及新生儿的结局进行回顾性分析[22]，该研究共纳入 13 例妊娠期患者，中位年龄为 38 岁（四分位距为 32～41 岁），46.2% 有反复流产史，贝利尤单抗（400mg）疗程的中位数为两次。研究过程中没有发现胎儿异常，共有 11 名活产婴儿（84.6%）。在过去有反复流产史的 6 名患者中，有 4 名患者产下活婴。在出生后的几天内，没有婴儿出现白细胞减少、淋巴细胞减少、中性粒细胞减少或血小板减少等事件。其中一名婴儿出现脐炎，经抗生素治疗后恢复良好。该研究显示，在妊娠期间暴露于贝利尤单抗的患者中未发现胎儿畸形或严重感染的风险增加，这为妊娠患者使用贝利尤单抗提供了新的证据。但研究纳入的样本量较少，目前贝利尤单抗在妊娠期间使用的安全性仍需要更多数据来验证，因此贝利尤单抗在妊娠患者中需要谨慎使用，且用药过程需密切监测。

另外，BLISS-SC 研究发现，与体重最低四分位数（<55.05kg）的患者相比，体重最高四分位数（≥78.25kg）的患者发生不良事件的概率较大，这提示对 SLE 患者来说，控制体重可能对减少药物不良事件发生有一定帮助。

有研究对 2011 年 3 月 9 日贝利尤单抗自美国上市以来至 2021 年 8 月 4 日期间 FDA 不良事件报告系统数据库报告的共计 13 785 例贝利尤单抗相关不良事件进行分析[23]，结果显示贝利尤单抗在临床应用中主要报告的不良反应有感染、输液相关反应和超敏反应、进行性多灶性白质脑病等。前两项与上述研究结果相符，需要重点关注的是进行性多灶性白质脑病。既往有研究报道[24]称患者在接受贝利尤单抗治疗时被诊断为进行性多灶性白质脑病。在进行 10 次贝利尤单抗治疗后，有患者出现进行性神经功能衰退，伴有发作性肌张力障碍和自主神经症状。由于患者 SLE 临床症状较轻，且根据神经症状发作的时间来判断，贝利尤单抗可能在进行性多灶性白质脑病的发展中发挥了关键作用。这警示我们，随着贝利尤单抗应用范围的扩大，有必要在临床应用中仔细监测这种潜在的致命副作用。

在过去的 10 年中，确立了贝利尤单抗在 SLE 的治疗中作为疾病调节剂的重要地位。来自随机对照试验和实际临床应用的数据证明了贝利尤单抗在降低 SLE 疾病活动及复发风险方面的耐受性和有效性，并且可以帮助患者逐渐减少糖皮质激素的用量。另外，在接受贝利尤单抗联合标准治疗后，更多的活动性 LN 患者达到肾脏疗效应答。贝利尤单抗为 SLE 和 LN 患者提供了一个全新的治疗方案，而有关贝利尤单抗对妊娠的影响，以及贝利尤单抗与其他生物制剂的共同给药方案等，仍需要进一步进行临床试验论证。

关于贝利尤单抗在 SLE 和 LN 以外的适应证也是目前研究的热门话题。2019 年 EULAR 更新的干燥综合征治疗指南中提出，当利妥昔单抗治疗难治性干燥综合征失败时，贝利尤单抗可作为补救治疗[25]。此外，有研究报道了 3 例与 SLE 相关的抗磷脂综合征患者在接受贝利尤单抗治疗后抗 β2 糖蛋白 I 抗体和抗磷脂抗体转为阴性，然而在停止治疗（平均 2 个月）后，患者抗磷脂抗体再次转为阳性[26]。另外，有研究对 SLE 患者在贝利尤单抗治疗期间的自身抗体滴度进行分析[27]，结果发现贝利尤单抗可显著降低 SLE 患者的抗 β2 糖蛋白 I 抗体滴度。这提示贝利尤单抗可能为抗磷脂综合征的新靶向治疗开辟了道路。

综上，贝利尤单抗在 SLE 和 LN 的治疗方面具有广阔的应用前景，为 SLE 和 LN 患者带来了更多可能性与希望。而贝利尤单抗作为 B 细胞靶向的生物制剂，也有望为更多有自身免疫性疾病的患者带来新的治疗选择。

（陈　勇）

参 考 文 献

[1] Sanz I，Yasothan U，Kirkpatrick P. Belimumab[J]. Nat Rev Drug Discov，2011，10（5）：335-336.

[2] Fanouriakis A，Kostopoulou M，Alunno A，et al. 2019 update of the EULAR recommendations for the management of systemic lupus erythematosus[J]. Ann Rheum Dis，2019，78（6）：736-745.

[3] 中华医学会风湿病学分会，国家皮肤与免疫疾病临床医学研究中心，中国系统性红斑狼疮研究协作组. 2020 中国系统性红斑狼疮诊疗指南[J]. 中华内科杂志，2020，59（3）：172-185.

[4] Ward M，Tektonidou M. Belimumab as add-on therapy in lupus nephritis[J]. N Engl J Med，2020，383（12）：

1184-1185.

[5] Stohl W，Hilbert D. The discovery and development of belimumab：the anti-BLyS-lupus connection[J]. Nat Biotechnol，2012，30（1）：69-77.

[6] Petri M，Stohl W，Chatham W，et al. Association of plasma B lymphocyte stimulator levels and disease activity in systemic lupus erythematosus[J]. Arthritis Rheum，2008，58（8）：2453-2459.

[7] Hahn B. Belimumab for systemic lupus erythematosus[J]. N Engl J Med，2013，368（16）：1528-1535.

[8] Navarra S，Guzmán R，Gallacher A，et al. Efficacy and safety of belimumab in patients with active systemic lupus erythematosus：a randomised，placebo-controlled，phase 3 trial[J]. Lancet（London，England），2011，377（9767）：721-731.

[9] Furie R，Petri M，Zamani O，et al. A phase Ⅲ，randomized，placebo-controlled study of belimumab，a monoclonal antibody that inhibits B lymphocyte stimulator，in patients with systemic lupus erythematosus[J]. Arthritis Rheum，2011，63（12）：3918-3930.

[10] Stohl W，Schwarting A，Okada M，et al. Efficacy and safety of subcutaneous belimumab in systemic lupus erythematosus：a fifty-two-week randomized，double-blind，placebo-controlled study[J]. Arthritis Rheumatol，2017，69（5）：1016-1027.

[11] Brunner HI，Abud-Mendoza C，Viola DO，et al. Safety and efficacy of intravenous belimumab in children with systemic lupus erythematosus：results from a randomised，placebo-controlled trial[J]. Ann Rheum Dis，2020，79（10）：1340-1348.

[12] Dooley MA，Houssiau F，Aranow C，et al. Effect of belimumab treatment on renal outcomes：results from the phase 3 belimumab clinical trials in patients with SLE[J]. Lupus，2013，22（1）：63-72.

[13] Furie R，Rovin BH，Houssiau F，et al. Two-year，randomized，controlled trial of belimumab in lupus nephritis[J]. N Engl J Med，2020，383（12）：1117-1128.

[14] Levy RA，Gonzalez-Rivera T，Khamashta M，et al. 10 years of belimumab experience：what have we learnt?[J]. Lupus，2021，30（11）：1705-1721.

[15] Babini A，Cappuccio AM，Caprarulo C，et al. Evaluation of belimumab treatment in patients with systemic lupus erythematosus in a clinical practice setting：results from a 24-month OBSErve study in Argentina[J]. Lupus，2020，29（11）：1385-1396.

[16] Schwarting A，Schroeder JO，Alexander T，et al. First real-world insights into belimumab use and outcomes in routine clinical care of systemic lupus erythematosus in Germany：results from the OBSErve Germany study[J]. Rheumatol Ther，2016，3（2）：271-290.

[17] Anjo C，Mascaró JM Jr，Espinosa G，et al. Effectiveness and safety of belimumab in patients with systemic lupus erythematosus in a real-world setting[J]. Scand J Rheumatol，2019，48（6）：469-473.

[18] Shrestha S，Budhathoki P，Adhikari Y，et al. Belimumab in lupus nephritis：a systematic review and meta-analysis[J]. Cureus，2021，13（12）：e20440.

[19] 李莉，杨卓，蔡江晖，等. 基于 FARES 数据库的贝利尤单抗 ADE 风险信号挖掘[J]. 中国药房，2021，32（24）：3024-3030.

[20] Hui-Yuen JS，Reddy A，Taylor J，et al. Safety and efficacy of belimumab to treat systemic lupus erythematosus in academic clinical practices[J]. J Rheumatol，2015，42（12）：2288-2295.

[21] Iaccarino L，Andreoli L，Bocci EB，et al. Clinical predictors of response and discontinuation of belimumab in patients with systemic lupus erythematosus in real life setting. Results of a large，multicentric，nationwide study[J]. J Autoimmun，2018，86：1-8.

[22] Kao JH，Lan TY，Lu CH，et al. Pregnancy outcomes in patients treated with belimumab：report from

real-world experience[J]. Semin Arthritis Rheum，2021，51（5）：963-968.

[23] 谈玲，李新刚. 贝利尤单抗不良事件风险信号数据挖掘与分析[J]. 临床药物治疗杂志，2021，19（11）：54-60.

[24] Fredericks CA，Kvam KA，Bear J，et al. A case of progressive multifocal leukoencephalopathy in a lupus patient treated with belimumab[J]. Lupus，2014，23（7）：711-713.

[25] Ramos-Casals M，Brito-Zerón P，Bombardieri S，et al. EULAR recommendations for the management of Sjögren's syndrome with topical and systemic therapies[J]. Ann Rheum Dis，2020，79（1）：3-18.

[26] Sciascia S，Rubini E，Radin M，et al. Anticardiolipin and anti-beta 2 glycoprotein-I antibodies disappearance in patients with systemic lupus erythematosus and antiphospholipid syndrome while on belimumab[J]. Ann Rheum Dis，2018，77（11）：1694-1695.

[27] Cavazzana I，Kumar R，Pozzari C，et al. Autoantibodies'titre modulation by anti-BlyS treatment in systemic lupus erythematosus[J]. Lupus，2019，28（9）：1074-1081.

第 15 章　双靶点受体-抗体融合蛋白泰它西普

肾脏是免疫相关损伤的易感器官，狼疮性肾炎、IgA 肾病、膜性肾病等是常见的免疫介导的肾脏病。临床上常用的治疗方案为激素和（或）传统免疫抑制剂，但传统治疗方案的局限性是完全缓解率低、复发风险和肾脏持续炎症导致的进行性肾功能损伤，常需要重复和长时间的治疗来控制疾病，因此迫切需要具有更好疗效和安全性的靶向药物来控制疾病。与传统免疫抑制剂相比，生物靶向治疗具有靶向精准、疗效确切、副作用少等特点，目前得到了广泛的关注。其中 B 细胞的靶向治疗成为研究的热点，针对 B 细胞的靶向治疗是改善免疫相关性肾病预后的重要策略。目前已有多种药物研发上市，通过直接或间接靶向作用调节 B 细胞，改善免疫功能。目前 B 细胞直接靶向药物有利妥昔单抗、依帕珠单抗、奥妥珠单抗等，直接针对 B 细胞表面标志物（如 CD20、CD22、CD52、CD19 等）发挥作用，导致 B 细胞的耗竭或活性降低[1]。B 细胞间接靶向的药物有泰它西普、阿塞西普、他贝芦单抗、贝利尤单抗等，通过抑制 B 细胞生长因子与 B 细胞结合来抑制 B 细胞的增殖和存活。

泰它西普是全球首创的双靶点抑制 B 淋巴细胞刺激因子（B-lymphocyte stimulator，BLyS）与增殖诱导配体（a proliferation inducing ligand，APRIL）的国产新药，具有全新的药物结构和双靶点作用机制，可同时阻断 BLyS 和 APRIL 与受体的结合，阻止异常 B 细胞的发育成熟、分泌自身抗体，从而发挥免疫抑制作用。该药目前不仅在系统性红斑狼疮（SLE）中取得了良好的疗效，而且在免疫介导的肾脏病、其他风湿免疫性疾病中也得到了越来越多的关注。

15.1　药 物 概 述

泰它西普（研发代码 RC18，telitacicept；商品名：泰爱）是一种新的人重组融合蛋白，由 B 细胞表面的跨膜激活剂及钙调亲环素配体相互作用分子（TACI）受体的胞外结构域与人免疫球蛋白 IgG1-Fc 融合而成。它是由我国烟台荣昌制药股份有限公司自主研发的一种双靶点生物制剂。2021 年 3 月 9 日，泰它西普在我国获得国家药品监督管理局批准有条件上市，适用于在常规治疗基础上仍有高疾病活动性、自身抗体阳性的 SLE 成年患者[2]。这是 SLE 治疗领域 60 年来全球获批的第二款生物制剂，是全球唯一一个获批治疗 SLE 的双靶点生物制剂，该药的问世标志着我国在治疗 SLE 领域走在了世界前列。

泰它西普的药物代谢动力学已在稳定的 SLE 患者和类风湿关节炎（rheumatoid arthritis，RA）患者中进行研究[3, 4]。该药目前国内上市的剂型为 80mg 的冻干粉剂，经皮下注射后缓慢吸收，单次给药后血清浓度一般于 24 小时达到峰值。单次皮下注射 160mg 泰它西普后，健康志愿者中测得的游离泰它西普平均血清峰浓度为 4.72g/ml［变异系数（coefficient of variation，CV）约为 32%］。对于 SLE 患者，在每周接受 160mg 泰它西普联合标准疗法时，稳态平均谷浓度大约为 2μg/ml（CV 约为 60%）。在 80～240mg 剂量范围内，泰它西普峰浓度（C_{max}）与药时曲线下面积（AUC）均呈线性药物代谢动力学特征。单次给予泰它西普 160mg 后，其表观清除率为 208ml/h（CV 为 16.6%），平均消除半衰期（$t_{1/2}$）为 11.8 天（CV 为 15.2%）。泰它西普的群体药物代谢动力学模型显示呈二室模型特征，群体药物代谢动力学结果显示体重是影响表观清除率的协变量，即体重升高，清除率增加，但认为影响程度不具有临床相关性。健康受试者和 SLE 患者的消除半衰期的群体预测值分别为 13.6 天和 11.9 天。每周 1 次或每周 2 次的重复给药可使 BLyS-泰它西普复合物的药物代谢动力学达到饱和。

　　泰它西普是一种融合蛋白类生物制品，代谢途径是通过广泛分布的蛋白水解酶降解成小分子多肽和氨基酸，直接由水解酶在细胞内降解。其不在肝肾代谢，显著降低了药物的毒副作用，其疗效、生物安全性可能高于传统药物。目前没有正式研究评估肝损伤或肾损伤对泰它西普药物代谢动力学的影响，也尚未开展过泰它西普的特异性药物相互作用研究。但在至今的临床研究中，泰它西普与其他药物共同给药，包括糖皮质激素、抗疟疾药、非甾体抗炎药和免疫抑制剂（如硫唑嘌呤、甲氨蝶呤），没有证据表明这些药物影响泰它西普的药物代谢动力学。泰它西普上市时间不长，药物代谢动力学、药物效应动力学方面的研究数据有限。泰它西普在中国健康受试者中的药物代谢动力学研究结果与在 SLE 患者和类风湿关节炎患者中的研究结果一致，也呈线性药物代谢动力学特征，安全性、耐受性均良好。目前国内正在进行的一项多中心 I 期临床试验旨在进一步评估不同剂量的泰它西普在 SLE 患者中的药物代谢动力学情况、药物安全性和有效性。

　　贝利尤单抗（belimumab）是第一个用于治疗 SLE 的单靶点生物制剂，贝利尤单抗和泰它西普有相同的 BLyS 靶点，但泰它西普比贝利尤单抗多了一个 APRIL 靶点，从而可更强地阻断 B 细胞的自身反应。双靶点作用起效更快，效果更稳定，更能降低疾病的活动度[5]。另外，泰它西普的受体抗体融合蛋白消除半衰期相对单抗更短（11.8 天 vs 19.4 天），其下调免疫球蛋白水平呈剂量依赖性，临床应用中可根据实际情况随时改变剂量或停药，用药安全性更有保障。

15.2　作　用　机　制

15.2.1　BAF/APRIL 系统与免疫介导的肾脏病的关系

　　B 细胞活化因子（BLyS），属于肿瘤坏死因子（TNF）超家族的成员，是一种包含 285 个氨基酸的二型跨膜蛋白，表达于核细胞、树突状细胞及 T 细胞等表面，可从细胞表面分离，进入血中形成可溶性分子。APRIL 也属于 TNF 超家族的成员，与 BLyS 的同源性接近 50%，以可溶性形式与 BLyS 形成具有生物活性的异三聚体。BLyS 调节未成熟 B 细胞的分化和成熟，而 APRIL 则调节浆细胞的存活和功能，BLyS 和 APRIL 都是 B 细胞生存和发育成熟至关重要的因素，也与人类各种自身免疫性疾病的发病机制有关[6]。

TACI、B 细胞成熟抗原（B cell maturation antigen，BCMA）和 BAF 受体（BAF-R）是表达在 B 细胞上的 I 型跨膜蛋白受体。BAF 与这三种受体均可结合，但与 BCMA 的结合力相对较弱。APRIL 可与 TACI 和 BCMA 这两种受体结合。当 BLyS 和 APRIL 与上述受体结合后，能抑制 B 细胞凋亡、促进 B 细胞增生及分化。故 BLyS/APRIL 系统维持了 B 细胞的稳态。BLyS 和 APRIL 的过度表达既能参与自身反应性 B 细胞的产生，又能导致自身免疫耐受的破坏，影响免疫应答，从而导致各种免疫相关性疾病的发生。研究发现 BLyS 和 APRIL 在 B 细胞介导的各种自身免疫性疾病中表达均增加，包括在 SLE 患者中[7-9]。因此 BLyS 和 APRIL 已成为多种免疫相关疾病治疗的重要靶点，得到了越来越多的关注。

系统性红斑狼疮是一种常见的系统性自身免疫性疾病，B 细胞耐受的丧失是 SLE 患者免疫异常的一个关键特征，这为 SLE 患者潜在使用靶向 B 细胞的新型药物提供了理论依据。SLE 患者中 BLyS 和 APRIL 均高表达，在狼疮性肾炎（LN）患者中，BLyS 和 APRIL 的表达水平显著增加，高于健康人和膜性肾病患者，尤其在肾小管间质中更为显著[10]。B 细胞产生大量自身抗体（如抗心磷脂抗体、抗 ds-DNA 抗体、抗 Sm 抗体、抗核小体抗体等），并形成相应的免疫复合物沉积在组织中。有研究表明 BLyS 和 APRIL 的水平决定着疾病的严重程度[6]，SLE 低基线 BLyS 水平可预测临床和病理学的改善[11]。LN 患者中，APRIL 水平与 SLE 活动指数和尿蛋白水平成正相关，高血清 APRIL 水平（>4ng/ml）患者的肾脏组织学病变表现更严重[12]。在 SLE 小鼠模型研究中，同时对 BLyS+APRIL 双靶向抑制可更好地控制自身抗体的产生，控制疾病进展[13]。

IgA 肾病（IgA nephropathy，IgAN）是最常见的肾小球疾病，其发病机制较为复杂，目前认为与半乳糖缺乏型 IgA1（galactose-deficient IgA1，Gd-IgA1）大量产生，致使机体产生针对 Gd-IgA1 的特异性抗体，自身抗体与 Gd-IgA1 结合后产生免疫复合物有关。该免疫复合物循环至肾脏，沉积于系膜区，引起炎症细胞浸润、补体活化和增殖反应，进而持续引起肾脏损害。相比健康对照组和非 IgA 肾小球肾炎患者，IgAN 患者血清 BLyS 显著升高[14]。IgAN 患者组织中 APRIL 水平也显著升高，BLyS 受体 BAF-R/TACI/BCMA 表达上调。IgAN 患者体内 BAF、APRIL 过度表达可促进 IgA 异常糖基化，诱导 Gd-IgA1 的过度产生，并在体内循环，促进免疫复合物在肾脏沉积。研究发现，血清 BLyS 水平和 IgAN 患者肾小球组织病理学特征显著相关，其水平与肾小球系膜区沉积物数量、系膜细胞增生、节段性肾小球硬化、肾小管萎缩/间质化评分呈正相关[15]。

目前在膜性肾病患者的足细胞上已发现存在一些抗原，如磷脂酶 A2 受体（phospholipase A2 receptor，PLA2R）、1 型血小板反应蛋白 7A 域（thrombospondin type-1 domain-containing 7A，THSD7A）等，这些抗原与膜性肾病的发病有关，故认为膜性肾病是一种自身免疫相关性肾病。近年研究发现膜性肾病患者血浆 BAF 水平高于健康人群，在继发性膜性肾病患者和复发的膜性肾病患者中升高更明显，而且观察到 APRIL 水平高的患者疾病缓解率较低，复发率较高[10]。

干燥综合征（Sjögren syndrome，SS）的发病与 B 细胞的过度活化和功能亢进也密切相关。B 细胞功能亢进可导致高免疫球蛋白血症、多种抗体的分泌。研究发现在 SS 患者中，血清、唾液和唾液腺上皮细胞中 BAF 水平均升高。血清中 BAF 水平的升高，表明其反映了疾病的进展[16]。BAF 转基因小鼠已经被证明会发展为一种类似 SS 的综合征[17]。故 B 细胞信号通路和共刺激通路是 SS 的合理靶点。

B 细胞在 RA 的发病机制中也起着重要作用。B 细胞通过包括产生类风湿因子（rheumatoid factor，RF）和其他自身抗体、抗原提呈、T 细胞活化和（或）产生促炎细胞因子在自身免疫/炎症过程的多个位点起作用。有研究表明，与健康人群相比，RA 中 B 细胞的 BLyS 膜表达（BLyS membrane expression，mBLyS）表达增加，极早期 RA 中 BLyS 水平升高。在极早期 RA 中，sBLyS/sBLyS-r 可溶性 BLyS（soluble BLyS，sBLyS）和可溶性 BLyS 受体（soluble BLyS receptor，sBLyS-r）比值的增加与 6 个月和 12 个月的不良临床结局相关。而在已确诊的 RA 患者中观察到可溶性 BLyS（soluble BLyS，sBLyS）和可溶性 BLyS 受体（soluble BLyS receptor，sBLyS-r）比值的增加与疾病活动性成正相关[18]。在 RA 患者中，外周骨髓细胞表面 APRIL 升高，RA 患者所有循环单核细胞亚群的表面 APRIL 也均有高水平的表达。APRIL 的水平与疾病活动性密切相关[19]。因此，控制 B 细胞的活化和功能在 RA 发病中具有关键意义。

另外，在其他一些免疫相关性疾病（如视神经脊髓炎、重症肌无力、多发性硬化等）的发病机制中也发现与 BAF/APRIL 系统有关[20-22]。

15.2.2　BAF 和 APRIL 双靶点生物制剂泰它西普的作用机制

泰它西普是 BLyS 受体 TACI 的胞外特定的可溶性部分，与人 IgG1 的 Fc 部分构建成的融合蛋白可竞争结合 BLyS 和 APRIL，阻止 BLyS 和 APRIL 与 B 细胞表面受体（TACI、BCMA、BAF-R）之间的相互作用（图 15-1），阻断 B 细胞的增生和 T 细胞的成熟。泰它西普对 BLyS 和 APRIL 两种因子的配体都有很强的亲和力，通过阻断 BLyS 与 BLyS 受体 3（BR3）、TACI 受体结合，抑制未成熟的 B 细胞进一步发育成熟。阻断 APRIL 与 TACI、BCMA、BR3 结合，抑制成熟 B 细胞分化为浆细胞，并影响浆细胞自身抗体的产生（图 15-2）。

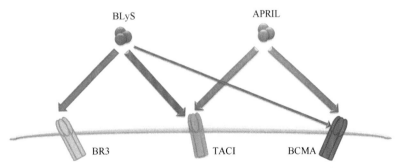

图 15-1　BLyS 和 APRIL 与 B 细胞表面受体结合力示意图

APRIL，增殖诱导配体；BCMA，B 细胞成熟抗原；BR3，B 细胞活化因子受体 3

泰它西普同时阻断 BLyS 和 APRIL 的双靶点机制可全面阻断 B 细胞的成熟、分化和分泌，从而发挥更强的免疫抑制作用。阿塞西普（atacicept）是最早研发的 BAF/APRIL 双靶点抑制剂，但因其在临床试验中的安全性问题未能上市。泰它西普虽然和阿塞西普一样都以 BLyS 和 APRIL 为靶点，但它们在分子结构上存在差异。泰它西普不含有在细胞表达过程中容易导致 TACI 降解的前蛋白转化酶限制性位点，并且保留了维持 TACI 生物活性的氨基端区域（图 15-3）。此外，泰它西普与 BLyS/APRIL 具有很强的亲和力柄区（富含半胱氨酸的结构域 2）得以最大程度的保留。

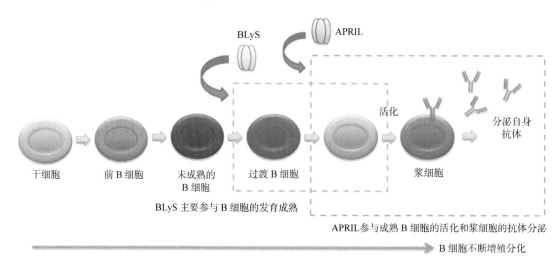

图 15-2   BLyS 和 APRIL 参与 B 细胞的发育、增殖、活化过程示意图

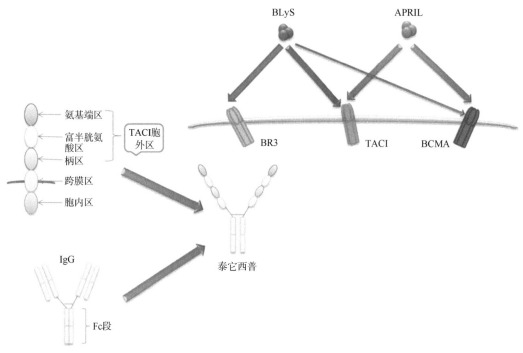

图 15-3   泰它西普结构示意图

APRIL，增殖诱导配体；BCMA，B 细胞成熟抗原；BR3，B 细胞活化因子受体 3

与目前应用于 SLE 治疗的生物制剂贝利尤单抗抑制 B 细胞单个 BLyS 靶点不同，泰它西普多了一个 APRIL 靶点，故能同时抑制 BLyS 和 APRIL 两个因子。双靶点作用机制既阻碍了异常 B 细胞成熟和分化，又抑制了浆细胞分泌自身抗体，从而达到全面降低机体自身免疫应答、延缓疾病进展和复发的目的。

15.3　临　床　试　验

泰它西普于 2011 年从国家食品药品监督管理局获得首个临床试验批件，2012 年在北京协和医院完成了 I 期临床试验。

15.3.1　泰它西普治疗系统性红斑狼疮的临床研究

由北京协和医院风湿免疫科张奉春教授领衔，于 2019 年 6 月完成了泰它西普治疗系统性红斑狼疮的一项临床研究。该研究为一项多中心、随机、双盲、安慰剂对照的 II 期研究，纳入了 249 例 SELENA-SLEDAI 评分≥8 分的 SLE 患者，排除最近 2 个月有严重肾小球肾炎和中枢神经系统疾病的患者。在接受至少 30 天的标准治疗基础上，以 1∶1∶1∶1 的比例随机分配到泰它西普（80mg、160mg 或 240mg）组或安慰剂组治疗 48 周，以 SRI-4 作为主要终点的评价指标[23]。在 2019 年美国风湿病学会（ACR）年会上，研究者公布了该试验的结果。结果显示在 48 周时 240mg 泰它西普组的 SRI-4 应答率达 75.8%，高于安慰剂组的 33.9%（$P < 0.001$），达到临床试验主要终点。同时泰它西普组显著降低了患者 B 细胞和血清免疫球蛋白水平（IgG、IgA、IgM），但能够始终维持在正常值下限以上。泰它西普组升高了补体（C3、C4）水平，明显降低了重度 SLE 的复发率。相较于安慰剂组，泰它西普组可显著改善皮肤黏膜、肌肉骨骼症状，也可改善肾脏相关症状，持续降低尿蛋白。治疗 52 周可降低 SLE 严重复发风险 56%。泰它西普各剂量组的不良事件发生率与安慰剂组比较差异无统计学意义，表明泰它西普具有良好的耐受性与安全性。目前张奉春教授团队的另一项随机、双盲、安慰剂对照 III 期临床试验已完成，共纳入 335 名 SLE 患者，旨在进一步评价泰它西普联合标准疗法对比安慰剂联合标准疗法用于治疗中重度 SLE 患者的有效性和安全性。初步数据显示与安慰剂组相比，泰它西普 160mg 组 SRI-4 缓解的患者比例显著更高（82.6% vs 38.1%，$P < 0.001$）。

2020 年 1 月，泰它西普获得美国 FDA 关于在美开展治疗系统性红斑狼疮的 III 期临床试验许可，并于 2020 年 4 月获得快速通道资格。为评价泰它西普联合标准疗法对比安慰剂联合标准疗法用于治疗中重度 SLE 患者的有效性和安全性，目前一项全球多中心、随机、双盲、安慰剂对照、两阶段 III 期临床试验正在进行中。

目前北京大学人民医院牵头的一项关于泰它西普与低剂量的 IL-2 在治疗 SLE 中疗效比较的 III 期临床试验正在进行中，旨在评估泰它西普与不同药物治疗 SLE 的疗效。

在儿童难治性 SLE 患者中，泰它西普也显示出一定优势。一项研究显示泰它西普联合标准治疗可显著提高难治性儿童 SLE 患者的 SRI-4 应答率，减少糖皮质激素的用量，对狼疮性肾炎也有疗效[24]。药物相关不良事件可控。因研究数量有限，泰它西普的远期副作用及疗效有待进一步观察，对降低蛋白尿、改善肾功能的疗效也值得进一步研究。

15.3.2　泰它西普治疗 IgA 肾病的临床研究

IgA 肾病目前仍缺乏有效的治疗手段，无特异性治疗药物。北京大学第一医院肾内科张宏主任牵头，于 2021 年完成了泰它西普在 IgA 肾病治疗中有效性和安全性的试验。该试验共纳入 44 例患者，纳入标准：24 小时尿蛋白≥0.75g/24h；eGFR＞35ml/（min·1.73m²）；3 个月以上的优化背景治疗。用药 24 周后，泰它西普 240mg 组受试者尿蛋白水平与基线相比显著降低，24 小时尿蛋白平均水平较基线下降了 49%，相对于安慰剂组差异有统计学意义（$P < 0.05$）。该试验结果显示泰它西普减少了高风险 IgA 肾病患者的蛋白尿、免疫球蛋白，能够有效降低 IgA 肾病的进展风险，且安全性良好[25]。

2020 年 12 月，泰它西普获美国 FDA 批准开展治疗 IgA 肾病 II 期临床试验，目前该研究正在进行中。

15.3.3　泰它西普在膜性肾病中的临床研究

目前膜性肾病的研究多聚焦在足细胞抗原及相应的抗体上，关于 BAF 和 APRIL 发病机制在膜性肾病中的研究比较少。韩国学者的一项研究对比了膜性肾病患者及健康人群中 BAF 和 APRIL 水平的差异。该研究入组了 102 名膜性肾病患者（原发性膜性肾病患者 89 例，继发性膜性肾病患者 13 例）和 111 名健康人群，检测两组人群中血浆 BAF 和 APRIL 的水平，平均跟踪随访时间 3 年，观察不同 BAF 和 APRIL 水平组膜性肾病的缓解和复发情况。结果显示膜性肾病患者血浆 BAF 水平高于健康人群，在继发性膜性肾病患者和复发的膜性肾病患者中升高更明显，而且观察到 APRIL 水平高的患者疾病缓解率较低，复发率较高[10]。

15.3.4　泰它西普在原发性干燥综合征患者中的临床研究

B 细胞在干燥综合征发病机制中起着重要的作用，故干燥综合征的 B 细胞靶向治疗研究很热门。2022 年 1 月 24 日，我国荣昌生物制药公司宣布，泰它西普用于治疗原发性干燥综合征患者的国内 II 期临床研究获得积极结果。该研究共招募 42 名患者，被随机分配在泰它西普不同剂量的两个治疗组（240mg 组及 160mg 组）及安慰剂组。结果显示，泰它西普 160mg 剂量组与安慰剂组相比，ESSDAI（european league against rheumatism Sjögren's syndrome disease activity index）评分较基线的变化量和安慰剂组组间差异有统计学意义（$P < 0.05$）。ESSDAI 评分是目前衡量干燥综合征疾病活动的金标准。

15.3.5　泰它西普在类风湿关节炎中的临床研究

阿塞西普是首个 BLyS/APRIL 双靶点抑制剂，阿塞西普对类风湿关节炎疗效的几项研究（AUGUST I 、AUGUST II、AUGUST III）结果均提示阿塞西普有生物学效应，但临床效应不明显。

泰它西普与阿塞西普结构有些差异，其临床效应是否有更优的表现？国内的一项随机、单盲、安慰剂对照的临床药理研究探讨了泰它西普在类风湿关节炎患者中三种不同给药方案的短期疗效和安全性。该试验纳入了 21 例患者，患者在每个队列中随机接受泰它西普或安慰剂治疗，按时间顺序接受以下 3 种皮下给药方案之一：①泰它西普 180mg 每周 1 次，共 3 次；②泰它西普 180mg 每周 2 次，共 7 次，第 5 周末次注射；③泰它西普 360mg 每周 1 次，共 5 次。活动性类风湿关节炎患者定义为剂量前 DAS28 评分（disease activity score in 28 joints）≥3.2 分的受试者。研究主要终点为探讨基线时中度至重度活动性类风湿关节炎患者亚组（即基线 DAS28 评分≥3.2 分）泰它西普的临床疗效。试验结果显示与安慰剂相比，泰它西普 180mg 每周 1 次组与泰它西普 180mg 每周 2 次组的患者 DAS28 评分在 3 个月的观察期间稳步下降，泰它西普 360mg 组改善不明显。泰它西普治疗后未检出抗药物抗体，总体耐受性良好[26]。

目前北京协和医院张奉春教授团队正开展的一项 III 期临床试验旨在探讨泰它西普联合甲氨蝶呤（MTX）在单独使用甲氨蝶呤疗效不佳的中度至重度类风湿关节患者中应用的安全性和有效性，期待该研究的结果。

15.3.6　泰它西普在原发性抗磷脂综合征患者中的临床研究

北京协和医院于 2021 年 7 月开始一项单臂试点研究，旨在评估泰它西普在预防血栓形成和改善高危原发性抗磷脂综合征（antiphospholipid syndrome，APS）患者临床表现方面的疗效。该研究纳入 20 名三种抗磷脂抗体（aPL）阳性且至少有一种表现（包括血小板减少症、自身免疫性溶血性贫血、aPL 相关肾病、心脏瓣膜病、非卒中神经系统表现）的 APS 患者，在传统抗血栓和免疫抑制治疗的基础上加用泰它西普。泰它西普 160mg，每周一次，连续 24 周。患者将在第 12 周和第 24 周接受随访。主要终点是新的血栓性事件。次要终点是患者症状的改善和 aPL 滴度的变化，目前该研究仍在进行中。

15.3.7　泰它西普在其他疾病中的临床研究

视神经脊髓炎（neuromyelitis optica，NMO）作为一种罕见的、毁灭性的中枢神经系统自身免疫性疾病，现阶段只有经验性和超适应证的免疫抑制剂使用经验。泰它西普作为一种新型药物，目前已有报道将其应用于 NMO 患者中。在一项单中心的小样本研究中，泰它西普联合血浆置换疗法在复发性 NMO 患者中显示出良好的疗效[27]。但泰它西普在 NMO 中的应用仍需要更多的循证医学依据。目前由北京大学牵头的一项 NMO 随机 III 期临床研究正在进行中，该研究对约 166 例 NMO 患者进行泰它西普与安慰剂的疗效和安全性评估，主要终点是随机分组后到复发的时间，次要终点包括 EDSS（expanded disability status scale，EDSS）评分和 Hauser 动态指数与基线相比的变化。

重症肌无力作为一种自身免疫性疾病，目前治疗效果欠佳，泰它西普为该病的一种新型治疗药物。目前由北京首都医科大学牵头的一项泰它西普治疗重症肌无力的 II 期临床研究正在进行中，该研究于 2020 年 7 月正式启动，招募了 29 例重症肌无力患者，随机分组后分别予 160mg、240mg 每周一次皮下注射，共 24 次，比较不同剂量泰它西普对重症肌无力的疗效与安全性。主要终点是第 24 周重症肌无力定量（quantitative myasthenia gravis，QMG）评分与基线 QMG 评分的平均变化。次要终点是第 12 周和第 24 周重症肌无力临床绝对评分与基线重症肌无力临床绝对评分的平均差异，以及第 12 周 QMG 评分与基线 OMG 评分的平均变化。

多发性硬化目前治疗效果欠佳，为探究泰它西普在多发性硬化中的应用，中山大学附属第三医院正在进行一项泰它西普治疗多发性硬化的 II 期临床研究，该研究于 2021 年 6 月正式启动，拟入组 18 名多发性硬化患者，随机分组后分别予泰它西普 160mg、240mg 每周一次皮下注射，共 48 次，比较不同剂量泰它西普对多发性硬化的疗效与安全性。主要观察治疗不同时间多发性硬化患者的脑内钆增强 T_1 病变数量较基线的变化。

15.4　临床应用与注意事项

15.4.1　临床应用

泰它西普作为我国自主研发的国家创新一类生物新药，于 2021 年 3 月在国内首发上市，适用于在常规治疗基础上仍具有高疾病活动、自身抗体阳性的 SLE 成年患者。泰它西普成为全球首个双靶点治疗系统性红斑狼疮的生物制剂，开启了 SLE 的"双靶点治疗"时代。

SLE 是一种常见的系统性自身免疫性疾病，SLE 器官累及最常见的为肾脏。狼疮性肾炎是我国最常见的继发性肾小球疾病，高达 40%～60% 的 SLE 患者起病初即有狼疮性肾炎。10%～30% 的狼疮性肾炎最终进展至终末期肾病（ESRD）。

目前 LN 的标准治疗方案仍以糖皮质激素联合免疫抑制剂为主，激素联合免疫抑制剂治疗完全缓解率有限，复发率高，且激素与免疫抑制剂治疗存在多种不良反应。2019 年 EULAR 更新的《系统性红斑狼疮管理建议》、2021 年 KDIGO《临床实践指南：肾小球疾病的管理》及《2020 中国系统性红斑狼疮诊疗指南》，都推荐活动性狼疮性肾炎患者可考虑在标准治疗基础上添加 B 细胞靶向生物制剂治疗[28-30]。临床试验显示泰它西普可提高 SLE 治疗的有效性，同时药物的安全性良好，是 SLE 治疗的一个重大突破，成为 SLE 患者新的选择药物。2022 年 1 月 1 日新版医保药品目录实施，泰它西普正式被纳入医保，目前泰它西普在各地医院都开始应用于临床。

泰它西普的上市应用也意味着我国的生物制药有了一个质的飞跃。SLE 的治疗只是一个开始。泰它西普具备双靶点的独特机制，使得它在治疗 SLE 之外，有潜力治疗更多 B 细胞介导的免疫相关性疾病。

原发性 IgA 肾病是世界范围内最普遍的原发性肾小球肾炎，可进展为 ESRD。IgA 肾病也是我国常见的原发性肾小球疾病。资料显示，20%～40%的 IgA 肾病患者在 20～30 年内逐渐进展为 ESRD。临床研究已证实了泰它西普可减少高风险 IgA 肾病患者的蛋白尿、免疫球蛋白，能够有效降低 IgA 肾病的进展风险，且安全性良好。进一步的临床研究正在进行，目前尚未在临床普遍应用。吉林大学第二医院的卢雪红教授已在两例传统治疗效果不理想的 IgA 肾病患者中使用泰它西普 160mg，每周一次，皮下注射，13 周后患者蛋白尿明显改善。对于接受优化治疗但仍面临高进展风险的 IgA 肾病患者,使用泰它西普也许是一种新的选择。

原发性干燥综合征发病率较高，目前的治疗都是以对症治疗为主，尚无特效的治疗方法可以治愈这种疾病。泰它西普用于治疗原发性干燥综合征患者的国内 II 期临床研究也获得积极结果。虽然泰它西普尚未应用于临床，但目前临床研究证据都使得泰它西普未来在干燥综合征的临床应用成为可能。

泰它西普除在 SLE、IgA 肾病等领域有正在进行或已完成的试验外，目前该药在干燥综合征、类风湿关节炎、视神经脊髓炎、多发性硬化症和重症肌无力等领域的国内外 II／III 期临床试验正在进行中或即将进行，部分已取得积极的结果[31]。未来将有更多的证据来进一步支持泰它西普临床适应证的拓展，以评价泰它西普在不同疾病中的临床疗效及安全性。

15.4.2　注意事项

泰它西普经皮下注射，推荐成人剂量一次 160mg，每周一次，病情稳定后每次给药剂量可下调为 80mg，但下调前需充分评估患者使用本品的安全耐受性。一般用药周期为 48 周或 24 周。在 SLE 治疗中，泰它西普可与常规治疗药物联合使用，但不能替代激素和免疫抑制剂。在安全性方面，目前在 IgA 肾病、SLE、类风湿关节炎患者的研究中证明泰它西普具有良好的安全性和耐受性。不良反应：所有用药人群中总体不良事件略高于安慰剂组，但严重不良事件及重度不良事件的发生率无显著性差异。增加的主要是轻度不良反应，如上呼吸道感染、尿路感染、注射部位反应等。泰它西普总体安全、耐受性良好。每周剂量 160mg 的泰它西普联合标准治疗在我国 SLE 患者中的耐受性似乎是良好的,尽管现有的安全性数据有限。未来更多的研究将进一步验证泰它西普的安全性。

使用泰它西普的患者禁止使用减毒活疫苗接种，但可以使用灭活疫苗接种，不过疫苗应答率可能会下降。泰它西普不可用于治疗同时有严重活动性感染的患者。不推荐在重度活动性中枢神经系统狼疮患者、重度活动性狼疮性肾炎患者及 HIV 患者中使用泰它西普。目前尚无母亲暴露于泰它西普后对母亲和新生儿影响的研究，尚无在孕妇中使用的充分、良好的对照研究数据。因此，除非证明对胎儿的潜在获益大于风险，否则在妊娠期间禁用泰它西普。目前尚无肝损伤患者的研究数据，因此不推荐肝损伤患者使用泰它西普。轻中度肾损伤患者使用泰它西普无须进行剂量调整。目前尚无重度肾损伤患者使用泰它西普的研究数据，因此也不推荐重度肾损伤患者使用本品。

（张晓群）

参 考 文 献

[1] Oleinika K, Mauri C, Salama AD. Effector and regulatory B cells in immune-mediated kidney disease[J]. Nat Rev Nephrol, 2019, 15（1）: 11-26.

[2] Dhillon S. Telitacicept: first approval[J]. Drugs, 2021, 81（14）: 1671-1675.

[3] Zhao Q, Chen X, Hou Y, et al. Pharmacokinetics, pharmacodynamics, safety, and clinical activity of multiple doses of RCT-18 in Chinese patients with systemic lupus erythematosus[J]. Clin Pharmacol, 2016, 56（8）: 948-959.

[4] Chen X, Zhao Q, Hou Y, et al. Pharmacokinetics, pharmacodynamics, short term efficacy and safety of RCT-18, a novel BLyS/APRIL fusion protein, in patients with rheumatoid arthritis[J]. Br J Clin Pharmacol, 2016, 82（1）: 41-52.

[5] Ding J, Cai Y, Deng Y, et al. Telitacicept following plasma exchange in the treatment of subjects with recurrent NMOSD: study protocol for a single-center, single-arm, open-label study[J]. Front Neurol, 2021, （12）: 596791.

[6] Samy E, Wax S, Huard B, et al. Targeting BAFF and APRIL in systemic lupus erythematosus and other antibody-associated diseases[J]. Int Rev Immunol, 2017, 36（1）: 3-19.

[7] Tsokos G C, Lo MS, Costa Reis P, et al. New insights into the immunopathogenesis of systemic lupus erythematosus[J]. Nat Rev Rheumatol, 2016, 12（12）: 716-730.

[8] Vincent FB, Morand EF, Schneider P, et al. The BAFF/APRIL system in SLE pathogenesis[J]. Nat Rev Rheumatol, 2014, 10（6）: 365-373.

[9] Pan L, Lu MP, Wang JH, et al. Immunological pathogenesis and treatment of systemic lupus erythematosus[J]. World J Pediatr, 2020, 16（1）: 19-30.

[10] Han SS, Yang S H, Jo H A, et al. BAFF and APRIL expression as an autoimmune signature of membranous nephropathy[J]. Oncotarget, 2017, 9（3）: 3292-3302.

[11] Parodis I, Zickert A, Sundelin B, et al. Evaluation of B lymphocyte stimulator and a proliferation inducing ligand as candidate biomarkers in lupus nephritis based on clinical and histopathological outcome following induction therapy[J]. Lupus Sci Med, 2015, 2（1）: e000061.

[12] Treamtrakanpon W, Tantivitayakul P, Benjachat T, et al. APRIL, a proliferation-inducing ligand, as a potential marker of lupus nephritis[J]. Res Ther, 2012, 14（6）: R252.

[13] Haselmayer P, Vigolo M, Nys J, et al. A mouse model of systemic lupus erythematosus responds better to soluble TACI than to soluble BAFFR, correlating with depletion of plasma cells[J]. Eur J Immunol, 2017, 47（6）: 1075-1085.

[14] Sallustio F, Curci C, Chaoul N, et al. High levels of gut-homing immunoglobulin A+ B lymphocytes support the pathogenic role of intestinal mucosal hyperresponsiveness in immunoglobulin A nephropathy patients[J]. Nephrol Dial Transplant, 2021, 36（3）: 452-464.

[15] Makita Y, Suzuki H, Kano T, et al. TLR9 activation induces aberrant IgA glycosylation via APRIL- and IL-6-mediated pathways in IgA nephropathy[J]. Kidney Int, 2020, 97（2）: 340-349.

[16] Mariette X, Roux S, Zhang J, et al. The level of BLyS（BAFF）correlates with the titre of autoantibodies in human Sjögren's syndrome[J]. Ann Rheum Dis, 2003, 62（2）: 168-171.

[17] Groom J, Kalled SL, Cutler AH, et al. Association of BAFF/BLyS overexpression and altered B cell differentiation with Sjögren's syndrome[J]. J Clin Invest, 2002, 109（1）: 59-68.

[18] Rodríguez-Carrio J, Alperi-López M, López P, et al. Profiling of B-cell factors and their decoy receptors in

rheumatoid arthritis：association with clinical features and treatment outcomes[J]. Front　Immunol，2018，11：9：2351.

[19] Weldon AJ，Moldovan I，Cabling MG，et al. Surface APRIL is elevated on myeloid cells and is associated with disease activity in patients with rheumatoid arthritis[J]. J Rheumatol，2015，42（5）：749-759.

[20] Wang H，Wang K，Zhong X，et al. Cerebrospinal fluid BAFF and APRIL levels in neuromyelitis optica and multiple sclerosis patients during relapse[J]. J Clin Immunol，2012，32（5）：1007-1011.

[21] Scuderi F，Alboini PE，Bartoccioni E，et al. BAFF serum levels in myasthenia gravis：effects of therapy[J]. J Neurol，2011，258（12）：2284-2285.

[22] Magliozzi R，Marastoni D，Calabrese M. The BAFF/APRIL system as therapeutic target in multiple sclerosis[J]. Expert Opin Ther Targets，2020，24（11）：1135-1145.

[23] Wu D，Li J，Xu D，et al. A human recombinant fusion protein targeting B lymphocyte stimulator（BLyS）and a proliferationinducing ligand（April），telitacicept（RC18），in systemic lupus erythematosus（SLE）：results of a phase 2b study [abstract no. L18]. Arthritis Rheumatol，2019；71（Suppl 10）：5262‐5264.

[24] Sun L，Shen Q，Gong Y，et al. Safety and efficacy of telitacicept in refractory childhood-onset systemic lupus erythematosus：a self-controlled before-after trial[J]. Lupus，2022，31（8）：998-1006.

[25] Lv J，Liu L，Hao C，et al. Randomized phase 2 trial of telitacicept in patients with IgA nephropathy with persistent proteinuria[J]. Kidney Int Rep，2022，8（3）：499-506.

[26] Chen X，Zhao Q，Hou Y，et al. Pharmacokinetics，pharmacodynamics，short term efficacy and safety of RCT-18，a novel BLyS/APRIL fusion protein，in patients with rheumatoid arthritis[J]. Br J Clin Pharmacol，2016，82（1）：41-52.

[27] Ding J，Jiang X，Cai Y，et al. Telitacicept following plasma exchange in the treatment of subjects with recurrent neuromyelitis optica spectrum disorders：a single-center，single-arm，open-label study[J]. CNS Neurosci Ther，2022，28（10）：1613-1623.

[28] 中国狼疮肾炎诊断和治疗指南编写组，中国狼疮肾炎诊断和治疗指南[J].2019，99（44）：3441-3455.

[29] Fanouriakis A，Kostopoulou M，Alunno A，et al. 2019 update of the EULAR recommendations for the management of systemic lupus erythematosus[J]. Ann Rheum Dis，2019，78（6）：736-745.

[30] Rovin B H，Adler S G，Barratt J，et al. KDIGO 2021 clinical practice guideline for the management of glomerular diseases[J]. Kidney Int，2021，100（4）：S1-S276.

[31] 刘丹、王晓霞、王洪、等. 以 BAFF/APRIL 为靶点药物治疗系统性红斑狼疮临床研究进展[J]. 中国新药杂志，2021，30（6）：535-539.

第16章 选择性 T 细胞共刺激调节剂

T 细胞在类风湿关节炎（RA）的发病机制中发挥重要作用，浸润滑膜的 T 细胞呈现活化的表型，活化的 T 细胞将导致机体的整个免疫系统发生紊乱，如巨噬细胞释放炎症细胞因子、B 细胞产生抗体等，从而导致组织损伤。因此研究者推想通过干预辅刺激途径来调节 T 细胞的功能有可能成为 RA 治疗的一种选择。阿巴西普（abatacept，ABA）是一种通过重组 DNA 技术产生的合成蛋白质，为选择性 T 细胞共刺激调节剂。它是一种全人源化的融合蛋白，是由人细胞毒性 T 淋巴细胞相关抗原 4（cytotoxic T lymphocyte-associated antigen-4，CTLA-4，也称 CD152）的胞外功能区与经过修饰的人源 IgG-1 Fc 片段（铰链区-CH_2-CH_3 结构域）组成的融合蛋白。阿巴西普通过与抗原提呈细胞（antigen presenting cell，APC）表面上的 CD_{80} 和 CD_{86} 结合，抑制 T 细胞的激活。目前阿巴西普的主要适应证为经一种或多种缓解病情的抗风湿药物（disease modifying antirheumatic drug，DMARD）如甲氨蝶呤、肿瘤坏死因子（TNF）抑制剂治疗但应答不足的成年活动性 RA[1, 2]。近年来，随着对疾病发病机制研究的不断深入，阿巴西普陆续被研究者应用在系统性红斑狼疮（SLE）、狼疮性肾炎（LN）、局灶节段性肾小球硬化（FSGS）、微小病变性肾病（MCD）等患者中，为未来进一步改善这类疾病患者的预后和减少副作用提供了新的思路和希望。

16.1 药 物 概 述

阿巴西普在国外已上市多年，2020 年 1 月 8 日在我国获批上市，是目前唯一一个选择性 T 细胞共刺激调节剂，其可在体内外阻止 T 细胞的活化和增殖。阿巴西普在多个国家和地区获批用于活动性 RA 的治疗，包括对甲氨蝶呤、TNF 抑制剂治疗效果不佳的中重度活动性 RA 患者，可单药应用或与传统抗风湿药物共同应用。欧洲抗风湿联盟推荐有预后不良因素的活动性 RA 在第一个传统 DMARD 疗效不佳时可应用包括阿巴西普在内的生物制剂进行干预。阿巴西普可同样作为 RA 治疗的一线生物制剂选择，疗效与 TNF 抑制剂相当，作为一个与 TNF 抑制剂作用机制不同的药物，阿巴西普具有其优势与特点。多项研究显示，对于甲氨蝶呤或 TNF 抑制剂无应答的中重度活动性 RA，或者具有不良预后因素的早期 RA 患者，无论是静脉给药还是皮下给药，阿巴西普均表现出良好的临床有效性和安全性，尤其是抗环瓜氨酸肽抗体（anticyclic citrullinated peptide antidody，anti-CCP antidody）阳性或 HLA-DRB1 共同表位阳性的 RA 患者。

在阿巴西普Ⅳ期静脉注射临床试验或皮下注射临床试验中，第 1 天、第 15 天、第 29 天及此后每 4 周静脉注射或皮下注射剂量约为 10mg/kg。在多次注射后，随着剂量从

2mg/kg 增加到 10mg/kg，最大血清浓度（C_{max}）和曲线下面积（AUC）逐渐上升。剂量为 10mg/kg 时，在 60 天内达到稳态血清浓度，平均谷浓度为 24μg/ml，血清峰浓度约为 295μg/ml，分布容积为 0.07L/kg，全身清除率为 0.22ml/(h·kg)，清除半衰期为 13.1 天[2, 3]。随着剂量的增加，无论采用哪种给药途径，阿巴西普在体内都逐渐累积。皮下注射给药相当于静脉输注给药的阿巴西普生物利用度的 78.6%，其平均药物代谢动力学参数在两种给药形式之间具有可比性[4]。阿巴西普清除率有随体重增加的趋势，但不受年龄和性别的影响。合并用药（如甲氨蝶呤、皮质类固醇和非甾体抗炎药）不影响阿巴西普表观清除率[3, 5]。

16.2　作　用　机　制

众所周知第一信号和第二信号是 T 细胞活化、免疫反应启动所必需的两大要素。第一信号来自 T 细胞与抗原提呈细胞之间的作用，即 T 细胞受体（T cell receptor，TCR）特异性识别主要组织相容性复合体（major histocompatibility complex，MHC）及由抗原提呈细胞提呈的抗原分子与之结合；而第二信号为辅刺激信号，是由一组具有潜在辅刺激作用的分子组成，如分化簇 CD28-CD80/CD86 及可诱导共刺激分子（inducible co-stimulator，ICOS）CD134 和 CD27 等。辅刺激信号可以促进淋巴细胞的增殖和存活，在 T 细胞的活化中发挥重要作用，尤其是在 T 细胞活化的初始阶段[6]。

在 T 细胞活化过程中，CD28-CD80/CD86 途径所介导的信号是最重要的辅刺激信号。白细胞介素-2（IL-2）的产生和抗凋亡分子如 Bcl-xl 的表达由这一信号调节。在绝大多数的 T 细胞表面均有 CD28 的表达。CD28 可以与抗原提呈细胞表面的 CD80（B7.1）或 CD86（B7.2）相互作用，从而诱导 T 细胞最大限度地被活化；辅刺激信号的缺失将导致 T 细胞处于无反应状态或者被诱导发生凋亡[7]。

CTLA-4 是一种跨膜负性调节受体，也是最具代表性的 T 细胞活化抑制信号。CTLA-4 主要表达于活化的 T 细胞中，并持续表达于调节性 T 细胞（regulatory T cell，Treg）。该分子在 T 细胞活化后表达增加。CTLA-4 与 CD28 共同享有 B7 分子配体，可以与 CD80 和 CD86 相互作用，而 CTLA-4 与 CD80 分子的亲和力是 CD28 与 CD80 亲和力的 10~20 倍。CTLA-4 向 T 细胞传递抑制信号，而 CD28 传递刺激信号。因此 CTLA-4 可以阻断 CD28 辅刺激途径[8]。CTLA-4 阻断 CD28 辅刺激途径包括以下 2 个重要抑制途径[7]。①ItK（interleukin-2-inducible T cell kinase）介导的途径：ItK 是胞质内酪氨酸激酶分子家族 Tec 家族的成员之一，属于非受体家族蛋白酪氨酸激酶（protein tyrosine kinase，PTK），主要在 T 细胞、肥大细胞和自然杀伤细胞（natural killer cell，NK）内表达。ItK 分子中含有 SH3（Src homology 3 domain）、TH（Tec homology domain）等结构域，ItK 的 SH3 结构域在非活化状态下与自身富含 Pro 的 TH 结构域（KPLPPTP）相结合，从而阻止其与其他分子的结合。在 CD28 的作用下，ItK 的 SH3 结构域可与 CD28 的一个富含 Pro 的结构域结合，随后使 p62^{dok}（docking protein）磷酸化，活化后的 p62^{dok} 可抑制 PLC-γ1（phospholipase C-γ1）、细胞外调节蛋白激酶（extracellular regulated protein kinase，ERK）的活化和 Ca^{2+} 的动员，从而发挥抑制 T 细胞活化的作用。②MKP6（mitogen-activated protein kinase phosphatase 6）介导的途径：MKP6 是新发现的一种促分裂原活化蛋白质（mitogen-activated protein，MAP）激酶的磷酸酶，可下调 T 细胞的反应性。在休止期 T 细胞中 MKP6 的活性很低，但在 TCR/CD28 的协同刺激下，MKP6 可被迅速招募到 CD28 胞质功能区的 Tyr^{200} 残基上，随后作用于周围已活化的促分裂原活化蛋白激酶（mitogen-activated protein kinase，MAPK），使 MAPK 脱磷酸化而失去活性。另外，MKP6 还可以通过蛋白酪氨酸磷酸酶-1（Src-homology domain 2-containing protein tyrosine phosphatase-1，SHP-1）负调控 TCR 介导的 ERK 和 JNK（JUN N-terminal kinase）途径，从而全面抑制 T 细胞的活化。不仅如此，CTLA-4 本身也是一种重要的负性信号，能够使机体长期保持一种免疫耐受状态[6]。

阿巴西普是 CTLA-4-免疫球蛋白（CTLA-4-Ig）可溶性融合蛋白，其由 CTLA-4 细胞外结构域和修饰后的人 IgG1 Fc 区组成，它与 CD80（B7.1）和 CD86（B7.2）的亲和力远远超过 CD28。阿巴西普提供外源性 CTLA-4 信号，竞争性与 CD80/CD86 结合阻断 T 细胞活化所需的第二信号，从而避免了 T 细胞的活化，抑制免疫应答过度激活，减少促炎细胞因子产生，进一步减轻炎症和相应的组织损伤（图 16-1）[9]。

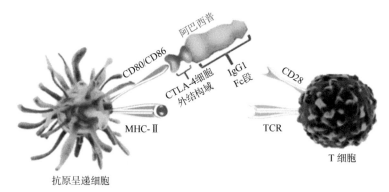

图 16-1　阿巴西普的作用机制

MHC-Ⅱ，主要组织相容性复合体-Ⅱ；TCR，T 细胞受体

CTLA-4 分子在人与小鼠之间存在高度同源性，因此小鼠模型可以用来观察 CTLA-4 在多种人类疾病中的疗效。Finck 等[10]在 B/W 狼疮小鼠模型中发现 CTLA-4-Ig 可以延缓尚无狼疮性肾炎的小鼠发生肾炎。Daikh 等[11]利用 CTLA-4-Ig 研究了狼疮性肾炎小鼠模型。在第一次发表的论文中，他们的研究显示，与单独使用 CTLA-4-Ig 相比，将 CTLA-4-Ig 与抗 gp39 联合应用于 NZB/NZW F1（B/W）小鼠时，可长期抑制自身抗体产生并降低肾脏病的发生率。随后，他们发现在晚期肾炎 B/W 小鼠模型中，联合环磷酰胺及 CTLA-4-Ig 较单独使用任一种药物能更有效地减少肾脏病临床表现和延长生存期[12]。

16.3　临床试验

肾小球肾炎是指一组以肾小球内的炎症为特征的肾脏病，病因包括原发性或继发性[13]。

肾小球肾炎的发病机制包括足细胞损伤、免疫球蛋白沉积及免疫细胞浸润等[14]。在过去的10 余年，越来越多的证据表明共刺激分子也在这种特定环境中发挥作用。尤其是在足细胞中检测到 CD80 的表达，而足细胞的完整性对于维持正常的肾小球功能至关重要[15]。事实上，在遗传、药物诱导、免疫介导和细菌毒素介导的肾脏病的实验模型中，足细胞上 CD80 的过度表达可能会破坏肾小球通透性，损伤裂孔膜并下调足细胞 β1 整合素的表达，最终导致蛋白尿和肾功能丧失[16, 17]。近年来研究发现，使用 CTLA-4 的单抗在治疗和预防不同类型的肾炎模型中是有效的。基于阿巴西普在动物实验中的结果，阿巴西普陆续被学者应用于 LN、FSGS、MCD 等肾炎患者。下面分别就相关临床试验予以介绍。

16.3.1　狼疮性肾炎

在阿巴西普治疗系统性红斑狼疮的首次随机、双盲、安慰剂对照临床试验（NCT00119678）中，研究对象包括非危及生命的系统性红斑狼疮、活动性关节炎、盘状狼疮或浆膜炎（胸膜炎或心包炎）患者，使用 BILAG 评估狼疮疾病活动度。使用阿巴西普的剂量约为 10mg/kg，负荷剂量在第 0、2 和 4 周使用，随后每 4 周注射一次阿巴西普。背景治疗包括泼尼松或同等药物（不高于 30mg/d）、抗疟药和（或）免疫抑制药物（包括甲氨蝶呤、硫唑嘌呤或吗替麦考酚酯）及旨在控制蛋白尿的治疗。该随机对照试验的主要终点指标是开始类固醇减量后复发系统性红斑狼疮患者的比例（定义为 BILAG A 级或 B 级），达到主要/次要终点结果方面显示阿巴西普并不优于安慰剂。虽然该研究未达到既定的主要/次要终点，但是后续分析发现阿巴西普在预防严重关节炎发作方面优于安慰剂，并且在预防复发方面也优于安慰剂。此外，在使用低剂量泼尼松患者亚组（≤7.7mg/d），阿巴西普组未出现复发患者比例高于对照组。另外，阿巴西普在增加 SF-36 评分及改善患者疲劳和睡眠障碍方面优于安慰剂[18]。一项包括 11 例活动性和难治性系统性红斑狼疮患者的回顾性研究发现，阿巴西普对这些患者有一定疗效，尤其是在改善关节炎方面。这些研究提示阿巴西普在改善系统性红斑狼疮患者关节炎方面有一定优势。因此，在 2018 年拉丁美洲《临床实践指南：系统性红斑狼疮的治疗》指出，对于有肌肉骨骼表现的系统性红斑狼疮患者，在标准治疗后仍有疾病活动的，推荐在标准治疗基础上加用阿巴西普[19]。

在 ACCESS 试验（NCT00774852）中，共有 134 例活动性 LN 登记参加随机、双盲的对照研究。该临床试验研究对象为Ⅲ型或Ⅳ型 LN 患者，而Ⅳ型 LN 包括伴或不伴Ⅴ型 LN 特征的患者，且尿蛋白/肌酐比值＞1.0g/g。治疗方案为在每 2 周静脉注射环磷酰胺 500mg 共 6 次，序贯硫唑嘌呤 2mg/（kg·d），联合泼尼松 60mg/d 共 2 周，泼尼松随后 10 周内逐渐减量至 10mg/d 的背景治疗下加入阿巴西普或安慰剂。主要的观察指标是 24 周时的完全缓解率。该研究中的完全缓解定义为尿蛋白/肌酐比值＜0.5g/g，血清肌酐水平≤1.2mg/dl 或≤基线水平的 125%，以及在第 12 周泼尼松已逐渐减量至 10mg/d。阿巴西普的剂量约为 10mg/kg，在第 0 周、第 2 周和第 4 周予以负荷剂量，之后每 4 周注射一次阿巴西普。24 周后那些完全或者部分缓解的患者继续接受盲法治疗直到 52 周。阿巴西普组中 24 周时达到完全缓解的患者停用免疫抑制剂，继续泼尼松 10mg/d。研究结果显示两组间主要观察指标及次要观察指标间差异没有统计学意义，安全性也没有差别。24 周时，33% 的阿巴西普组患者和 31% 的对照组患者获得完全缓解；两组的部分或完全应答率均为 59%。治疗组 24 周时达到完全缓解的患者中有 50% 随后停用免疫抑制剂，仍然能保持完全缓解状态直到 52 周[20]。该研究结论是在先用环磷酰胺后续使用硫唑嘌呤的经典方案基础上增加使用阿巴西普在第 24 周或第 52 周时并没有改善患者的结局。治疗期间使用这些药物没有出现严重的不良反应。

另一项狼疮性肾炎随机双盲对照试验（NCT00430677）共登记 298 例活动性 LN 患者。研究对象为活动性Ⅲ型或Ⅳ型 LN，Ⅳ型 LN 包括伴或不伴 V 型 LN 的患者特征。入组患者必须有活动性尿沉渣及尿蛋白/肌酐比值≥0.44g/g。完全缓解定义为估算肾小球滤过率≥基线水平（如果基线正常）或 6 个月前的估算肾小球滤过率（如果基线异常）的 90%，尿蛋白/肌酐比值<0.26g/g，以及至少连续两次无活动性尿沉渣。该研究是在吗替麦考酚酯（剂量 2～3g/d）和泼尼松（剂量 30～60mg/d 持续 4 周，随后 11 周内逐渐减量至 10mg/d，逐渐减量为非强制性）背景下随机接受阿巴西普或安慰剂治疗。该研究中阿巴西普有两种剂量：低剂量组是在第 0 周、第 2 周和第 4 周予以 10mg/kg 的负荷剂量，此后每 4 周注射相同剂量阿巴西普；高剂量组是在第 0 周、第 2 周、第 4 周和第 8 周予以 30mg/kg 的负荷剂量，随后每 4 周注射 10mg/kg 负荷剂量。研究结果显示阿巴西普未能达到试验的主要终点，即完全缓解。虽然 52 周时 3 组受试者在主要终点差异并无统计学意义，但研究发现阿巴西普治疗可以改善抗双链 DNA 抗体及补体 C3、C4 水平。在 122 例肾病综合征患者中，阿巴西普组平均尿蛋白/肌酐比值降低 20%～30%，对比安慰剂组，差异有统计学意义，且阿巴西普耐受性良好。不同治疗组之间的死亡率、严重不良时间和严重感染率相似[21]。该研究的缺点在于安慰剂组Ⅳ型 LN 患者比例低、主要终点过于严格，以及不受限制地使用类固醇，这些可能是导致结果阴性的原因。虽然该研究未达到主要研究终点，但提示阿巴西普具有一定的生物活性，以及Ⅲ型、Ⅳ型 LN 对阿巴西普具有良好的耐受。针对该项研究，有学者对其进行事后分析，设置 5 个不同的标准作为研究终点：①试验方案；②吗替麦考酚酯的 Aspreva 狼疮管理研究（ALMS）试验；③利妥昔单抗试验（LUNAR）的Ⅲ型 LN 评估；④美国国立卫生研究院的阿巴西普试验（ACCESS）；⑤美国风湿病学会的建议。根据 ALMS、LUNAR 和 ACCESS 标准，这项研究中患者的完全反应率在两个治疗组中均高于对照组；使用 LUNAR 标准获得最大差异（对照组的完全反应率为 6%，而两个阿巴西普组的完全反应率为 22% 和 24%）[22]。

另一项更大样本量的研究对象为活动性Ⅲ型或Ⅳ型 LN 患者，是一项在给予吗替麦考酚酯和糖皮质激素治疗基础上评估应用阿巴西普或安慰剂治疗的有效性和安全性的随机、双盲、安慰剂对照的Ⅲ期研究（IM101-291，NCT01714817）。该研究同样发现，在吗替麦考酚酯和糖皮质激素治疗基础上联合使用阿巴西普较安慰剂的临床完全缓解率差异无统计学意义。该研究初步结果已经在"clinicaltrials. gov"网站公布，但具体结果的总结文章尚未发表[23]。

虽然目前阿巴西普治疗 LN 的临床随机对照试验结果令人失望，但有学者提出研究设计的缺陷及疾病的异质性可能影响了疗效的评估。我们仍需要新的能有效评估 LN 随机对照试验结果的标准为阿巴西普治疗 LN 有效性提供更多的信息。从目前阿巴西普治疗 LN 的安全性分析来看，阿巴西普可作为难治性病例的一种选择。

16.3.2　微小病变性肾病与局灶性节段性肾小球硬化症

MCD 与 FSGS 是儿童或成人肾病综合征常见的原因[24, 25]。MCD 占儿童肾病综合征的比例达 80%～90%，在成人原发性肾病综合征中占 10%～15%，后者与 FSGS 更相关[26]。二者均被认为是足细胞病，可导致肾小球损伤，诱发大量蛋白尿[27]。近年有阿巴西普治疗 MCD 与 FSGS 的相关报道。

目前阿巴西普治疗 MCD 的临床研究不多，以个案报道为主。Garin 等[28]病例系列报道中包含了 1 名患有复发性 MCD 的儿童，该患儿尿 CD80（也称 B7.1、B7-1）水平升高，在阿巴西普治疗后病情迅速缓解，蛋白尿短暂消失，但随后复发。Dado 等[29]报道了 1 例严重类固醇和环孢素抵抗的 MCD 患者在接受阿巴西普治疗后病情得到迅速缓解。Isom 等[30]在病例报告中报道了 1 例复发性类固醇依赖性 MCD 的年轻男性患者，在开始阿巴西普治疗后，6 年随访期内，患者疾病复发次数和疾病严重程度显著降低，在泼尼松和他克莫司逐渐减量后，疾病持续缓解。该病例是目前报道的阿巴西普成功治疗 MCD 且使用时间最长的个案。因此阿巴西普可作为治疗复发性 MCD 的一种选择[25]。

Yu 等[31]对 5 例肾活检提示足细胞 CD80 免疫染色阳性的 FSGS 患者（4 例肾移植后复发性 FSGS，1 例原发性 FSGS）予以阿巴西普治疗，发现这些患者均出现部分或完全缓解，表现为血清肌酐和（或）蛋白尿显著减少。但这个研究因几个重要的方法学问题受到质疑[32, 33]，4 例复发性 FSGS 患者接受了强化血浆置换，目的是清除假定的循环通透性因子，因此不能断定单用阿巴西普可缓解病情。此外，由于缺乏任何阴性对照，随后的报道对于该研究中检测肾组织中 CD80 的免疫染色技术产生怀疑。特别是 Larsen 等[34]用两种免疫染色方法检测了 60 例不同蛋白水平的肾小球疾病患者肾活检标本中 CD80 的表达，发现无论是采用不同染色技术还是在不同病情下，足细胞内都检测不到 CD80。由于存在如此反差的结果，让人怀疑阿巴西普在蛋白尿性肾小球肾炎患者中的潜在作用[35]。

Alachkar 等[33]入组了 5 例移植后复发性 FSGS 患者，尽管肾活检中足细胞 B7-1 阳性，但阿巴西普治疗后病情并未出现缓解。Garin 等[28]报道了 1 名原发性 FSGS 患者和 3 名复发性 FSGS 患者中有 2 名患者予以阿巴西普治疗但蛋白尿水平保持不变。而后续一项针对 9 名 FSGS 患者的前瞻性研究表明，阿巴西普治疗后没有缓解。所有患者的 B7-1 免疫染色均为阴性。研究者得出结论，B7-1 在足细胞中不表达[36]。Kristensen 等[37]报道了 1 例肾移植后复发性 FSGS 患者阿巴西普治疗后蛋白尿和移植肾功能无明显变化，一直未达到缓解。Alhasan 等[38]回顾分析了 6 名移植后复发性 FSGS 患儿病例，在间断性血液透析基础上，其中 2 例患者因对利妥昔单抗治疗反应不佳，换用阿巴西普治疗 2～3 次。1 名患者病情缓解，1 名患者无获益。2 名患者均发生败血症，其中 1 例 8 个月后死于肺炎和败血症。研究者认为阿巴西普似乎并没有给移植后复发性 FSGS 患者带来益处。尽管如此，但仍有阿巴西普成功治疗复发性 FSGS 患者的个案报道，而这个患者既往有幼年型类风湿关节炎病史[39]。

由于担忧既往研究中 B7-1 检测的免疫组织化学分析可靠性和阿巴西普治疗有效性，Novelli 等[26]使用不同的第一抗体和免疫组织化学分析方法检测 MCD 与 FSGS 患者足细胞 B7-1 的表达，发现与对照组相比，患者肾组织中并未发现足细胞 B7-1 的显著上调。为了进一步证实这一发现，他们分析了多柔比星肾病小鼠（人类 FSGS 模型）和注射脂多糖（lipopolysaccharide，LPS）的对照小鼠，在注射多柔比星或 LPS 小鼠中也未观察到足细胞 B7-1 表达。同样在 Baye 等[40]的研究也发现 B7-1 并没有在几种足细胞损伤小鼠模型中表达，因此他们认为阿巴西普降尿蛋白的作用可能不是通过影响足细胞，而是抑制免疫细胞激活的结果。阿巴西普治疗 FSGS 的疗效报道不一致，因此目前仍需要更大规模且严格的随机对照试验来确定其有效性和安全性[24]。

综上所述，MCD 与 FSGS 易复发，目前缺乏有效的治疗方案，阿巴西普可作为复发性 MCD 或难治性 FSGS 治疗的一种选择。目前认为阿巴西普可能是一种治疗蛋白尿疾病的新方法仍存在争议，其治疗效果可能由于免疫细胞受到抑制，而非作用于足细胞[41]。近期已经有一项评估阿巴西普对 MCD 或 FSGS 患者的安全性和有效性的初步研究（NCT02592798）正在进行中。

16.4　临床应用与注意事项

目前阿巴西普已先后在美国、加拿大、欧盟、中国等国家和地区获批用于活动性类风湿关节炎的治疗，是至今唯一被批准用于类风湿关节炎的 T 细胞靶向药物。目前阿巴西普被美国 FDA 批准用于类风湿关节炎、银屑病性关节炎、幼年特发性关节炎，我国只批准其用于活动性类风湿关节炎。阿巴西普可静脉注射或皮下注射，后者的优势在于患者可自我用药。现国内批准上市的剂型为注射针剂，规格为 125mg（0.95ml）/支，针对成年类风湿关节炎患者，建议用量为皮下注射阿巴西普 125mg 每周一次，可通过预充型笔或注射器给药，无须根据体重调整剂量。初始皮下注射可以给予或不给予负荷剂量的静脉注射，如果给予静脉注射的负荷剂量，应在 1 天内进行第 1 次皮下注射，之后每周进行 125mg 的皮下注射[42]。美国已上市阿巴西普为静脉输注剂型，推荐每 4 周 1 次，每次推荐剂量 10mg/kg，每次 30min，一般体重 <60kg，每次 500mg；体重 60～100kg，每次 750mg；体重 >100kg，每次 1000mg[42]。肾功能不全患者无须调整剂量。阿巴西普适用于经一种或多种 DMARD，如甲氨蝶呤、TNF 抑制剂治疗但应答不足的中重度成年活动性 RA 患者，尤其是抗 CCP 抗体阳性或 HLA-DRB1 共同表位阳性的 RA 患者。阿巴西普与甲氨蝶呤联合用药时，可延缓 RA 带来的结构性损伤进程，有效改善患者躯体功能、症状和体征[1, 2]。目前除了用于治疗 RA，部分国际指南推荐阿巴西普可用于系统性红斑狼疮合并肌肉骨骼表现、干燥综合征关节受累及银屑病关节炎患者的二线治疗。

静脉或皮下注射阿巴西普在患者中均耐受性良好。阿巴西普最严重的不良反应为严重感染和恶性肿瘤。阿巴西普最常见的不良事件（在阿巴西普组患者中的发生率 ≥10%）是头痛、上呼吸道感染、鼻咽炎和恶心。导致临床干预（中断或停用阿巴西普）的最常见不良事件是感染。导致用药中断的最常见感染是上呼吸道感染（1.0%）、支气管炎（0.7%）和带状疱疹（0.7%）。导致停药的最常见感染是肺炎（0.2%）、局部感染（0.2%）、支气管炎（0.1%）。安慰剂对照的类风湿关节炎研究中，不良事件发生率 ≥3% 且在阿巴西普治疗组的发生率至少比安慰剂组高 1%。阿巴西普对人体恶性肿瘤发生的潜在影响尚不清楚。在安慰剂对照的临床试验中，阿巴西普组和安慰剂组的恶性肿瘤总体发生率相似（分别为 1.3% 和 1.1%）。以上不良事件为综合分析阿巴西普治疗类风湿关节炎成人患者的临床试验（1955 例患者应用阿巴西普，989 例应用安慰剂）的结果，其中包含一项为期 6 个月的双盲、安慰剂对照（258 例患者应用阿巴西普，133 例应用安慰剂）临床试验，即 ATTAIN 研究[43]，以及为期 1 年的双盲、安慰剂对照（1697 例患者应用阿巴西普，856 例应用安慰剂）多项临床试验。在这些临床试验中，大多数患者合用以下一种或多种药物：甲氨蝶呤、非甾体抗炎药、糖皮质激素、TNF 抑制剂、硫唑嘌呤、氯喹、金制剂、羟氯喹、来氟米特、柳氮磺吡啶与阿那白滞素。近年有个案报道阿巴西普诱发 IgA 肾病[44]。如果发生生物制剂诱发的自身免疫性肾病，必须停止用药，并根据临床表现和肾活检结果对患者进行治疗[45]。

临床试验中，急性输液反应（输液开始后 1 小时内发生的不良反应）在阿巴西普组内较安慰剂组内更常见（阿巴西普组 9% vs 安慰剂组 6%）。最常见的不良反应（1%～2%）是眩晕、头痛和高血压。皮下注射部位反应的总体发生率为 2.6%，所有这些注射部位反应（包括血肿、瘙痒和红斑）均为轻度（83%）至中度（17%），不需要停药。皮下注射阿巴西普的免疫原性发生率分别为 1.1%。发生率与既往经验一致，且免疫原性对药物代谢动力学、安全性和有效性均无影响。

阿巴西普不宜用于对其活性成分及其他成分过敏者。如果发生过敏，应立即停用阿巴西普并给予适当的治疗，并且永久停用阿巴西普。在静脉输注阿巴西普临床试验中（纳入 2688 例类风湿关节炎成人患者），有 2 例过敏或类过敏反应病例（<0.1%）。阿巴西普治疗患者中其他可能与药物过敏相关的反应（如低血压、荨麻疹、呼吸困难）发生率均低于 0.9%。静脉输注给药剂量高达 50mg/kg，未见明显毒性反应。如果发生药物过量，建议监测患者的不良反应症状或体征，并给予对症治疗。

由于阿巴西普有诱发感染风险，而我国为结核、乙型肝炎大国，因此开始阿巴西普治疗之前，应筛查有无潜在的结核感染及 HBV 感染。结核筛查试验阳性患者应按照标准诊疗常规进行治疗后再开始阿巴西普治疗。抗风湿药物治疗与乙型肝炎复发相关，因此开始阿巴西普治疗之前，应根据已发表的指南筛查病毒性肝炎，若有活动性乙型肝炎，阿巴西普治疗时需同时给予抗 HBV 治疗。存在脓毒血症、机会性感染等严重和不能控制的感染患者禁用阿巴西普。

安慰剂对照临床研究显示，阿巴西普和 TNF 抑制剂联合治疗的患者感染发生率高于仅接受 TNF 抑制剂者，前者的感染和严重感染发生率分别为 63% 和 4.4%，后者则分别为 43% 和 0.8%，且临床研究并未证明两者联用可明显提高疗效，所以目前不推荐阿巴西普与 TNF 抑制剂联用。当患者由 TNF 抑制剂疗法转用本品治疗时，应监测患者的感染表现。目前也尚无充分经验评估阿巴西普合用其他治疗类风湿关节炎的生物制剂（如阿那白滞素）的安全性和疗效，因此也不建议二者合用。

应用阿巴西普治疗时或停药后 3 个月之内不能接种活疫苗。目前没有阿巴西普治疗患者因接种活疫苗导致二次感染的数据。阿巴西普治疗患者接种疫苗的有效性尚不清楚。根据其作用机制，阿巴西普可能会降低疫苗的有效性。

对于老年患者，在一项共纳入 323 例 65 岁以上患者接受阿巴西普治疗的临床研究中（其中包括 53 例 75 岁及以上患者），总体安全性和疗效与年轻患者没有区别，但病例数太少，不能排除存在差异。与 65 岁以下用阿巴西普治疗的患者相比，65 岁以上患者严重感染和恶性肿瘤的发生率更高。老年人感染和恶性肿瘤发生率总体更高，因此阿巴西普应慎用于老年患者。

妊娠期妇女不推荐使用阿巴西普，除非其存在明确需要使用阿巴西普治疗的疾病情况。育龄期妇女自开始使用阿巴西普至最后一次给药结束后 14 周内，应当采取有效的避孕措施。阿巴西普可通过胎盘进入胎儿血清，因此可能导致胎儿出现感染的风险增加。对于宫内暴露于阿巴西普的胎儿，自其母亲孕期最后一次接受阿巴西普用药后 14 周内不建议使用活疫苗。阿巴西普是否能分泌至母乳中尚不明确，接受阿巴西普治疗期间应停止哺乳。如需要哺乳，应与末次给药至少间隔 14 周。

与安慰剂治疗患者相比，阿巴西普治疗慢性阻塞性肺疾病（COPD）成人患者时不良反应发生率更高，包括 COPD 加重、咳嗽、干啰音和呼吸困难。COPD 合并 RA 患者应慎用阿巴西普，应监测这些患者呼吸系统临床表现加重情况。

综上，阿巴西普作为全球第一个也是目前唯一一个选择性 T 细胞共刺激调节剂 DMARD，具有独特的作用机制，通过 CD28-CD80/CD86 的共刺激信号通路，发挥调控参与多种疾病（如 RA、系统性红斑狼疮等）发生发展的一系列免疫细胞及细胞因子的作用。目前 LN、MCD 与 FSGS 治疗方案有限。基于阿巴西普的作用机制，以及其在部分临床试验的有效性及安全性，阿巴西普可作为一些难治性病例的一种选择。目前仍需进一步研究阿巴西普在中国患者中使用的效果及安全性。

（黄娴倩）

参 考 文 献

[1] Buch MH, Vital EM, Emery P. Abatacept in the treatment of rheumatoid arthritis[J]. Arthritis Res Ther, 2008, 10（Suppl 1）：S5.

[2] Pombo-Suarez M, Gomez-Reino JJ. Abatacept for the treatment of rheumatoid arthritis[J]. Expert Rev Clin Immunol, 2019, 15（4）：319-326.

[3] Pimentel-Quiroz VR, Ugarte-Gil MF, Alarcón GS. Abatacept for the treatment of systemic lupus erythematosus[J]. Expert Opin Investig Drugs, 2016, 25（4）：493-499.

[4] Vicente Rabaneda EF, Herrero-Beaumont G, Castañeda S. Update on the use of abatacept for the treatment of rheumatoid arthritis[J]. Expert Rev Clin Immunol, 2013, 9（7）：599-621.

[5] Papagoras C, Drosos AA. Abatacept：a biologic immune modulator for rheumatoid arthritis[J]. Expert Opin Biol Ther, 2011, 11（8）：1113-1129.

[6] 张卓莉, 董怡. 辅刺激因子调节剂：类风湿关节炎治疗的新途径[J]. 中国新药杂志, 2006, 15（11）：845-848.

[7] 吴志明, 郭健. 阿巴西普治疗类风湿关节炎机制与临床研究[J]. 实用临床医学, 2010, 11（5）：130-131, 135.

[8] Goronzy JJ, Henel G, Sawai H, et al. Costimulatory pathways in rheumatoid synovitis and T-cell senescence[J]. Ann N Y Acad Sci, 2005, 1062：182-194.

[9] Skudalski L, Shahriari N, Torre K, et al. Emerging therapeutics in the management of connective tissue

disease. part I. lupus erythematosus and Sjögren syndrome[J]. J Am Acad Dermatol，2022，87（1）：1-18.

[10] Finck BK，Linsley PS，Wofsy D. Treatment of murine lupus with CTLA4Ig[J]. Science, 1994, 265(5176)：1225-1227.

[11] Daikh DI，Finck BK，Linsley PS，et al. Long-term inhibition of murine lupus by brief simultaneous blockade of the B7/CD28 and CD40/gp39 costimulation pathways[J]. J Immunol，1997，159（7）：3104-3108.

[12] Daikh DI，Wofsy D. Cutting edge：reversal of murine lupus nephritis with CTLA4Ig and cyclophosphamide[J]. J Immunol，2001，166（5）：2913-2916.

[13] Hebert LA，Parikh S，Prosek J，et al. Differential diagnosis of glomerular disease：a systematic and inclusive approach[J]. Am J Nephrol，2013，38（3）：253-266.

[14] Couser WG. Pathogenesis of glomerular damage in glomerulonephritis[J]. Nephrol Dial Transplant，1998，13（Suppl 1）：10-15.

[15] Schwartz MM. The role of podocyte injury in the pathogenesis of focal segmental glomerulosclerosis[J]. Ren Fail，2000，22（6）：663-684.

[16] Clement LC，Liu G，Perez-Torres I，et al. Early changes in gene expression that influence the course of primary glomerular disease[J]. Kidney Int，2007，72（3）：337-347.

[17] Reiser J，von Gersdorff G，Loos M，et al. Induction of B7-1 in podocytes is associated with nephrotic syndrome[J]. J Clin Invest，2004，113（10）：1390-1397.

[18] Merrill JT，Burgos-Vargas R，Westhovens R，et al. The efficacy and safety of abatacept in patients with non-life-threatening manifestations of systemic lupus erythematosus：results of a twelve-month，multicenter，exploratory，phase II b，randomized，double-blind，placebo-controlled trial[J]. Arthritis Rheum，2010，62（10）：3077-3087.

[19] Pons-Estel BA，Bonfa E，Soriano ER，et al. First Latin American clinical practice guidelines for the treatment of systemic lupus erythematosus：Latin American Group for the Study of Lupus(GLADEL，Grupo Latino Americano de Estudio del Lupus) -Pan-American League of Associations of Rheumatology （PANLAR）[J]. Ann Rheum Dis，2018，77（11）：1549-1557.

[20] ACCESS Trial Group. Treatment of lupus nephritis with abatacept：the abatacept and cyclophosphamide combination efficacy and safety study[J]. Arthritis Rheumatol，2014，66（11）：3096-3104.

[21] Furie R，Nicholls K，Cheng TT，et al. Efficacy and safety of abatacept in lupus nephritis：a twelve-month，randomized，double-blind study[J]. Arthritis Rheumatol，2014，66（2）：379-389.

[22] 李朝霞，曾珊，吴会霞，等. 靶向调控 T 细胞免疫抑制受体在系统性红斑狼疮治疗中的作用[J]. 广东医学，2019，40（9）：1225-1230.

[23] 陈崴，夏茜. 生物制剂在狼疮性肾炎治疗中的应用[J]. 肾脏病与透析肾移植杂志，2021，30（3）：246-247.

[24] Liu Y，Shi Y，Ren R，et al. Advanced therapeutics in focal and segmental glomerulosclerosis[J]. Nephrology （Carlton），2018，23（Suppl 4）：57-61.

[25] Teh YM，Lim SK，Jusoh N，et al. CD80 insights as therapeutic target in the current and future treatment options of frequent-relapse minimal change disease[J]. Biomed Res Int，2021，2021：6671552.

[26] Novelli R，Gagliardini E，Ruggiero B，et al. Any value of podocyte B7-1 as a biomarker in human MCD and FSGS?[J]. Am J Physiol Renal Physiol，2016，310（5）：F335-F341.

[27] Barisoni L，Schnaper HW，Kopp JB. A proposed taxonomy for the podocytopathies：a reassessment of the primary nephrotic diseases[J]. Clin J Am Soc Nephrol，2007，2（3）：529-542.

[28] Garin EH，Reiser J，Cara-Fuentes G，et al. Case series：CTLA4-IgG1 therapy in minimal change disease

and focal segmental glomerulosclerosis[J]. Pediatr Nephrol，2015，30（3）：469-477.

[29] Dado D，Parikh S，Ayoub I，et al. Abatacept efficacy in steroid-resistant minimal-change disease revealed by the speed of proteinuria reduction after the start of abatacept[J]. Clin Nephrol，2018，89（5）：376-380.

[30] Isom R，Shoor S，Higgins J，et al. Abatacept in steroid-dependent minimal change disease and CD80-uria[J]. Kidney Int Rep，2019，4（9）：1349-1353.

[31] Yu CC，Fornoni A，Weins A，et al. Abatacept in B7-1-positive proteinuric kidney disease[J]. N Engl J Med，2013，369（25）：2416-2423.

[32] Greka A，Weins A，Mundel P. Abatacept in B7-1-positive proteinuric kidney disease[J]. N Engl J Med，2014，370（13）：1263-1266.

[33] Alachkar N，Carter-Monroe N，Reiser J. Abatacept in B7-1-positive proteinuric kidney disease[J]. N Engl J Med，2014，370（13）：1263-1264.

[34] Larsen CP，Messias NC，Walker PD. B7-1 immunostaining in proteinuric kidney disease[J]. Am J Kidney Dis，2014，64（6）：1001-1003.

[35] Reiser J，Alachkar N. Proteinuria：abate or applaud abatacept in proteinuric kidney disease?[J]. Nat Rev Nephrol，2014，10（3）：128-130.

[36] Delville M，Baye E，Durrbach A，et al. B7-1 blockade does not improve post-transplant nephrotic syndrome caused by recurrent FSGS[J]. J Am Soc Nephrol，2016，27（8）：2520-2527.

[37] Kristensen T，Ivarsen P，Povlsen JV. Unsuccessful treatment with abatacept in recurrent focal segmental glomerulosclerosis after kidney transplantation[J]. Case Rep Nephrol Dial，2017，7（1）：1-5.

[38] Alhasan KA，Alherbish A，Osman A，et al. Successful treatment of recurrent focal segmental glomerulosclerosis after transplantation in children：a single-center experience[J]. Transplant Proc，2019，51（2）：517-521.

[39] Sprenger-Mähr H，Zitt E，Soleiman A，et al. Successful treatment of focal segmental glomerulosclerosis after kidney transplantation with plasma exchange and abatacept in a patient with juvenile rheumatoid arthritis[J]. Case Rep Transplant，2016，2016：7137584（1-4）.

[40] Baye E，Gallazzini M，Delville M，et al. The costimulatory receptor B7-1 is not induced in injured podocytes[J]. Kidney Int，2016，90（5）：1037-1044.

[41] Kuo MC，Liang PI，Chang JM. Podocentric view of glomerular proteinuria：focused on cytoskeletal changes and toward promising targeted therapies and challenges[J]. Kaohsiung J Med Sci，2021，37（7）：539-546.

[42] 徐东，曾小峰. 阿巴西普治疗类风湿关节炎的机制及临床研究进展[J]. 中华风湿病学杂志，2020，24（10）：702-709.

[43] Genovese MC，Becker JC，Schiff M，et al. Abatacept for rheumatoid arthritis refractory to tumor necrosis factor alpha inhibition[J]. N Engl J Med，2005，353（11）：1114-1123.

[44] Michel M，Henri P，Vincent FB，et al. Mesangial immunoglobulin（Ig）a glomerulonephritis in a patient with rheumatoid arthritis treated with abatacept[J]. Joint Bone Spine，2013，80（6）：660-663.

[45] Piga M，Chessa E，Ibba V，et al. Biologics-induced autoimmune renal disorders in chronic inflammatory rheumatic diseases：systematic literature review and analysis of a monocentric cohort[J]. Autoimmun Rev，2014，13（8）：873-879.

第17章 MASP-2 单克隆抗体

IgA 肾病是全球范围内最常见的一种原发性肾小球肾炎,也是导致终末期肾病(ESRD)主要的原因之一。目前普遍认为 IgA 肾病是一种多基因、多环境因素导致的复杂性疾病,确切的发病机制目前仍不明确。近年来研究发现,补体系统异常活化在 IgA 肾病的发生、发展中起重要作用,其中补体旁路途径和凝集素途径的激活参与了 IgA 肾病的发病,因此以补体系统为靶点的治疗策略逐渐被提出。

不同于其他抑制补体系统的药物,选择性补体凝集素途径抑制剂可以特异性靶向抑制凝集素途径而不影响经典途径,从而使得经典途径保持完整。因此,选择性凝集素途径抑制剂不会干扰适应性免疫防御机制或损害宿主对包被微生物(如脑膜炎奈瑟球菌等)的反应。甘露糖结合凝集素相关丝氨酸蛋白酶 2(mannose-binding lectin associated serine protease 2,MASP-2)是补体凝集素途径的效应酶,可促进 C3 转化酶的形成及其下游炎症因子的产生,是唯一已知的能直接启动补体级联反应的甘露糖结合凝集素(mannose-binding lectin,MBL)相关蛋白酶[1, 2]。MASP-2 单克隆抗体(以下简称单抗)靶向针对补体的凝集素途径,可特异性结合并抑制 MASP-2,从而使凝集素途径受抑制,而不影响经典途径或旁路途径依赖性补体的激活。

全球有多种针对凝集素途径靶点的药物正处于临床或临床前阶段,目前尚无同靶点药物上市。如果 MASP-2 单抗被证明安全有效,将为 IgA 肾病的治疗提供新的方案。由于在同类药物中 Narsoplimab 的研究进展最快,故本文主要以 Narsoplimab 为例进行阐述。

17.1 药 物 概 述

17.1.1 Narsoplimab

Narsoplimab 也称为 OMS721,是 Omeros 公司开发的 MASP-2 人免疫球蛋白 IgG4 单抗。其分子式为 $C_{6340}H_{9902}N_{1680}O_{1993}S_{48}$(基于氨基酸含量),分子量为 143 087Da(理论值,基于氨基酸含量)。由融合至人 IgG4 重链和 λ 轻链恒定区的人源可变区组成,以二硫键连接的糖基化四聚体的形式分泌,包括 2 条相同的 212 个氨基酸 λ 轻链和 2 条相同的 445 个氨基酸重链。体外药理学研究表明,Narsoplimab 以高亲和力特异性与人 MASP-2 结合,强效抑制凝集素依赖性 C3 和 C4 的激活。Narsoplimab 特异性抑制凝集素依赖性攻膜复合物(membrane attack complex,MAC)激活,IC_{50} 值约为 1.0nmol/L,并且在高达 500nmol/L 的 Narsoplimab 浓度下,经典和旁路途径依赖性激活均不受影响[3]。因此,Narsoplimab 是凝集素通路依赖性补体激活的强效选择性抑制剂。

Narsoplimab 是第一个在治疗造血干细胞移植相关血栓性微血管病（hematopoietic stem-cell transplantation-associated thrombotic microangiopathy，HSCT-TMA）方面申请美国 FDA 批准的候选药物。该药在 HSCT-TMA 和 IgA 肾病方面曾被 FDA 授予突破性疗法认证（breakthrough therapy，BTD）和孤儿药资格（orphan drug designation，ODD）。其在欧盟被授予 HSCT-TMA 和 IgA 肾病罕见药称号。2022 年 3 月 2 日，在我国，国家药品监督管理局药品审评中心（center for drug evaluation，CDE）官网公示，OMS721 注射液（Narsoplimab）在我国获批进行临床试验，拟定适应证为 IgA 肾病。2023 年 10 月 16 日，由于 Narsoplimab 的Ⅲ期临床试验（ARTEMIS-IGAN 研究）的中期分析结果未达到预期，Omeros 公司终止了 ARTEMIS-IGAN 研究，并称不会提交 Narsoplimab 用于治疗 IgA 肾病方面的申请。

17.1.2　CM338

CM338 是由康诺亚生物开发的国内首款靶向 MASP-2 创新性单抗药物，也是全球第二个获批临床的 MASP-2 抑制剂。临床前研究表明，CM338 与 MASP-2 的结合亲和力远高于 Narsoplimab 类似物，其中对人 MASP-2 的结合亲和力分别为 36.4pmol/L 和 7.15nmol/L。在抑制凝集素途径激活的效价强度上达到 Narsoplimab 类似物的 50 倍以上。此外，毒理学研究结果显示，CM338 具有优越的安全性，并未发现严重的不良反应。2021 年 11 月 1 日，CM338 获得 CDE 临床试验许可。2022 年 11 月已完成 CM338 注射液健康人单次给药Ⅰ期临床试验。2023 年 3 月，启动了一项评价 CM338 注射液在 IgA 肾病受试者中的有效性和安全性的Ⅱ期临床试验，目前该Ⅱ期临床试验正在进行中。

17.1.3　TST004

TST004 是由创胜集团与礼邦医药合作开发的靶向 MASP-2 的人源化单抗。该药通过皮下注射给药，相比于同靶点的在研药物所使用的静脉滴注方式，具有较好的优势。2022 年，国际肾脏病学会补体相关肾病前沿会议展示了 TST004 的临床前数据，结果显示 TST004 可特异性结合人和食蟹猴的 MASP-2，但不与啮齿动物的 MASP-2 结合，与 Narsoplimab 类似物相比具有更高的亲和力。同时体外药理试验表明，与 Narsoplimab 类似物相比，TST004 对人和食蟹猴的血清凝集素途径具有更强的抑制作用，并且 TST004 仅阻断从凝集素途径启动的补体活化，而不影响其他两种补体途径。在食蟹猴 10mg/kg 单剂量生物学和药物代谢动力学/药效动力学（pharmacokinetics/pharmacodynamics，PK/PD）研究中，TST004 对 C4 活性的抑制长达 14 天，是参比分子的 2 倍。TST004 在皮下给药后的单次和重复给药毒性研究中显示出良好的耐受性和安全性。2022 年 10 月，TST004 的临床试验申请获美国 FDA 批准，用于治疗 IgA 肾病。目前处于Ⅰ期临床试验阶段。

17.1.4　其他药物

恒瑞医药开发的 MASP-2 单抗 SHR-2010 的临床试验申请于 2022 年 5 月 11 日获得 CDE 的许可，用于治疗 IgA 肾病，目前已处于 II 期临床试验阶段。此外，麦济生物的 MG-013 临床试验申请也已获得 CDE 受理。

17.2　作 用 机 制

17.2.1　补体系统

补体系统是固有免疫系统的一部分，它的主要功能是针对外来病原体和病变的宿主组织做出反应[4]，介导免疫和炎症反应。补体系统激活后启动一系列的蛋白水解步骤，形成 MAC，破坏靶细胞的膜，最终导致细胞裂解和死亡。此外，补体激活会触发过敏性毒素的释放和调理作用。这可能导致多种类型细胞的激活和吞噬细胞的招募，以进一步接触潜在的有害物质或在损伤的组织局部发生免疫反应。补体成分异常、过度激活可导致多种疾病的发生发展，包括溶血性疾病、TMA、肾脏病及其他补体介导的炎症性疾病等。

补体系统激活有三种途径：经典途径、凝集素途径和旁路途径[5]。这些途径都由特定的可溶性模式分子识别启动。经典途径是由免疫复合物即 C1q 与 IgG 或 IgM 复合物触发的，其作为固有免疫和适应性免疫之间的"桥梁"[6]，介导重要的免疫效应功能。凝集素途径由存在于病原体或受损宿主细胞表面的模式分子触发，其与模式识别分子（pattern recognition molecule，PRM）结合后激活 MBL 相关丝氨酸蛋白酶（MASP），从而启动凝集素途径[7]。已知的 MASP 有 3 种：MASP-1、MASP-2 和 MASP-3 [8]。MASP-2 被认为是激活凝集素途径的关键效应酶[9]，是一种由肝脏产生的丝氨酸蛋白酶，激活后切割补体底物 C2 和 C4，导致补体激活的核心成分 C3 转化酶即 C4b2a 的形成。旁路途径由补体成分 C3 连续转换或由备解素（properdin）直接与特定表面（如细菌）结合后激活[10]。旁路途径是通过激活经典和（或）凝集素途径后放大宿主的免疫反应，从而在宿主防御中发挥关键作用。这三种途径最终都汇聚在补体成分 C3 上，补体成分 C3 被裂解后进一步激活 C5 和末端补体通路，最终形成 MAC（C5b-9）。

17.2.2　补体与 IgA 肾病

IgA 肾病以大量的免疫复合物（IgA 为主）沉积于肾小球系膜区并伴有系膜增生为特征，近年来研究发现补体活化在其发病机制中发挥着重要的作用。肾小球系膜区的免疫复合物导致系膜细胞活化，通过凝集素途径激活补体系统，造成局部炎症反应的放大，加剧肾组织的损伤[5, 11]。在 IgA 肾病肾活检组织中，C3 在肾小球的沉积通常与 IgA 分布相同，且常伴随 C1q 的持续缺失，这提示凝集素途径和（或）旁路途径的激活。Roos 等[12]首次证明了 IgA 复合物和高分子量 IgA 可以激活凝集素途径。研究发现，参与凝集素途径激活的 IgA 激活片段位于 IgA 的铰链区。IgA 对凝集素途径的激活涉及 MBL 的凝集素结构域。对 IgA 肾病患者肾脏病理的进一步研究显示，大约 25% 的 IgA 肾病患者系膜区有 MBL 和 IgA 的共沉积，这些患者表现出更为严重的肾功能受损。随后的研究也证实，凝集素途径成分 C4d [13-15] 和 MBL[5] 的存在与 ESRD 的疾病活动性和后续发展有关。因此，MBL 可以认为是 IgA 肾病中一个重要的反映肾功能的生物标志物。MBL 介导的 IgA 肾病补体激活可能依赖于病变中分泌性 IgA 的存在[16]。如前所述，组织损伤如坏死或凋亡也可能参与补体的激活。因此，肾活检组织中存在 IgA 沉积可能在某种程度上是初始损伤的结果，而沉积物中存在的 MBL 则是肾损伤较严重的特征。很明显，补体在 IgA 介导的 IgA 肾病损伤中发挥着重要作用，而抑制 IgA 肾病中补体激活的策略可能是必要且有效的。

17.2.3　靶向补体凝集素途径的原理

动物研究表明，靶向 MASP-2 可以选择性抑制补体的凝集素途径，使经典途径和旁路途径保持完整[9]。使用 MASP-2 抑制剂选择性抑制凝集素途径可能潜在地治疗各种由凝集素途径介导的疾病，同时最小限度地影响补体在抵抗感染中的保护作用[17, 18]。在 IgA 肾病中，凝集素途径在激活补体中起主导作用[19]。损伤细胞表现出损伤相关分子模式（damage associated molecular pattern，DAMP），其与含有 MASP-2 的凝集素复合物结合[20, 21]，启动蛋白水解级联反应，诱导过敏性毒素（C3a、C5a）的产生，促进局部炎症，并导致破坏细胞膜完整性的 MAC 产生[8, 9, 20, 22, 23]。补体级联的激活可能进一步放大初始内皮损伤，最终导致微血栓形成、红细胞的机械损伤和管腔阻塞。这种激活可能会被旁路途径迅速放大，但即使存在旁路途径失调的情况，阻止 MASP-2 和凝集素途径的激活仍会中断 MAC 形成、血小板活化和白细胞募集的酶反应序列[24]。除了启动凝集素途径活性外，MASP-2 还能激活凝血系统。MASP-2 具有 Xa 因子样活性，可通过裂解凝血酶原形成凝血酶促进血栓形成[25]。MBL 和 MASP 复合物在体外和体内血栓形成中发挥关键作用[26]，这种活性通常通过在微生物表面沉积补体因子和凝血因子来限制感染的传播，可引起裂解和凝血反应。MASP-2 位于凝血级联和凝血与接触系统的连接处，也能激活激肽释放酶。因此，靶向 MASP-2 抑制剂可以抑制凝集素途径的激活，减轻组织损伤，同时并不影响经典和旁路途径产生 C3 转化酶，使经典通路保持完整。研究证实，Narsoplimab 选择性靶向抑制 MASP-2 [19, 27]，可以阻止与疾病相关的补体介导的炎症和内皮损伤，且不干扰适应性免疫防御机制。

17.3　临　床　试　验

17.3.1　Ⅱ期临床试验

目前仅 Narsoplimab 公布了Ⅱ期临床试验结果。Narsoplimab 治疗 IgA 肾病的Ⅱ期临床试验（NCT02682407）的目的是评估 Narsoplimab 在 IgA 肾病患者中的安全性和有效性，于 2020 年发表了基于 2018 年 12 月计划进行的中期分析的两个子研究的结果[28]。这些子研究是在美国的 9 个临床中心进行的。两个子研究的主要纳入标准包括：年龄≥18 岁；肾活检证实 IgA 肾病；24 小时尿蛋白定量（urine protein excretion，UPE）>1g/d；eGFR（MDRD 公式）>30ml/（min·1.73m²）；由医生指导的、稳定的、优化的血管紧张素转化酶抑制剂和（或）血管紧张素 II 受体阻滞剂治疗；静息时收缩压<150mmHg，舒张压<90mmHg。

子研究 1 纳入了糖皮质激素依赖性 IgA 肾病患者，所有患者在研究开始前均接受>10mg/d 的泼尼松或同等剂量的皮质类固醇治疗至少 12 周。在 Narsoplimab 治疗期间，经过皮质类固醇 4 周剂量维持期和 4 周减量期，最终维持在 6mg/d 以下剂量的泼尼松（或其他药物同等剂量）。子研究 2 招募了未接受皮质类固醇治疗的 IgA 肾病患者。患者按 1∶1 随机分组，接受盲法进入 Narsoplimab 治疗组或对照组（5%葡萄糖溶液），每周注射 1 次，共 12 周。两组患者在完成最初 12 周给药及 6 周随访期后，如 24 小时 UPE>1g/d 或≥基线值的 50%，都有资格进入开放标签给药延长期，接受 Narsoplimab 治疗，治疗时间最长可达 2 年。两个研究均在第 18 周评估 24 小时 UPE。子研究 1 的 Narsoplimab 以 4mg/kg 的剂量给药，子研究 2 以 370mg 的固定剂量给药，两种剂量均静脉滴注大于 30 分钟，每周 1 次，连续 12 周。

子研究 1 结果：子研究 1 纳入 4 例口服泼尼松治疗（30～80mg/d）的经肾活检证实为 IgA 肾病的患者，中位病程为 1.3 年。患者在应用最后 1 次 Narsoplimab 治疗后再随访 6 周，并在第 18 周评估 24 小时 UPE。4 例患者的平均基线 24 小时 UPE 为 4.2g/d，eGFR 为 43ml/（min·1.73m²）。与基线相比，4 例患者治疗后 24 小时 UPE 显著降低，最后 1 次随访时整体中位 24 小时 UPE 下降了 72%，24 小时 UPE 的平均变化为（2.87±1.08）g。所有患者的 eGFR 水平保持稳定，第 18 周的中位 eGFR 为 40ml/（min·1.73m²）。治疗后患者的收缩压和舒张压值保持稳定或有所改善。治疗过程中 Narsoplimab 的耐受性良好，未观察到 3 级或更高级别的不良事件。报告的不良事件为轻度或中度（1 级或 2 级），且为可逆。无药物相关的不良事件报告，未报告脑膜炎奈瑟球菌或其他细菌感染。

子研究 2 结果：子研究 2 纳入 12 例在入组前至少 3 个月未接受皮质类固醇治疗的肾活检确诊的 IgA 肾病患者。两组患者的基线值并不平衡，对照组患者的中位病程为 6.9 年，而 Narsoplimab 治疗组患者的中位病程为 17 年；对照组患者的中位年龄为 33 岁，Narsoplimab 组患者的中位年龄为 43.5 岁；对照组中位基线 24 小时 UPE 为 4.0g，Narsoplimab 组为 2.4g。12 例患者中有 9 例患者进行了疗效评估，这些患者均按方案完成了 12 周疗程，另外 3 例患者因各种原因被排除在 24 小时 UPE 疗效评估之外。在第 18 周时评估 24 小时 UPE 降低值的中位数，Narsoplimab 组和对照组之间 24 小时 UPE 降低值的差异无统计学意义，蛋白尿的中位降低值分别为 18.4%和 18.0%。9 例可评估患者中有 8 例继续使用 Narsoplimab 治疗，包括 Narsoplimab 组的 5 例患者和对照组的 3 例患者。与基线值相比较，8 例患者在随访 31～54 周时评估的中位 24 小时 UPE 下降了 61.4%（范围为 7.3%～77.3%）；有 2 例患者 24 小时 UPE 从>5g/d 下降到<2g/d。中期分析时，延长给药期的 8 例患者均完成了至少 1 个疗程的 Narsoplimab，其中 5 例患者完成了 1 个疗程，2 例完成了 2 个疗程，1 例完成了 3 个疗程。7 名患者的 eGFR 水平保持稳定，只有 1 例患者最初被随机分配到对照组，随后接

受 1 个疗程 Narsoplimab 治疗，eGFR 从 32ml/（min·1.73m²）下降至 15ml/（min·1.73m²）。研究发现，Narsoplimab 的治疗总体是安全的，耐受性良好，未报道与药物相关的不良事件，且所有报道的不良事件都是可逆的，没有发生脑膜炎奈瑟球菌或其他细菌感染。

虽然该研究的主要目的不是评估 Narsoplimab 的疗效，并且两个子研究的样本量都很小，子研究 2 的组间统计数据不均衡，但子研究 1 的最终蛋白尿变化数据和子研究 2 的长期随访蛋白尿变化数据表明，Narsoplimab 对 IgA 肾病患者具有实质性和有临床意义的治疗效果。因此，这项正在进行的 Ⅱ 期临床试验的中期安全性、耐受性和疗效数据支持进一步临床开发 Narsoplimab，以作为还没有特异性治疗方法的 IgA 肾病患者的一种可能干预手段。

在 2021 年的美国肾脏病学会年会及 2022 年的世界肾脏病学大会上，研究者公布了 Narsoplimab Ⅱ 期临床试验的长期随访数据结果。对这些患者进行长达 35 个月的随访结果显示，使用 Narsoplimab 治疗的患者蛋白尿中位数降低了 64.4%，eGFR 的下降速度明显减缓。与标准治疗相比，蛋白尿减少 64.4%，预计可推迟肾脏替代治疗长达 41.6 年。研究中患者每年平均接受一个疗程即 12 周的 Narsoplimab 治疗（0.7~2.5 个疗程），其中 58% 的患者每年接受一个或更少的疗程。与文献报道的 IgA 肾病患者队列相比，eGFR 下降速度减缓了 3.4ml/（min·y）[（5.2±2.1）ml/（min·y）vs（8.6±3.7）ml/（min·y）][29]。尽管患者具有显著的 IgA 肾病伴肾小球硬化性病变，同时合并显著的高危因素，如长达 18 年的慢性疾病史、肥胖（BMI>38.1kg/m²）和长期高血压史，但仍然有 25% 的患者 eGFR 得到了改善，表明接受 Narsoplimab 治疗的患者无论其疾病状态处于何种阶段均有反应。此外，Narsoplimab 耐受性良好，未报道与治疗相关的严重不良事件。由此认为，Narsoplimab 是治疗 IgA 肾病候选药物中第一个具有长期改善或维持稳定 eGFR 作用的药物。

17.3.2　Ⅲ 期临床试验

ARTEMIS-IGAN 是一项随机、双盲、安慰剂对照的 Ⅲ 期临床试验（NCT03608033），主要目的是评估 Narsoplimab 对持续性蛋白尿>1g/d 的 IgA 肾病患者的疗效和安全性。关键入选标准为同时满足以下条件：筛选时年龄≥18 岁；筛选前 8 年内肾活检确诊为 IgA 肾病；筛选前 6 个月内有蛋白尿>1g/d 的病史记录或筛选时随机尿检显示尿蛋白/肌酐比值>0.75mg/g；基线时两次蛋白尿测定的平均值>1g/d；筛选和基线 eGFR≥30ml/（min·1.73m²）。入选的患者以 1:1 的比例随机分配至 Narsoplimab 组或安慰剂组，随访过程中根据患者 24 小时尿蛋白定量的结果及最初分配的治疗组接受额外的治疗。Narsoplimab 的给药方案为 370mg 固定剂量每周 1 次静脉滴注，连续 12 周。该研究计划在全球共招募 450 例患者。2023 年 10 月 16 日，Omeros 公司披露了 ARTEMIS-IGAN 试验的中期分析结果，共纳入 180 例基线蛋白尿（24 小时 UPE）>2g/d 的 IgA 肾病患者，主要终点是与基线相比，治疗 36 周时的蛋白尿变化，然而 Narsoplimab 组与安慰剂组相比并没有获得统计学意义上的显著改善。在安全性方面，Narsoplimab 耐受性普遍良好，没有出现任何严重的不良事件。基于此，Omeros 公司将不会提交 Narsoplimab 用于 IgA 肾病的批准申请，并停止 ARTEMIS-IGAN 临床试验。

17.3.3 临床应用报道

IgA 血管炎（IgA vasculitis，IgAV）是一种以小血管壁内 IgA 沉积为特征的多系统疾病。这种沉积可引发一系列炎症级联反应，表现为全身小血管炎，通常包括肾小球肾炎。IgAV 的组织学模式与 IgA 肾病非常相似，病理改变从轻度系膜增生到广泛的细胞新月体形成不等。急进性肾小球肾炎（rapidly progressive glomerulonephritis，RPGN）常继发于 IgAV，即使应用全身性皮质类固醇治疗，仍可出现肾功能迅速恶化，其治疗药物一般包括环磷酰胺、利妥昔单抗或吗替麦考酚酯及皮质类固醇等，但目前几乎没有用于直接治疗选择的可靠证据。

Selvaskandan 等报道了首例应用 Narsoplimab 治疗 IgAV 的病例[30]。该患者为 21 岁女性，基线血清肌酐值正常，尽管使用了糖皮质激素，但仍表现为快速进展性新月体性肾小球肾炎。患者拒绝使用环磷酰胺，故通过慈善计划项目给予 Narsoplimab 治疗。患者接受了每周 1 次的 Narsoplimab（4mg/kg）注射治疗，连续 12 次，耐受良好，无不良事件发生。治疗后患者的肾功能保持稳定，在完成最后 1 次 Narsoplimab 输注后 72 小时内成功接受了异体肾移植。实验室检查提示凝集素途径补体活性持续下降，而经典补体途径活性和血清 IgA 水平保持在正常范围内，不受 Narsoplimab 治疗的影响。尽管对蛋白尿并没有产生显著的影响，但 Narsoplimab 治疗维持了肾功能的稳定，为肾移植提供了条件，从而避免了透析。因此，Narsoplimab 可能成为治疗 IgAV 的一种新选择。

17.4 临床应用与注意事项

由于目前仅 Narsoplimab 进展至 Ⅲ 期临床试验阶段，其他同类药物均无相关数据公开发表，因此以下内容以 Narsoplimab 为例。

17.4.1 给药剂量及给药方式

Narsoplimab 的给药剂量有两种，以体重为基础的 4mg/kg 剂量和 370mg 的固定剂量。给药方式为静脉滴注或皮下注射。静脉滴注时间需超过 30 分钟。给药频率为每周 1 次，连续 12 周为一个疗程。

17.4.2 不良反应

在所有受试者和患者中，Narsoplimab 单次和多次静脉滴注或皮下注射给药的总体耐受性良好。最常见的不良事件（发生率>15%，不考虑因果关系）为发热、腹泻、呕吐、恶心、中性粒细胞减少症、疲乏、低钾血症和背痛。

目前，临床研究中被确定为与 Narsoplimab 在人体中给药相关的潜在风险包括①全身感染风险增加或现有感染恶化；②输液反应，包括注射部位红斑、疼痛和瘙痒；③血液及淋巴系统：贫血，白细胞减少症，中性粒细胞减少症；④实验室检查异常：碱性磷酸酶升高，一过性血清 ALT 升高，血清肌酐升高，QT 间期延长等。

未报告速发型超敏反应。如果发生输液反应，应停止输注，并应采取适当的支持性措施。

17.4.3　妊娠期用药

目前尚无妊娠期女性使用 Narsoplimab 的数据，建议育龄期女性使用时采取避孕措施。在妊娠小鼠和兔的器官形成主要阶段给予 Narsoplimab 时，观测到胎仔体重下降，但这些结果仅与母体体重增量较低相关。如果在妊娠期间使用 Narsoplimab 或患者在治疗期间妊娠，应告知患者药物对胎儿的潜在风险。

17.4.4　儿童及老年人群用药

尚未在儿童患者中研究 Narsoplimab 的安全性和疗效。毒理学研究在 2 只幼龄小鼠中观测到组织和外周血中嗜酸性粒细胞轻度增加，血循环中 IgE 中度增加，自然杀伤细胞数量降低。但这些结果为可逆性的，不视为不良反应或代表全身过敏反应。基于 MASP-2 的 PK/PD 数据，预计 Narsoplimab 在儿童患者（2～＜17 岁）中的安全性特征与在成人患者中观测到的相似。

Narsoplimab 的临床研究尚未纳入足够多的 65 岁及以上患者，以确定其应答是否存在不同。目前研究显示，除体重外，其他协变量对药物清除率无显著影响，包括年龄和性别。

17.4.5　药物过量

如果发生用药过量，应采取一般支持性措施。成人和儿童患者均接受过 Narsoplimab 每周多次（2～3 次）给药，未发现剂量相关的不良结果证据。Narsoplimab 的总体安全性评估表明耐受性良好，无需额外的特殊安全性预防措施。

（罗春雷）

参 考 文 献

[1] Vorup-Jensen T，Petersen SV，Hansen AG，et al. Distinct pathways of mannan-binding lectin（MBL）- and C1-complex autoactivation revealed by reconstitution of MBL with recombinant MBL-associated serine protease-2[J]. J Immunol，2000，165（4）：2093-2100.

[2] Rossi V，Cseh S，Bally I，et al. Substrate specificities of recombinant mannan-binding lectin-associated serine proteases-1 and-2[J]. J Biol Chem，2001，276（44）：40880-40887.

[3] Dudler T，Yaseen S，Cummings WJ. Development and characterization of narsoplimab，a selective MASP-2 inhibitor，for the treatment of lectin-pathway-mediated disorders[J]. Front Immunol，2023，14：1297352.

[4] Ricklin D，Hajishengallis G，Yang K，et al. Complement：a key system for immune surveillance and homeostasis[J]. Nat Immunol，2010，11（9）：785-797.

[5] Roos A，Rastaldi MP，Calvaresi N，et al. Glomerular activation of the lectin pathway of complement in IgA nephropathy is associated with more severe renal disease[J]. J Am Soc Nephrol，2006，17（6）：1724-1734.

[6] Kishore U，Ghebrehiwet B. Editorial：C1q：a molecular bridge to innate and adaptive immunity[J]. Front Immunol，2020，11：417.

[7] Matsushita M，Thiel S，Jensenius JC，et al. Proteolytic activities of two types of mannose-binding lectin-associated serine protease[J]. J Immunol，2000，165（5）：2637-2642.

[8] Tang YQ，Drentin N，Duncan RC，et al. Mannose-binding lectin serine proteases and associated proteins of the lectin pathway of complement：two genes，five proteins and many functions?[J]. Biochim Biophys Acta，2012，1824（1）：253-262.

[9] Schwaeble WJ，Lynch NJ，Clark JE，et al. Targeting of mannan-binding lectin-associated serine protease-2 confers protection from myocardial and gastrointestinal ischemia/reperfusion injury[J]. Proc Natl Acad Sci USA，2011，108（18）：7523-7528.

[10] Spitzer D，Mitchell LM，Atkinson JP，et al. Properdin can initiate complement activation by binding specific target surfaces and providing a platform for de novo convertase assembly[J]. J Immunol，2007，179（4）：2600-2608.

[11] Maillard N，Wyatt RJ，Julian BA，et al. Current understanding of the role of complement in IgA nephropathy[J]. J Am Soc Nephrol，2015，26（7）：1503-1512.

[12] Roos A，Bouwman LH，van Gijlswijk-Janssen DJ，et al. Human IgA activates the complement system via the mannan-binding lectin pathway[J]. J Immunol，2001，167（5）：2861-2868.

[13] Maeng YI，Kim MK，Park JB，et al. Glomerular and tubular C4d depositions in IgA nephropathy：relations with histopathology and with albuminuria[J]. Int J Clin Exp Pathol，2013，6（5）：904-910.

[14] Espinosa M，Ortega R，Gómez-Carrasco JM，et al. Mesangial C4d deposition：a new prognostic factor in IgA nephropathy[J]. Nephrol Dial Transplant，2009，24（3）：886-891.

[15] Espinosa M，Ortega R，Sánchez M，et al. Association of C4d deposition with clinical outcomes in IgA nephropathy[J]. Clin J Am Soc Nephrol，2014，9（5）：897-904.

[16] Oortwijn BD，Eijgenraam JW，Rastaldi MP，et al. The role of secretory IgA and complement in IgA nephropathy[J]. Semin Nephrol，2008，28（1）：58-65.

[17] Fu J，Wang J，Luo Y，et al. Association between MASP-2 gene polymorphism and risk of infection diseases：a meta-analysis[J]. Microb Pathog，2016，100：221-228.

[18] García-Laorden MI，Hernández-Brito E，Muñoz-Almagro C，et al. Should MASP-2 deficiency be considered a primary immunodeficiency? relevance of the lectin pathway[J]. J Clin Immunol，2020，40（1）：203-210.

[19] Rizk DV，Maillard N，Julian BA，et al. The emerging role of complement proteins as a target for therapy of IgA nephropathy[J]. Front Immunol，2019，10：504.

[20] Dobó J，Kocsis A，Gál P. Be on target：strategies of targeting alternative and lectin pathway components in complement-mediated diseases[J]. Front Immunol，2018，9：1851.

[21] Farrar CA，Zhou W，Sacks SH. Role of the lectin complement pathway in kidney transplantation[J]. Immunobiology，2016，221（10）：1068-1072.

[22] Nauser CL，Howard MC，Fanelli G，et al. Collectin-11（CL-11）is a major sentinel at epithelial surfaces

and key pattern recognition molecule in complement-mediated ischaemic injury[J]. Front Immunol，2018，9：2023.

[23] Freeley SJ，Popat RJ，Parmar K，et al. Experimentally-induced anti-myeloperoxidase vasculitis does not require properdin，MASP-2 or bone marrow-derived C5[J]. J Pathol，2016，240（1）：61-71.

[24] Noris M，Remuzzi G. Genetics of immune-mediated glomerular diseases：focus on complement[J]. Semin Nephrol，2017，37（5）：447-463.

[25] Krarup A，Wallis R，Presanis JS，et al. Simultaneous activation of complement and coagulation by MBL-associated serine protease 2[J]. PLoS One，2007，2（7）：e623.

[26] La Bonte LR，Pavlov VI，Tan YS，et al. Mannose-binding lectin-associated serine protease-1 is a significant contributor to coagulation in a murine model of occlusive thrombosis[J]. J Immunol，2012，188（2）：885-891.

[27] Selvaskandan H，Cheung CK，Muto M，et al. New strategies and perspectives on managing IgA nephropathy[J]. Clin Exp Nephrol，2019，23（5）：577-588.

[28] Lafayette RA，Rovin BH，Reich HN，et al. Safety，tolerability and efficacy of narsoplimab，a novel MASP-2 inhibitor for the treatment of IgA nephropathy[J]. Kidney Int Rep，2020，5（11）：2032-2041.

[29] Barratt J，Carroll K，Lafayette R. Pos-107 long-term phase 2 efficacy of the masp-2 inhibitor narsoplimab for treatment of severe iga nephropathy[J]. Kidney Int Rep，2022，7（2）：S45.

[30] Selvaskandan H，Kay Cheung C，Dormer J，et al. Inhibition of the lectin pathway of the complement system as a novel approach in the management of IgA vasculitis-associated nephritis[J]. Nephron，2020，144（9）：453-458.

第 18 章　补体旁路途径抑制剂

iptacopan 是由瑞士诺华公司研制的首创新药,是口服补体系统 B 因子抑制剂,通过抑制补体系统旁路途径的关键丝氨酸蛋白酶,阻断旁路补体途径,有望治疗补体系统异常活化相关的疾病。

补体系统是由 40 多种血清蛋白和膜结合蛋白组成的复杂蛋白网络系统,在炎症反应、固有免疫及适应性免疫反应中发挥着重要作用[1, 2]。补体激活通常经过三种途径实现:经典途径、凝集素途径和旁路途径。C1、C2、C4 参与经典途径,甘露糖结合凝集素(mannose-binding lectin,MBL)和丝氨酸蛋白酶参与凝集素途径,D 因子、B 因子和 H 因子等参与旁路途径。补体经不同的激活物刺激后通过这三条不同的途径产生 C3 转化酶,将 C3、C5 裂解并形成攻膜复合物(MAC,C5b-9),伴随着 C3a、C3b、C5a 等多种炎症介质释放,参与机体防御反应[2]。

补体系统是人体防御系统的重要补充,但是异常激活的补体系统会导致各种肾脏病[3]。当机体处于有害刺激时,如病毒/细菌感染、缺氧缺血、免疫复合物沉积、毒物药物作用等,可激活肾脏固有细胞,如足细胞、系膜细胞、内皮细胞等,可分泌多种补体,活化后形成 C3a、C3b、C5a 及 C5b-9 攻膜复合物,继发炎症因子瀑布形成,导致肾脏损伤[4]。补体异常激活在多种疾病的发生发展过程中起着重要作用,如阵发性睡眠性血红蛋白尿症[5]、非典型溶血性尿毒症[6]、C3 肾小球病、狼疮性肾炎、IgA 肾病、膜性肾病等疾病[7-9]。有两种靶向补体系统的抑制剂已获批上市,分别为 ravulizumab 和 culizumab,为 C5 抑制剂,用于治疗非典型溶血性尿毒症、阵发性睡眠性血红蛋白尿症及重症肌无力[10, 11]。临床研究发现,C5 抑制剂用于治疗阵发性睡眠性血红蛋白尿症患者,并没有完全阻断补体旁路途径的激活,出现 C3 介导的血管外溶血综合征,而补体异常活化相关疾病仍有大量临床治疗需求未能满足。

18.1　药　物　概　述

补体旁路途径抑制剂 iptacopan(代号 LNP023)是由瑞士诺华公司研制的首创新药,是口服的小分子、可逆性的补体 B 因子抑制剂,有望用于治疗补体系统异常活化相关的疾病,如非典型溶血性尿毒症、阵发性睡眠性血红蛋白尿症、IgA 肾病、C3 肾小球病、狼疮性肾炎和膜性肾病等。美国 FDA 授予 iptacopan 治疗阵发性睡眠性血红蛋白尿症突破性药物资格和 C3 肾小球病罕见儿科疾病资格认定[12]。欧洲药品管理局(European Medicines Agency,EMA)授予 iptacopan 治疗 C3 肾小球病优先药物资格[13]和 IgA 肾病孤儿药资格[14]。目前瑞士诺华公司已经全面开启 iptacopan 治疗如阵发性睡眠性血红蛋白尿症、IgA 肾病、

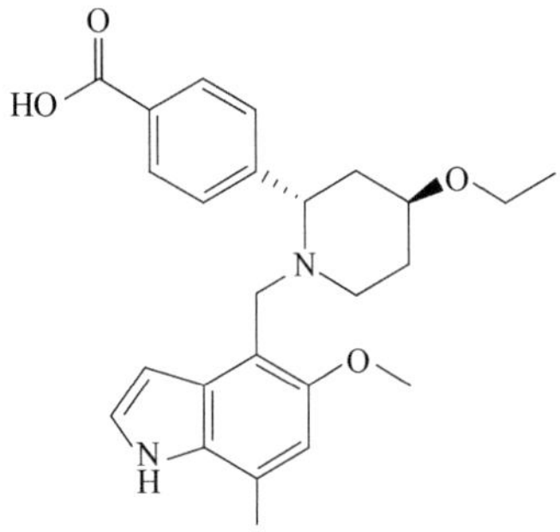

图 18-1　iptacopan 的分子结构示意图

非典型溶血性尿毒症等补体异常活化相关疾病的Ⅱ期、Ⅲ期临床试验。iptacopan 针对补体系统异常活化相关的疾病的驱动因素进行靶向抑制治疗，展现出良好的疗效，有望成为治疗这类疾病的新药，从而满足临床迫切的需要。iptacopan 的分子式为 $C_{25}H_{30}N_2O_4$，分子量 422.52Da，化学结构式见图 18-1。

药物代谢动力学研究发现，以 1mg/kg 的单剂量对大鼠口服给药，iptacopan 能够迅速吸收入血，并在服药 0.5～1 小时后，达到最大血浆浓度 [C_{max} =（573.3±138.7）ng/ml]，总清除率为（10.9±4.3）ml/（min·kg），其半衰期为（3.7±0.2）小时[15]。用液相色谱串联高分辨质谱分析方法研究大鼠血浆中 iptacopan 的药物代谢动力学，发现 iptacopan 具有高清除率和高生物利用度（62.2%）。用高分辨质谱方法对大鼠血浆中微量代谢产物进行分析和鉴定，发现其代谢途径为 O-去乙基化（M1）、羟基化（M4）、氧化（M3）和酰基葡萄糖醛酸化（M2）[15]。

一个多中心、开放、单组的Ⅱ期临床试验（NCT03439839）研究结果表明，iptacopan 口服剂量为每次 200mg，每日 2 次，在第 29 天 iptacopan 的平均最大血浆浓度 C_{max} 为 3500ng/ml，0～6 小时的药物浓度-时间曲线下面积为 15 000（h·ng）/ml，人体内稳定状态下的终末半衰期约为 20 小时[16]。这表明慢性剂量 iptacopan（每天 2 次，每次 200mg）具有良好的生物利用度和耐受性。

18.2　作 用 机 制

iptacopan 是补体系统 B 因子抑制剂，而 B 因子是一种丝氨酸蛋白酶，能启动旁路途径的级联放大环[17]。B 因子的浓度约为 3μmol/L[18, 19]，以酶原的形式存在于血液循环中，能够被补体 D 因子切割和激活；其活性片段 Bb 与 C3b 结合，最终生成旁路途径的 C3 转化酶，转化酶进一步切割 C3 产生更多 C3b，对整个补体系统级联放大，也用于扩增通过经典途径和凝集素途径发生的补体活化（也就是所谓的扩增环）[20]。这些 C3 转化酶最终生成进一步的 C3b，C3b 反过来形成 C5 转化酶 C3bBb3b，形成攻膜复合物，其作用机制如图 18-2 所示。大量 C3b 和补体因子沉积于肾脏，导致肾小球结构和功能损伤，诱发补体异常活化相关的肾脏病[20]。

iptacopan 与人补体系统 B 因子有高亲和力，iptacopan 的哌啶环 2 号位引入的苯甲酸部分与 Asn220 侧链和 Asp218-NH 形成氢键。用乙氧基取代甲氧基、用吲哚环上的甲氧基取代 5-甲基形成高效的 B 因子。通过表面等离子共振检测发现，iptacopan 与 B 因子直接、可逆并高亲和力地结合。iptacopan 对血浆中 B 因子抑制的 50% 抑制浓度（IC_{50}）为（0.01±0.006）μmol/L[17]。另外，iptacopan 对 B 因子具有高度的选择性，对 D 因子无抑制作用，对经典途径和凝集素途径的激活无抑制作用，对离子通道、受体、蛋白酶和激酶无明显影响[17]。

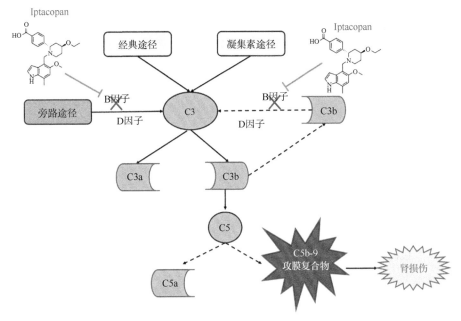

图 18-2　iptacopan 的作用机制

18.3　临床试验

18.3.1　动物实验

Schubart 等给 C57BL/6J 小鼠腹腔内注射脂多糖（LPS），建立小鼠旁路途径激活模型，LPS 给药后 3.5 小时后以 30mg/kg 口服 iptacopan，该化合物在 8 小时内对旁路途径激活产生了完全的抑制[21]。在关节炎小鼠模型中测试了 iptacopan，剂量分别为 20mg/kg、60mg/kg 和 180mg/kg 每天 2 次，发现 iptacopan 在降低关节炎小鼠的临床评分方面非常有效，能改善小鼠蛋白多糖丢失、炎症细胞浸润及骨侵蚀，60mg/kg 和 180mg/kg 的剂量可以达到完全保护疾病的效果[21]。大鼠膜性肾病实验模型研究发现，用 iptacopan 阻断旁路途径可以改善疾病，减少蛋白尿；对组织病理学评分分析发现，iptacopan 大大减轻了肾小球病变，可有效防止肾小管变性，经治疗的动物肾小球未见 C3 沉积[21]。

18.3.2　Ⅱ/Ⅲ期临床试验

诺华公司目前针对 iptacopan 已开展多项临床试验，评估对阵发性睡眠性血红蛋白尿症、IgA 肾病、非典型溶血性尿毒症、C3 肾小球病、狼疮性肾炎等疾病的安全性和有效性。包括 4 项已完成的Ⅱ期临床试验、1 项进行中的Ⅰ期临床试验，进行中的 5 项Ⅱ期临床试验和 7 项进行中的Ⅲ期临床试验，具体情况见表 18-1。

表 18-1　已开展的 iptacopan 临床试验

注册号	受试药物	临床试验期别	受试者数量	适应证	开始时间	（预计）完成时间
NCT03955445	iptacopan	Ⅱ	95	C3 肾小球疾病	2019 年 10 月	2024 年 12 月
NCT04154787	iptacopan Rituximab	Ⅱ	52	原发膜性肾病	2019 年 11 月	2023 年 11 月
NCT04578834	iptacopan 安慰剂	Ⅲ	450	IgA 肾病	2021 年 1 月	2025 年 1 月
NCT03896152	iptacopan	Ⅱ	13	阵发性睡眠性血红蛋白尿症	2019 年 5 月	2022 年 2 月
NCT03439839	iptacopan	Ⅱ	16	阵发性睡眠性血红蛋白尿症	2018 年 5 月	2019 年 4 月
NCT03832114	iptacopan	Ⅱ	27	C3 肾小球疾病	2019 年 2 月	2021 年 4 月
NCT03373461	iptacopan 安慰剂	Ⅱ	112	IgA 肾病	2018 年 2 月	2021 年 6 月
NCT04558918	iptacopan Eculizumab Ravulizumab	Ⅲ	96	阵发性睡眠性血红蛋白尿症	2021 年 1 月	2023 年 3 月
NCT04889430	iptacopan	Ⅲ	50	非典型溶血性尿毒症	2022 年 1 月	2025 年 1 月
NCT05268289	iptacopan 安慰剂	Ⅱ	240	狼疮性肾炎	2022 年 5 月	2028 年 3 月
NCT04820530	iptacopan	Ⅲ	40	阵发性睡眠性血红蛋白尿症	2021 年 7 月	2023 年 7 月
NCT04557462	iptacopan	Ⅲ	410	IgA 肾病	2021 年 9 月	2029 年 1 月
NCT05222412	iptacopan	—	—	C3 肾小球疾病	2022 年 2 月	—
NCT04747613	iptacopan	Ⅲ	167	阵发性睡眠性血红蛋白尿症	2021 年 7 月	2026 年 5 月
NCT04817618	iptacopan 安慰剂	Ⅲ	68	C3 肾小球疾病	2021 年 7 月	2023 年 8 月

　　Ⅱ期临床试验（NCT03439839）是一个开放标签、单组、多剂量研究，从 2018 年 5 月 31 日开始到 2019 年 4 月 9 日结束。该研究旨在评估 iptacopan 治疗经抗 C5 治疗后但仍有活动性溶血发生的阵发性睡眠性血红蛋白尿症患者的耐受性、安全性、药物代谢动力学、药物效应动力学和活性[22]。这项研究招募了 10 名接受抗 C5 抑制剂 Eculizumab 治疗后仍有活动性溶血发生的阵发性睡眠性血红蛋白尿症成年患者，年龄为 18～80 岁，口服 iptacopan 剂量为 200mg，每日 2 次。排除标准：骨髓衰竭患者、使用全身类固醇或免疫抑制药物，或有严重合并症的患者。主要终点是 iptacopan 对减少慢性残余血管内溶血的影响，测量乳酸脱氢酶从基线值到第 13 周的变化。第 13 周时，iptacopan 使乳酸脱氢酶较基线值显著降低，降低了 34%～81%；血红蛋白浓度水平较基线升高了 31.9g/L；溶血的生物标志物在 iptacopan 治疗后得到改善。在整个研究延长期间，观察到血液学益处维持时间比 13 周的研

究期更长，包括 7 名停止标准治疗（抗 C5 抑制剂 Eculizumab 治疗）、继续使用 iptacopan 单药治疗的患者。整个研究期间无患者死亡或治疗相关的严重不良事件发生。在 3 起不相关的严重不良事件中，2 起发生在同一患者身上（一起发生在服用 iptacopan 期间，另一起发生在接触 iptacopan 之前）。研究发现，在 iptacopan 治疗期间补体旁路途径被完全抑制，iptacopan 慢性剂量 200mg，每日 2 次，耐受性良好，无任何主要药物相关的安全性发现，并且在大多数阵发性睡眠性血红蛋白尿症患者中，治疗 13 周后显示乳酸脱氢酶降低和血红蛋白正常化[22]。

Ⅱ期临床试验（NCT03896152）是一个多中心、多国家、开放标签、随机、两队列、剂量范围的试验，开始于 2019 年 4 月，结束于 2022 年 2 月。该研究旨在评估 iptacopan 单药治疗运动性溶血，且在前 3 个月没有接受过补体抑制剂的成人阵发性睡眠性血红蛋白尿症患者的安全性、有效性和药物代谢动力学/药物效应动力学[23]。这项研究的主要目标就是评估治疗 12 周后，乳酸脱氢酶减少 60% 或乳酸脱氢酶低于正常上限的患者的百分比。这项研究在两个单独的队列中评估了 4 种 iptacopan 剂量，每组有两个连续治疗期。13 名患者随机接受 iptacopan 25mg 每天 2 次，直到第 4 周，第 5~12 周增加到 iptacopan 100mg 每天 2 次（队列 1，n=7）；iptacopan 50mg 每天 2 次，直到第 4 周，第 5~12 周增加到 iptacopan 200mg 每天 2 次（队列 2，n=6）。所有患者完成至少 12 周 iptacopan 治疗（n=11），都达到了乳酸脱氢酶水平至少降低 60% 的主要终点，乳酸脱氢酶是血管内溶血的生物标志物。除了 1 例患者接受单一红细胞输血外，所有患者在 12 周的研究中保持无输血。患者的其他溶血生物标志物也有改善，血管内和血管外溶血均得到总体控制。在 12 周 iptacopan 治疗期间没有报道严重不良事件或血栓事件，该研究没有产生意外的安全性结果。两名参与者在完成 12 周的治疗前停止了 iptacopan 治疗，一名是由于并不严重的头痛，另一名是由医生决定的，因为先前曾有中性粒细胞减少。常见的不良事件为头痛（31%）、咳嗽（15%）、口咽疼痛（15%）、腹部不适（15%）、血碱性磷酸酶升高（15%）、发热（15%）和上呼吸道感染（15%）。这项临床试验表明，12 周的 iptacopan 单药治疗成人阵发性睡眠性血红蛋白尿症患者具有良好的安全性和耐受性。

Ⅱ期临床试验（NCT03832114）是一个开放标签、两列队、非随机研究，开始于 2019 年 2 月，结束于 2021 年 4 月。该研究旨在评估 iptacopan 对 C3 肾小球疾病患者（队列 A）和接受肾移植后移植肾 C3 肾小球疾病复发患者（队列 B）的有效性、安全性、药物代谢动力学影响[24]。C3 肾小球疾病患者口服 iptacopan 剂量为 200mg，每日 2 次，研究结果显示 iptacopan 能稳定肾功能。iptacopan 治疗 12 周后，12 名 C3 肾小球疾病患者 24 小时尿蛋白/肌酐比值（UPCR）降低 49%，且没有发现不良事件，iptacopan 能显著抑制补体旁路途径的活性并提高血浆中 C3 水平；12 名患者接受 iptacopan 治疗 12 周后，将其肾功能与他们进入研究前 2 年（或确诊不到 2 年）的肾功能数据进行对比，发现 iptacopan 治疗可稳定由 eGFR 评估的肾功能。在一项长期的延伸研究（NCT03955445）中，7 名接受 iptacopan 治疗长达半年的 C3 肾小球疾病患者肾功能稳定，表明延长 iptacopan 治疗可能会延缓甚至预防肾衰竭的发生[25]。

Ⅱ期临床试验（NCT03373461）是一个随机、双盲、安慰剂对照、剂量范围、平行组适应设计研究，开始于 2018 年 2 月，完成于 2021 年 6 月。该研究旨在评估 iptacopan 治疗对原发性 IgA 肾病患者的有效性和安全性[26]。该研究是全世界首次研究报道选择性补体旁路途径抑制剂对 IgA 肾病患者有效性和安全性的研究。主要终点事件分析目标是评估 iptacopan 治疗与安慰剂对照组相比，在治疗 90 天后尿蛋白/肌酐比值（24 小时 UPCR）降低的反应剂量。次要终点包括 iptacopan 治疗的安全性和耐受性、eGFR 及反映旁路途径活性的生物标志物。该研究将 112 名 IgA 肾病患者随机分配到安慰剂组和不同剂量的 iptacopan 治疗组，研究发现经过 90 天治疗，最高剂量 200mg 每日 2 次，与安慰剂相比，尿蛋白（用 24 小时 UPCR 值评估）降低了 23%。研究显示 iptacopan 治疗不仅能降低 IgA 肾病患者尿蛋白水平，还能稳定肾功能，且具有良好的耐受性和安全性。

Ⅱ 期临床试验（NCT04154787）是一及随机、开放标签、两组、平行组、概念验证的临床试验，于 2019 年 11 月开始，到 2023 年 11 月结束。该研究旨在比较 iptacopan 治疗与利妥昔单抗治疗对基于抗 PLA2R 滴度和尿蛋白定义的疾病高危进展的特发性膜性肾病患者的安全性和有效性[27]。该研究筛选期长达 12 周，整个研究长达 65 周。大约 52 名受试者将被随机分配到两个组。iptacopan 治疗和利妥昔单抗治疗是开放标签的。iptacopan 治疗组进行 4 周的初始剂量治疗，然后进行 20 周的全剂量治疗，以评估不同 iptacopan 剂量对补体标志物的影响。24 周治疗结束后进行疗效评估。

Ⅱ 期临床试验（NCT05268289）是一项适应性、随机、双盲、剂量探索、平行组和安慰剂对照的临床试验，2022 年 5 月开始，预计 2028 年 3 月结束。该研究旨在评估 iptacopan 治疗活动期狼疮性肾炎单纯 Ⅲ 型或 Ⅳ 型患者，以及合并 Ⅴ 型患者的有效性和安全性[28]。

Ⅲ 期临床试验（NCT04578834）是一项多中心、双盲、随机、安慰剂对照的平行组研究，该研究旨在评估 iptacopan 与安慰剂相比，在对原发性 IgA 患者减少尿蛋白和延缓疾病进展方面的安全性和有效性[29]。该研究是 iptacopan 治疗原发性 IgA 的关键研究，目的是证明 iptacopan 减少蛋白尿的临床价值。该研究将继续使用盲法，以 eGFR 下降的年度总斜率来确定其长期疗效，为 iptacopan 治疗原发性 IgA 患者提供有效性和安全性证据。该研究于 2021 年 1 月开始，预计 2025 年 1 月结束，招募 450 例经肾活检病理证实 IgA 患者为受试者，包括 430 例轻度肾损伤[eGFR≥30ml/（min·1.73m²）]和 20 例严重肾损伤患者[20ml/（min·1.73m²）≤eGFR<30ml/（min·1.73m²）]。该研究的主要观察指标：9 个月时尿蛋白/肌酐比值与基线的比值（时间范围：基线和 9 个月），中期分析评估通过检测 24 小时尿液中尿蛋白/肌酐比值，证明 iptacopan 治疗在 9 个月的尿蛋白变化方面优于安慰剂组。通过 24 个月期间 eGFR 变化的年化总斜率来衡量 iptacopan 治疗组与安慰剂组相比在延缓 IgA 肾功能进展方面的优势。

Ⅲ 期临床研究（NCT04557462）是一项开放标签的研究，于 2021 年 9 月开始，预计 2029 年 1 月结束。该研究的目的是评估已完成的临床试验（CLNP023X2203 或 CLNP023A2301）的原发性 IgA 肾病患者的长期耐受性和安全性[30]。本研究的开放标签设计适合为研究参与者提供接受 iptacopan 治疗的机会，直到获得上市许可和药品上市，同时收集研究药物的长期安全性和耐受性数据。此外，每 6 个月进行疗效评估，以评估 iptacopan 对 IgA 肾病疾病长期进展的临床效果。

有三项针对 iptacopan 治疗成人阵发性睡眠性血红蛋白尿症患者的 Ⅲ 期临床试验已经开展。Ⅲ 期临床试验（NCT04820530）是一项多中心、单组、开放标签的研究，于 2021 年 7 月开始，到 2023 年 7 月结束。该研究旨在评估每日 2 次口服 iptacopan 对未接受补体抑制剂治疗的成人阵发性睡眠性血红蛋白尿症患者的安全性和有效性[31]。该研究计划在不同国家约 40 名成人阵发性睡眠性血红蛋白尿症患者中开展。Ⅲ期临床试验（NCT04558918）是一个多中心、随机、主动比较对照、开放标签的研究，于 2021 年 1 月开始，到 2023 年 3 月结束。该研究招募 96 名虽然接受 C5 抑制剂治疗但是仍有溶血性贫血的成人阵发性睡眠性血红蛋白尿症患者，评估每日 2 次口服 iptacopan 对成人阵发性睡眠性血红蛋白尿症患者的安全性和有效性[32]。Ⅲ期临床试验（NCT04747613）是一个开放标签、单组、多中心研究，于 2021 年 7 月开始，预计 2026 年 6 月结束。该研究旨在评估 iptacopan 治疗对成人阵发性睡眠性血红蛋白尿症患者的长期安全性、耐受性和疗效，并为已完成Ⅱ期和Ⅲ期临床试验的患者提供继续 iptacopan 治疗的机会[33]。

Ⅲ期临床试验（NCT04889430）是一个多中心、单组、开放标签的研究，于 2022 年 1 月开始，预计 2025 年 1 月结束。该研究旨在证明每日 2 次口服 200mg iptacopan 治疗对未接受补体抑制剂的非典型溶血性尿毒症成年患者的安全性和有效性[34]。该研究招募 50 名受试者，评估 iptacopan 治疗对一系列与非典型溶血性尿毒症相关参数的影响，包括血液和肾脏参数、透析需求、慢性肾脏病阶段的变化，以及报告患者工作和生活指数。

Ⅲ期临床研究（NCT04817618）是一个随机、多中心、双盲、平行组对照、安慰剂对照的研究，于 2021 年 7 月开始，到 2023 年 8 月结束。该研究旨在评估与安慰剂和标准治疗组比，iptacopan 治疗对 C3 肾小球疾病患者的有效性和安全性[35]。该研究旨在评估 iptacopan 治疗和安慰剂治疗相比，UPCR 下降和 eGFR 的改善，以及由 eGFR 和 UPCR 组成的复合肾脏终点的受试者比例。该研究将对所有受试者进行肾活检，评估光镜和免疫荧光的组织病理学改善，以评估 iptacopan 减轻肾小球炎症的疗效。

18.4　临床应用与注意事项

补体异常活化在多种疾病的发生发展过程中起着重要作用，如非典型溶血性尿毒症、C3 肾小球病、狼疮性肾炎、IgA 肾病、膜性肾病等疾病。补体异常活化引起的疾病对年轻人群的健康造成不良影响，如 IgA 肾病和狼疮性肾炎等，导致终末期肾病，需要肾脏替代治疗（腹膜透析、血液透析或肾移植），严重者可导致死亡。iptacopan 是口服的小分子可逆性的 B 因子抑制剂的首创新药，B 因子是补体级联放大旁路途径的关键丝氨酸蛋白酶。iptacopan 能特异性、高效地抑制补体旁路途径，针对补体异常活化的根本病因，有望满足这类疾病的迫切需求。iptacopan 在已完成的Ⅱ期临床试验研究中表现出良好的耐受性和安全性，未发生死亡病例及与该药物相关的严重不良事件。iptacopan 200mg，每日 2 次，耐受性良好，最常见的不良事件为头痛、腹部不适、血碱性磷酸酶升高、咳嗽、口咽痛、发热、上呼吸道感染。iptacopan 有潜力成为第一个补体旁路途径抑制剂，以减缓补体驱动肾脏疾病（如 C3 肾小球疾病、IgA 肾病、非典型溶血性尿毒症、阵发性睡眠性血红蛋白尿症、膜性肾病、狼疮性肾炎等）的进展。

（陈　萍）

参 考 文 献

[1] Dunkelberger JR，Song WC. Complement and its role in innate and adaptive immune responses[J]. Cell Res，2010，20（1）：34-50.

[2] Garred P，Tenner AJ，Mollnes TE. Therapeutic targeting of the complement system：from rare diseases to pandemics[J]. Pharmacol Rev，2021，73（2）：792-827.

[3] Mathern DR，Heeger PS. Molecules great and small：the complement system[J]. Clin J Am Soc Nephrol，2015，10（9）：1636-1650.

[4] Vieyra MB，Heeger PS. Novel aspects of complement in kidney injury[J]. Kidney Int，2010，77（6）：495-499.

[5] Brodsky RA. Paroxysmal nocturnal hemoglobinuria[J]. Blood，2014，124（18）：2804-2811.

[6] Rodríguez de Córdoba S，Hidalgo MS，Pinto S，et al. Genetics of atypical hemolytic uremic syndrome（aHUS）[J]. Semin Thromb Hemost，2014，40（4）：422-430.

[7] Kaartinen K，Safa A，Kotha S，et al. Complement dysregulation in glomerulonephritis[J]. Semin Immunol，2019，45：101331.

[8] Łukawska E，Polcyn-Adamczak M，Niemir ZI. The role of the alternative pathway of complement activation in glomerular diseases[J]. Clin Exp Med，2018，18（3）：297-318.

[9] Thurman JM. Complement and the kidney：an overview[J]. Adv Chronic Kidney Dis，2020，27（2）：86-94.

[10] McKeage K. Ravulizumab：first global approval[J]. Drugs，2019，79（3）：347-352.

[11] Patriquin CJ，Kuo KHM. Eculizumab and beyond：the past，present，and future of complement therapeutics[J]. Transfus Med Rev，2019，33（4）：256-265.

[12] Novartis. Novartis investigational oral therapy iptacopan（LNP023）receives FDA breakthrough therapy designation for PNH and rare pediatric disease designation for C3G[EB/OL].（2020-12-16）[2021-07-12]. https：//www.novartis.com/news/media-releases/novartis-investigational-oral-therapy-iptacopan-lnp023-receives-fda-breakthrough-therapy-designationpnh-and-rare-pediatric-disease-designation-c3g.

[13] Novartis. Novartis received European Medicines Agency（EMA）PRIME designation for iptacopan（LNP）in C3 glomerulopathy（C3G）[EB/OL].（2020-10-09）[2021-07-12]. https：//www.novartis.com/news/media-releases/novartis-received-europe-an-medicines-agency-ema-prime-designation-iptacopanlnp-c3-glomerulopathy-c3g.

[14] Novartis. Novartis announces European Medicines Agency（EMA）has granted orphan drug designation for iptacopan（LNP023）in IgA nephropathy（IgAN）[EB/OL].（2020-10-23）[2021-07-12]. https：//www. novartis.com/news/mediareleases/novartis-announces-european-medicines-agency-emahas-granted-orphan-drug-desi gnation-iptacopan-lnp023-iganephropathy-igan.

[15] Jiang X，Pan R. Pharmacokinetics and metabolism of LNP023 in rats by liquid chromatography combined with electrospray ionization-tandem mass spectrometry[J]. Biomed Chromatogr，2021，35（3）：e5006.

[16] Risitano AM，Röth A，Soret J，et al. Addition of iptacopan，an oral factor B inhibitor，to eculizumab in patients with paroxysmal nocturnal haemoglobinuria and active haemolysis：an open-label，single-arm，phase 2，proof-of-concept trial[J]. Lancet Haematol，2021，8（5）：e344-e354.

[17] Schubart A，Anderson K，Mainolfi N，et al. Small-molecule factor B inhibitor for the treatment of complement-mediated diseases[J]. Proc Natl Acad Sci USA，2019，116（16）：7926-7931.

[18] Reynolds R，Hartnett ME，Atkinson JP，et al. Plasma complement components and activation fragments：associations with age-related macular degeneration genotypes and phenotypes[J]. Invest Ophthalmol Vis Sci，2009，50（12）：5818-5827.

[19] Silva AS，Teixeira AG，Bavia L，et al. Plasma levels of complement proteins from the alternative pathway in patients with age-related macular degeneration are independent of Complement Factor H Tyr[402] His polymorphism[J]. Mol Vis，2012，18：2288-2299.

[20] Taylor RP, Lindorfer MA. Mechanisms of complement-mediated damage in hematological disorders[J]. Semin Hematol，2018，55（3）：118-123.

[21] Schubart A，Anderson K，Mainolfi N，et al. Small-molecule factor B inhibitor for the treatment of complement-mediated diseases[J]. Proc Natl Acad Sci USA，2019，116（16）：7926-7931.

[22] Risitano AM，Röth A，Soret J，et al. Addition of iptacopan，an oral factor B inhibitor，to eculizumab in patients with paroxysmal nocturnal haemoglobinuria and active haemolysis：an open-label，single-arm，phase 2，proof-of-concept trial[J]. Lancet Haematol，2021，8（5）：e344-e354.

[23] Novartis. Novartis investigational oral therapy iptacopan（LNP023）shows benefit as monotherapy in treatment-naïve patients with rare and life-threatening blood disorder paroxysmal nocturnal hemoglobinuria [EB/OL]. （2021-06-11）[2021-07-12]. https：//www.novartis.com/news/media-releases/novartisinvestigational-oral-therapy-iptacopan-lnp023-shows-benefit-monotherapy-treatment-naive-patients-rare-and-lifethreatening-blood-disorder-paroxysmal.

[24] American Society of Nephrology. LNP023：a novel oral complement alternative pathway factor B inhibitor safely and effectively reduces proteinuria in C3 glomerulopathy [EB/OL].（2020-10-25）[2021-07-12]. https：//www. asn-online. org/education/kidneyweek/2020/program-abstract. aspx？controlId=3442221.

[25] Novartis. Novartis announces new interim analysis phase Ⅱ data for iptacopan in rare kidney disease C3 glomerulopathy（C3G）[EB/OL]. （2021-06-07）[2021-07-12]. https：//www.novartis. com/news/media-releases/novartis-announces-newinterim-analysis-phase-ii-data-iptacopan-rare-kidney-diseasec3-glomerulopathy-c3g.

[26] Novartis. Novartis announces iptacopan met Phase Ⅱ study primary endpoint in rare kidney disease IgA nephropathy（IgAN）[EB/OL]. （2021-06-06）[2021-07-12]. https：//www. novartis. com/news/media-releases/novartis-announces-iptacopanmet-phase-ii-study-primary -endpoint-rare-kidney-diseaseiga-nephropathy-igan.

[27] Clinical Trials. gov. Efficacy and safety of LNP023 compared with rituximab in subjects with idiopathic membranous nephropathy[EB/OL]. （2019-11-23）[2023-11-24]. https：//clinicaltrials. gov/ct2/show/ NCT04154787?term=NCT0415 4787&draw=2&rank=1.

[28] Clinical Trials. gov. Study of efficacy and safety of LNP023 in participants with active lupus nephritis class Ⅲ-Ⅳ，Ⅰ/-Ⅴ. [EB/OL].（2022-05-02）[2028-03-13]. https：//clinicaltrials.gov/ct2/show/NCT05268289?term= NCT05268289&draw=2&rank=1.

[29] Clinical Trials. gov. Study of efficacy and safety of LNP023 in primary IgA nephropathy patients （APPLAUSE-IgAN）[EB/OL]. （2020-10-08）[2021-07-12]. https：//clinicaltrials. gov/ct2/show/NCT04578834? cond=NCT04578834&draw= 2&rank=1.

[30] Clinical Trials. gov. A rollover extension program（REP）to evaluate the long-term safety and tolerability of open label LNP023 in patients with primary IgA nephropathy [EB/OL]. （2020-09-21）[2021-07-12]. https：//clinicaltrials.gov/ct2/show/NCT04557462? term=NCT04557462 &draw=2&rank=1.

[31] Clinical Trials. gov. Study of efficacy and safety of twice daily oral iptacopan（LNP023）in adult PNH patients who are naive to complement inhibitor therapy（APPOINT-PNH）[EB/OL]. （2021-03-29） [2021-07-12]. https：//clinicaltrials. gov/ct2/show/NCT04820530? term= NCT04820530&draw=2&rank=1.

[32] Clinical Trials. gov. Study of efficacy and safety of twice daily oral LNP023 in adult PNH patients with residual anemia despite anti-C5 antibody treatment [EB/OL]. （2020-09-22）[2021-07-12]. https：

//clinicaltrials. gov/ct2/show/NCT04558 918? term=NCT04558918&draw =1&rank =1.

[33] Clinical Trials. gov. Long-term safety and tolerability of iptacopan in patients with paroxysmal nocturnal hemoglobinuria [EB/OL].（ 2021-02-10)[2021-07-12]. https：//clinicaltrials. gov/ct2/show/NCT04747613? cond=LNP023&draw=3& rank=12.

[34] Clinical Trials. gov. Efficacy and safety of iptacopan（LNP023 ）in adult patients with atypical hemolytic uremic syndrome naive to complement inhibitor therapy(APPELHUS)[EB/OL].(2021-05-17)[2021-07-12]. https：//clinicaltrials. gov/ct2/show/NCT04889430? term=NCT04889430&draw=2&rank=1.

[35] Clinical Trials. gov. Study of efficacy and safety of iptacopan in patients with C3 glomerulopathy.（ APPEAR-C3G)[EB/OL].(2021-06-26)[2021-07-12]. https：//clinicaltrials.gov/ct2/show/NCT04817618? term=NCT04817618&draw=1& rank=1.

第 19 章　补体 C5 抑制剂

补体系统是先天性体液免疫系统的重要组成部分，具有精细的调理作用，能促进细胞毒性破坏、攻膜复合物（MAC）的形成和炎症反应的多肽释放[1]。补体系统由三种途径组成：经典途径、旁路途径和凝集素途径，由不同的机制启动。这三种途径都有一个由补体 C5 到 C9 组成的共同末端，最终形成一个 MAC，通过溶解的方式穿透细胞膜，促进细胞死亡。

补体系统激活的所有途径都导致 C5 分子的分裂，产生过敏性毒素 C5a 和 C5b，随后形成末端补体复合物（C5b-9）。C5a 通过与 G 蛋白偶联受体 C5aR 和非 G 蛋白偶联受体 C5L2 的相互作用发挥主要的促炎活性，C5b-9 通过 MAC 的形成导致细胞溶解。C5 分裂产生的 C5a 和 C5b-9 是补体系统的关键组成部分，负责多种疾病的扩散和（或）病理启动，因此 C5-C5a 受体轴是一个很有吸引力的药物开发靶点，包括通过靶向 C5 转化酶或 C5 分子本身来抑制 C5 的分裂，以及通过中和抗体和药理学抑制剂或靶向 C5a 受体来阻断 C5a 的活性[2]。

补体途径抑制剂是近年来正在迅速崛起的新一类治疗药物。在众多的研究成果中，目前只有补体 C5 抑制剂依库珠单抗（eculizumab，Soliris®）和阿伐可泮（avacopan，Tavneos™）被批准上市。另外的新型补体 C5 抑制剂 ravulizumab 和 crovalimab、补体旁路途径 B 因子抑制剂 iptacopan、补体凝集素途径抑制剂 narsoplimab 等在进一步研究中[3-5]。

19.1　依库珠单克隆抗体

19.1.1　药物概述

依库珠单抗（eculizumab，Soliris®）是美国 Alexion 公司首创的第一个补体靶向治疗的补体 C5 抑制剂-重组人源化 IgG2/4κ 单抗，由小鼠骨髓瘤细胞培养产生。依库珠单抗通过抑制补体级联反应终端部分的 C5 发挥作用，其作用靶点 C5 是 MAC 的代表性分子，参与多种补体激活诱发的疾病。补体级联反应是免疫系统的一部分，其不受控制的异常激活在严重的少见病和罕见病中发挥了重要作用，其中包括：非典型溶血性尿毒症综合征（atypical hemolytic uremic syndrome，aHUS）、阵发性睡眠性血红蛋白尿症（paroxysmal nocturnal hemoglobinuria，PNH）、抗乙酰胆碱受体抗体阳性的全身型重症肌无力（generalized myasthenia gravis，gMG）和视神经脊髓炎谱系疾病（neuromyelitis optica spectrum disorder，NMOSD）。依库珠单抗已于 2007 年获 FDA 批准用于治疗上述疾病[6]。但 FDA 同时警告：

依库珠单抗的治疗曾诱发致命性脑膜炎球菌感染！根据最新的免疫实践咨询委员会（advisory committee on immunization practices，ACIP）的推荐，要求在依库珠单抗治疗前对患者重新接种脑膜炎球菌疫苗，并规定依库珠单抗只能通过风险评估和缓解战略（risk evaluation and mitigation strategy，REMS）下的一个限制性项目获得，处方者必须参加该项目。

在接受依库珠单抗治疗的患者中，游离 C5 浓度<0.5μg/ml，这与依库珠单抗完全阻断了末端补体的活性相关。aHUS 患者的静脉维持剂量为 1200mg，每 2 周 1 次，第 26 周可观察到谷浓度为（242±101）μg/ml。在依库珠单抗开始治疗 4 周后即可达到稳态。依库珠单抗在 600～1200mg 剂量范围内的药物代谢动力学是剂量线性的，与时间无关，个体间变异率为 21%～38%。依库珠单抗在典型的 70kg 体重患者中的分布容积为 5～8L。依库珠单抗的半衰期为 270～414 小时。血浆置换/血浆输注（plasma exchange/plasma infusion，PE/PI）可将依库珠单抗的清除率提高约 250 倍，并将半衰期缩短至 1.26 小时。当依库珠单抗用于接受 PE/PI 的患者时，建议补充剂量。依库珠单抗的药物代谢动力学不受年龄（2 个月至 85 岁）、性别或人种的影响。当 aHUS 患者在根据肾脏病膳食改良（modification of diet in renal disease，MDRD）公式计算的 eGFR 为 5～105ml/（min·1.73m^2）时，肾功能不影响依库珠单抗的药物代谢动力学。静脉注射免疫球蛋白（intravenous immunoglobulin，IVIg）治疗可能会干扰如依库珠单抗等单抗的核内体新生儿 Fc 受体的循环机制，从而降低依库珠单抗的血清浓度。但在应用 IVIg 的患者中，依库珠单抗的药物相互作用研究尚未进行。

19.1.2　作用机制

补体系统激活的所有途径都会导致 C5 分子的分裂，产生过敏性毒素 C5a 和 C5b，随后形成末端补体复合物（C5b-9）。C5b-9 通过 MAC 的形成导致细胞溶解。由于 C5 分裂产生的 C5a 和 C5b-9 是补体系统的关键组成部分，负责多种疾病的扩散和（或）病理启动，因此可通过靶向 C5 转化酶或 C5 分子本身来抑制 C5 的分裂，以及通过中和抗体和药理学抑制剂或靶向 C5a 受体来阻断 C5a 的活性。

依库珠单抗可特异性地与补体 C5 进行高亲和力的结合，阻止 C5 分裂为 C5a 和 C5b，防止末端补体复合物 C5b-9 的形成，从而抑制末端补体介导的血管内溶血和血栓性微血管病（thrombotic microangiopathy，TMA）。

19.1.3　临床试验

5 项单臂研究（4 项前瞻性研究：C08-002A/B、C08-003A/B、C10-003 和 C10-004；1 项回顾性研究：C09-001r）评估了依库珠单抗治疗 aHUS 的安全性和有效性[7-9]。在所有研究中，依库珠单抗在成人和青少年患者中的剂量为每 7（±2）天 900mg，连续 4 周，第 5 周（±2 天）1200mg，之后每 14（±2）天 1200mg。疗效评估基于 TMA 的终点。

（1）对 PE/PI 抵抗的 aHUS（C08-002A/B 研究）

C08-002A/B 研究招募了在筛查前 1 周接受了至少 4 次 PE/PI 治疗，但仍显示有 TMA 迹象的患者。纳入研究的患者 ADAMTS-13（a disintegrin and metalloproteinase with thrombospondin motifs 13）活性水平高于 5%，试验中观察值的范围为 70%～121%，76%的患者有确定的补体调节因子突变或自身抗体。研究中的患者接受依库珠单抗治疗至少 26 周，治疗的中位持续时间约为 100 周。结果如下：eGFR 在依库珠单抗治疗期间得到了改善和维持，平均 eGFR 从基线时的（23±15）ml/（min·1.73m^2）增加到 26 周时的（56±40）ml/（min·1.73m^2），效果维持了 2 年［（56±30）ml/（min·1.73m^2）］。5 名基线时需要透析的患者，有 4 名能够停止透析。开始使用依库珠单抗后，补体末端活性降低，血小板计数相对于基线增加，补体介导的 TMA 活性迹象减少。所有应答者都能够维持血液学的正常化和 TMA 完全缓解。

（2）对 PE/PI 敏感的 aHUS（C08-003A/B 研究）

C08-003A/B 研究纳入接受长期 PE/PI 治疗的患者，长期透析患者也被允许加入研究。患者中位年龄为 28 岁（13～63 岁）。纳入研究的患者 ADAMTS-13 活性水平高于 5%，试验观察值范围为 37%～118%，70%的患者有确定的补体调节因子突变或自身抗体。研究中的患者接受依库珠单抗治疗至少 26 周。治疗的中位持续时间约为 114 周。结果如下：eGFR 在依库珠单抗治疗期间得到了改善，平均 eGFR 从基线时的（31±19）ml/（min·1.73m^2）增加到 26 周时的（37±21）ml/（min·1.73m^2）和 2 年时的（40±18）ml/（min·1.73m^2）。使用依库珠单抗后，没有患者再需要透析。所有患者在开始使用依库珠单抗后均观察到末端补体活性降低，补体介导的 TMA 活性迹象减少，从基线到 26 周的平均血小板计数增加。即使 PE/PI 停止，血小板计数仍可维持在正常水平。所有应答者均可维持 TMA 完全缓解和血液学的正常化。

（3）成年 aHUS 患者（C10-004 研究）

C10-004 研究纳入显示有 TMA 迹象的患者。患者中位年龄为 35 岁（18～80 岁）。纳入研究的患者的 ADAMTS-13 活性水平高于 5%，试验中观察值的范围为 28%～116%，51%的患者有确定的补体调节因子突变或自身抗体。在依库珠单抗治疗前，共有 35 例患者接受过 PE/PI 治疗。研究中的患者接受依库珠单抗治疗至少 26 周。治疗的中位持续时间约为 50 周。结果如下：eGFR 在依库珠单抗治疗期间得到改善，平均 eGFR 从基线时的（17±12）ml/（min·1.73m^2）增加到 26 周时的（47±24）ml/（min·1.73m^2）。24 名基线时需要透析的患者，有 20 名在治疗后能够停止透析。开始使用依库珠单抗后，补体末端活性降低，血小板计数相对于基线增加，补体介导的 TMA 活性迹象减少，从基线到 26 周的平均血小板计数增加。

（4）儿童和青少年 aHUS 患者（C10-003 研究）

C10-003 研究招募的患者的 ADAMTS-13 活性水平高于 5%，试验中观察值的范围为 38%～121%，50%的患者有确定的补体调节因子突变或自身抗体。在依库珠单抗治疗前，共有 10 例患者接受过 PE/PI 治疗。研究中的患者接受依库珠单抗治疗至少 26 周。治疗的中位持续时间约为 44 周。结果如下：eGFR 在依库珠单抗治疗期间得到改善，平均 eGFR 从基线时的（33±30）ml/（min·1.73m^2）增加到 26 周时的（98±44）ml/（min·1.73m^2）。

11 名基线时需要透析的患者，有 9 名在治疗后能够停止透析。所有患者在开始使用依库珠单抗后末端补体活性降低，补体介导的 TMA 活性迹象减少，从基线到 26 周的平均血小板计数增加。

19.1.4　临床应用与注意事项

（1）适应证

依库珠单抗适用于 aHUS 患者的治疗，以抑制补体介导的血栓性微血管病[10]。但不适用于志贺毒素大肠杆菌相关的溶血性尿毒症综合征（Shiga toxin E. coli related hemolytic uremic syndrome，STEC-HUS）患者的治疗。依库珠单抗的另外 3 个适应证包括 PNH、gMG 和 NMOSD。

（2）剂量和用法

1）推荐进行脑膜炎球菌的疫苗接种和预防；处方医生必须先注册 REMS 项目（详见下文"注意事项"部分）。

2）推荐剂量

A. 对于 18 岁及以上的 aHUS 患者，依库珠单抗的推荐剂量：前 4 周每周 900mg，第 5 周 1200mg，此后每 2 周 1200mg。

B. 对于 18 岁以下患者的推荐剂量：体重为 40kg 及以上患者，每周 900mg×4 次，第 5 周 1200mg，然后每 2 周 1200mg；体重为 30～40kg 患者，每周 600mg×2 次，第 3 周 900mg，然后每 2 周 900mg；体重为 20～30kg 患者，每周 600mg×2 次，第 3 周 600mg，然后每 2 周 600mg；体重为 10～20kg 患者，每周 600mg×1 次，第 2 周 300mg，然后每 2 周 300mg；体重为 5～10kg 患者，每周 300mg×1 次，第 2 周 300mg，然后每 3 周 300mg。

3）PE/PI 时的剂量调整

A. aHUS 的成人和儿童患者：在同时进行 PE/PI 的情况下，需要补充依库珠单抗的剂量。

B. PE 患者：如最近的依库珠单抗剂量为 300mg 或 ≥600mg，则需在 PE 结束后 60 分钟内补充依库珠单抗 300mg 或 600mg。

C. PI 患者：如最近的依库珠单抗剂量 ≥300mg，则需在 PI 开始前 60 分钟内补充依库珠单抗 300mg。

4）用药途径：依库珠单抗只可静脉滴注使用，不可静脉注射或大剂量注射。成人患者输液时间需超过 35 分钟，儿童患者输液时间为 1～4 小时。依库珠单抗混合液在 2～8℃和室温下可以稳定 24 小时。如果在给药期间发生了不良反应，输液速度可以在医生的自由裁量下减慢或停止输液。如果输液速度减慢，成人患者的总输液时间不应超过 2 小时。在输液完成后要至少监测患者 1 小时，以观察输液的相关反应。

（3）剂型和规格

注射剂：300mg/30ml（10mg/ml），透明，无色溶液，单剂量瓶。

（4）禁忌证

1）未解决的严重脑膜炎球菌感染患者（详见"注意事项"）。

2）目前未接种脑膜炎球菌疫苗的患者，除非延迟依库珠单抗治疗的风险大于罹患脑膜炎球菌感染的风险（详见"注意事项"）。

（5）不良反应

可能发生脑膜炎球菌感染等严重不良反应（详见"注意事项"）。

其他不良反应包括：头痛、头晕、背痛、肌肉痛、肢体痛、关节痛、口咽痛、鼻咽炎、鼻窦炎、疲乏、虚弱、单纯疱疹、呼吸道感染、咳嗽、流感样症状、高血压、低血压、心动过速、胃肠炎、腹痛、腹泻、恶心、呕吐、便秘、贫血、白细胞减少症、失眠、尿路感染、肾损伤、蛋白尿、外周水肿、低钾血症、发热、白内障、结膜炎、睑腺炎、良性或恶性或未明确的肿瘤（包括囊肿和息肉）、皮疹、瘙痒、蜂窝织炎、脱发等。

（6）在特殊群体中的应用

1）妊娠期：有限的资料尚未能确定孕妇使用依库珠单抗后对妊娠结局是否不利。但妊娠期未治疗的 aHUS 对母亲和胎儿有风险。使用小鼠依库珠单抗分子类似物（小鼠抗 C5 抗体）的动物研究表明，剂量为人类剂量的 2～8 倍时，发育异常率、后代死亡率和濒死率增加。妊娠期 aHUS 与孕产妇的不良结局相关，包括先兆子痫、早产，以及胎儿/新生儿的不良结局（如宫内发育迟缓、胎儿死亡和低出生体重等）。一项前瞻性（50.3%）和回顾性（49.7%）研究的汇总分析收集了 300 多名暴露于依库珠单抗但婴儿安全出生的孕妇资料，并未显示有安全问题。然而，由于样本量有限，这些资料不能完全排除妊娠期间任何与药物相关的风险。动物生殖研究在小鼠中进行，根据体重比较，小鼠使用的抗 C5 抗体剂量为人类依库珠单抗推荐剂量的 2～4 倍（低剂量）和 4～8 倍（高剂量）。当动物从交配前到妊娠早期暴露于抗体时，没有观察到生育能力或繁殖能力的下降。当母体在器官形成过程中暴露于高剂量抗体时，在 230 例幼鼠中观察到 2 例视网膜发育不良和 1 例脐疝。然而，抗体暴露并没有增加胎鼠的死亡或新生幼鼠的死亡。当小鼠母体从胚胎着床到幼鼠断乳期间均暴露于抗体时，其雄性子代濒死或死亡的数量较多，幸存的后代仍有正常的发育和生殖功能。

2）哺乳期：虽然有限的已发表资料没有报告在母乳中检测到依库珠单抗，但现有的信息尚不足以说明依库珠单抗对母乳喂养的影响，也没有资料显示依库珠单抗对母乳产量的影响。

3）儿童：依库珠单抗用于治疗 aHUS 的安全性和有效性均已在儿科患者中得到证实。根据 ACIP 指南，应预先接种预防脑膜炎球菌、肺炎链球菌和流感嗜血杆菌 b 型（Hib）感染的疫苗（详见"注意事项"）。

4）老年人：51 例 65 岁或以上的患者（4 例 aHUS，15 例 PNH，26 例 gMG，6 例 NMOSD）在批准适应证的临床试验中接受了依库珠单抗治疗。虽然在这些研究中没有观察到明显的年龄相关差异，但 65 岁及以上的患者数量不足以确定他们的反应是否与年轻患者不同。

（7）注意事项

1）严重的脑膜炎球菌感染：依库珠单抗的治疗曾诱发致命性脑膜炎球菌感染！依库珠单抗的使用增加了对严重脑膜炎球菌感染[败血症和（或）脑膜炎]的易感性，脑膜炎球菌感染的风险增加约 2000 倍。根据 ACIP 指南对补体缺乏症患者接种脑膜炎球菌疫苗的推荐，应在接受第一剂依库珠单抗前至少 2 周，对无脑膜炎球菌疫苗接种史的患者进行接种。如果未接种疫苗的患者需要紧急使用依库珠单抗治疗，则应尽快接种脑膜炎球菌疫苗，并为患者提供 2 周的抗菌药物预防。接种疫苗可降低但不能消除脑膜炎球菌感染的风险。严重脑膜炎球菌感染的患者应停用依库珠单抗。由于存在脑膜炎球菌感染的风险，依库珠单抗只能通过 REMS 下的一个限制性项目获得，处方者必须参加该项目。处方医生必须告知患者脑膜炎球菌感染的风险，向患者提供 REMS 教育材料，并确保患者接种了脑膜炎球菌疫苗。REMS 计划的登记和其他信息可通过 www. solirisrems. com 获得。

2）其他感染：已报告了严重的奈瑟菌感染（脑膜炎奈瑟菌除外），包括播散性淋球菌感染。依库珠单抗阻断了末端补体的激活，因此患者对感染的易感性可能增加，特别是对荚膜细菌。此外，曲霉菌感染也发生在免疫功能低下和中性粒细胞减少的患者中。接受依库珠单抗治疗的儿童因肺炎链球菌和乙型流感嗜血杆菌而发生严重感染的风险可能增加。根据 ACIP 指南，应预先接种预防肺炎链球菌和乙型流感嗜血杆菌感染的疫苗。对于任何系统性感染的患者，使用依库珠单抗时都要谨慎。

3）输注相关反应：使用依库珠单抗可能导致输液相关反应，包括过敏反应或其他超敏反应。在临床试验中，没有患者出现需停用依库珠单抗的输液相关反应。如果出现心血管系统不稳定或呼吸障碍的迹象，应中断依库珠单抗的输注，并采取适当的支持措施。

19.2 阿 伐 可 泮

19.2.1 药物概述

阿伐可泮（avacopan，Tavneos™）由美国 ChemoCentryx 公司开发，是一种口服给药的小分子选择性补体 C5a 受体（C5aR1）抑制剂，可抑制 C5a 诱导的免疫细胞活化，精确阻断破坏性炎症细胞表面的 C5aR，阻止这些细胞因 C5a 激活而对机体造成损害。目前已批准和候选的适应证包括抗中性粒细胞胞质抗体（antineutrophil cytoplasmic antibody，ANCA）相关性血管炎、C3 肾小球病和化脓性汗腺炎等。另外，ChemoCentryx 公司还计划开展对狼疮性肾炎适应证的开发。FDA 已于 2021 年 10 月 8 日批准了阿伐可泮的上市。这是 FDA 批准的首款口服补体 C5a 受体抑制剂[11]。因为阿伐可泮并不阻断 C5b-9 的形成，所以没有发生如依库珠单抗那样导致严重脑膜炎球菌感染的特别不良事件。

阿伐可泮可阻断补体 C5a 诱导的中性粒细胞 CD11b（整合素 α M）的上调，在批准的推荐剂量下不会导致 QT 间期的延长。其稳态血浆水平将于用药后 13 周达到。将 30mg 胶囊与高脂肪、高热量膳食共同摄入，其血浆药物浓度曲线下面积（AUC）和最高血浆浓度（C_{max}）分别约提高了 72% 和 8%。阿伐可泮和代谢产物 M1 的血浆蛋白结合（如白蛋白和 α 1 酸性糖蛋白）大于 99.9%，其表观分布容积估计为 345L，其估算总体表观清除率（CL/F）为 16.3L/h。在健康受试者中，单剂量 30mg 的阿伐可泮随食物摄入后，阿伐可泮和 M1 的平均清除半衰期分别为 97.6 小时和 55.6 小时。CYP3A4 是负责清除阿伐可泮的主要酶，并负责主要循环代谢产物 M1 的形成和清除，M1 是阿伐可泮的一种单羟基化产物。M1 在血浆中约占药物相关物质总量的 12%，其在 C5aR 上的活性与阿伐可泮大致相同。阿伐可泮清除的主要途径是代谢，其次是代谢产物经胆道排泄进入粪便。不同人种、性别、年龄、体重和肾功能[基线时 eGFR=14～170ml/（min·1.73m²）]的阿伐可泮和 M1 的血浆暴露无临床显著性差异。轻度（Child-Pugh 分级 A 级）或中度（Child-Pugh 分级 B 级）肝损伤对阿伐可泮和 M1 血浆暴露无临床相关影响。与肝功能正常的受试者相比，轻度和中度肝损伤的受试者阿伐可泮的 AUC 分别升高了 12%和 12%，C_{max} 分别下降了 13%和 17%；M1 的 AUC 分别增加了 11%和 18%，C_{max} 分别下降了 5%和 16%。阿伐可泮在重度肝损伤（Child-Pugh 分级 C 级）患者中尚未研究。当阿伐可泮与 CYP3A4 强诱导剂（如利福平）同时使用时，阿伐可泮的暴露会减少。应避免中强度 CYP3A4 诱导剂与阿伐可泮合用。当阿伐可泮与 CYP3A4 强抑制剂（如伊曲康唑）同时使用时，阿伐可泮的暴露会增加，应减为 30mg，每日 1 次。阿伐可泮本身也是一种 CYP3A4 抑制剂，应考虑减少 CYP3A4 敏感底物的剂量，密切监测患者的不良反应。这些底物与阿伐可泮共同使用时，其治疗窗会变窄。

19.2.2　作用机制

阿伐可泮是一种补体 C5a 受体（C5aR1）抑制剂，可抑制 C5aR1 与过敏性毒素 C5a 之间的相互作用，阻断 C5a 介导的中性粒细胞活化和迁移。阿伐可泮的设计有意避开了对补体系统上游的抑制，且没有阻止 C5b-9 的生成，保留了防御机制。此外，由于 C5L2（C5aR2）在抗炎方面的重要作用，阿伐可泮选择仅靶向 C5aR（C5aR1），使 C5a 通路可通过 C5L2 受体正常工作。

19.2.3　临床试验

一项双盲对照的 III 期临床试验（ADVOCATE 研究，NCT02994927）[12]评估了阿伐可泮治疗 331 例初诊或复发的 ANCA 相关性血管炎患者的疗效和安全性。这些患者被随机分为两组：①阿伐可泮组 166 例，阿伐可泮 30mg，每日 2 次，连续 52 周；外加泼尼松安慰剂，连续 20 周。②泼尼松组 165 例，阿伐可泮安慰剂，每日 2 次，连续 52 周；外加泼尼松从每日 60mg 逐渐递减到 0，连续 20 周。

患者平均年龄 60.9 岁，男性 56.4%，白种人 84.2%，初诊者 69.4%，肉芽肿性多血管炎（granulomatosis with polyangiitis，GPA）患者 54.8%，显微镜下多血管炎（microscopic polyangiitis，MPA）患者 45.2%，抗蛋白酶 3（proteinase 3，PR3）抗体阳性 43.0%，抗髓过氧化物酶（myeloperoxidase，MPO）抗体阳性 57.0%。患者最常见的临床表现为肾病变（81.2%）、耳鼻喉病变（43.6%）、胸部病变（43.0%）。所有患者都已接受过利妥昔单抗或环磷酰胺的标准化免疫抑制治疗，其中约 65%的患者已接受利妥昔单抗治疗，31%已接受静脉环磷酰胺治疗，4%已接受口服环磷酰胺治疗。

第 26 周时，阿伐可泮组缓解的患者比例（72.3%）非劣于泼尼松组（70.1%）（P=0.24）；第 52 周时，阿伐可泮组持续缓解的患者比例（65.7%）显著高于泼尼松组（54.9%）（P=0.007）。

19.2.4　临床应用与注意事项

（1）适应证

阿伐可泮适合作为辅助药物用于成人重度活动性 ANCA 相关性血管炎（GPA 和 MPA）的治疗[13]。阿伐可泮并不排斥糖皮质激素的联合使用，可以与包括糖皮质激素在内的标准疗法联合使用。

（2）剂量和用法

1）治疗开始前的推荐评估

A. 肝功能检测：阿伐可泮不推荐用于肝硬化患者，特别是那些有重度肝损伤的患者（Child-Pugh 分级 C 级）（详见"注意事项"和"在特殊群体中的使用"）。

B. HBV 血清学检测：对于既往或目前有 HBV 感染证据的患者，请咨询具有乙型肝炎管理专业知识的医生，在阿伐可泮治疗前或治疗期间进行监测和考虑对乙型肝炎进行抗病毒治疗（详见"注意事项"）。

2）推荐剂量和用法：阿伐可泮的推荐剂量为 30mg（3 个 10mg 胶囊），每日 2 次，与食物一起服用。建议患者不要碾碎、咀嚼或打开药物胶囊。如果漏服一次，嘱患者要等到约定的时间再服用下一次的常规剂量，不要加倍下一次的剂量。

3）CYP3A4 抑制剂导致的剂量修正：当与强效 CYP3A4 抑制剂（如伊曲康唑）同时使用时，应将阿伐可泮的剂量减少为 30mg，每日 1 次。

（3）剂型和规格

胶囊：10mg，不透明，黄色和浅橙色，胶囊上有黑色打印的"CCX168"字样。

（4）禁忌证

禁用于对阿伐可泮或任何一种赋形剂有严重超敏反应的患者（详见"注意事项"）。

（5）不良反应

以下不良反应请详见"注意事项"：肝毒性、超敏反应、HBV 再激活和严重感染。

在Ⅲ期临床试验中，阿伐可泮组比泼尼松组更多的最常见严重不良反应为肺炎、急性肾损伤和尿路感染。52 周内，阿伐可泮组死亡 2 例，泼尼松组死亡 4 例。在Ⅱ期临床试验中没有死亡病例。阿伐可泮组 7 例和泼尼松组 2 例因肝相关不良反应停止治疗；导致阿伐可泮停药的最常见不良反应是肝功能异常；阿伐可泮组有 2 例发生血管性水肿，其中 1 例是需要住院治疗的严重不良反应；阿伐可泮组 6 例和泼尼松组 1 例有肌酸激酶升高，其中 1 例停止了阿伐可泮的治疗。其他的不良反应包括恶心、呕吐、腹泻、上腹痛、头痛、头晕、高血压、皮疹、疲乏、血肌酐增加、感觉异常等。

（6）在特殊群体中的使用

1）妊娠期：目前尚无充分和对照良好的孕妇研究报告来说明阿伐可泮的相关风险，但动物研究发现，妊娠的仓鼠在器官形成期口服阿伐可泮后，增加了骨骼变异的发生率，但未发现其他结构异常。妊娠的兔子在器官形成期口服阿伐可泮后，导致流产数量的增加。仓鼠在妊娠期和哺乳期口服阿伐可泮后，其子代的生长发育没有受影响。

2）哺乳期：目前尚无关于阿伐可泮对母乳喂养婴儿影响的资料，也不清楚阿伐可泮是否在人体母乳中分泌。但动物研究发现，阿伐可泮可以在哺乳仓鼠的乳汁中分泌。

3）儿童：阿伐可泮在儿童患者中的安全性和有效性尚未确定。

4）老年人：在 ANCA 相关性血管炎的 III 期随机临床试验中，86 例接受阿伐可泮治疗的老年患者中，62 例患者年龄在 65～74 岁，24 例患者年龄在 75 岁或以上。老年患者和年轻患者使用阿伐可泮在安全性或有效性方面没有总体差异。

5）肾损伤患者：轻度、中度或重度肾损伤患者使用阿伐可泮时无须调整剂量。阿伐可泮在接受透析的 ANCA 相关性血管炎患者中的应用尚无研究。

6）肝损伤患者：轻度或中度（Child-Pugh 分级法）肝损伤患者使用阿伐可泮时不建议调整剂量。阿伐可泮在重度肝损伤（Child-Pugh 分级 C 级）患者中的应用尚未被研究。

（7）注意事项

1）肝毒性：在服用阿伐可泮的患者中，已观察到有重度的肝损伤。在对照试验中，阿伐可泮治疗组转氨酶升高和肝胆事件的发生率较高，包括严重和危及生命的事件。在阿伐可泮治疗前和治疗后的前 6 个月，需每 4 周检测一次肝功能，之后根据临床需要进行。如果接受阿伐可泮治疗的患者出现血清 ALT 或 AST＞正常值上限的 3 倍，应及时评估并根据临床需要考虑暂停治疗。如果 ALT 或 AST＞正常值上限的 5 倍，或者转氨酶＞正常值上限的 3 倍伴有胆红素＞正常值上限的 2 倍，应停止阿伐可泮治疗，直到阿伐可泮相关性肝损伤被排除为止。阿伐可泮不推荐用于活动性、未治疗和（或）无法控制的慢性肝病（如慢性活动性乙型肝炎、未治疗的丙型肝炎、无法控制的自身免疫性肝炎）和肝硬化患者。在给肝病患者服用此药前，应考虑其风险和获益。密切监测患者的肝脏不良反应。

2）超敏反应：阿伐可泮可引起血管性水肿。在临床试验中发生了两例血管性水肿，包括一例需要住院治疗的严重事件。如果发生血管性水肿，应立即停用阿伐可泮，提供适当治疗，监测气道损害。不得再次使用阿伐可泮，除非另有原因。教育患者识别过敏反应的体征和症状，并在出现过敏反应时立即就医。

3）HBV 再激活：在临床上可观察到 HBV 再激活，包括危及生命的乙型肝炎。HBV 再激活被定义为 HBV 复制的突然增加，表现为以前乙型肝炎表面抗原（hepatitis B surface antigen，HBsAg）阴性但抗乙型肝炎病毒核心抗体（anti-hepatitis B virus core antibody，抗 HBc）阳性患者的血清 HBV DNA 水平或 HBsAg 水平快速增高。HBV 再激活通常会导致肝炎，即转氨酶水平升高。严重者可出现胆红素水平升高、肝功能衰竭和死亡。在开始阿伐可泮治疗前，应检测 HBsAg 和抗 HBc 来筛查患者是否感染 HBV。对于既往有乙型肝炎感染证据的患者（HBsAg 阳性而无论抗体如何或 HBsAg 阴性但抗 HBc 阳性），在阿伐可泮治疗之前和（或）期间，应咨询具有处理乙型肝炎专业知识的医生，以监控和考虑对乙型肝炎患者进行抗病毒治疗。在阿伐可泮治疗后的 6 个月内，应监控目前或以前有 HBV 感染证据的患者，从临床和实验室方面监控乙型肝炎或 HBV 再激活的迹象。对于使用阿伐可泮时出现 HBV 再激活的患者，应立即停止阿伐可泮和任何与 HBV 再激活相关的治疗，并采取适当的治疗措施。关于 HBV 再激活患者恢复阿伐可泮治疗的安全性资料不足，应与具有乙肝患者管理专业知识的医生讨论。

4）严重感染：接受阿伐可泮治疗的患者可出现严重感染，包括致命性感染。阿伐可泮组最常见的严重感染是肺炎和尿路感染。对于伴有活动性感染和严重感染（包括局部感染）

的患者，应避免使用阿伐可泮。在开始阿伐可泮治疗前，应考虑下列患者的风险与获益：有慢性或复发性感染、曾接触结核病患者、有严重感染史或机会性感染史、曾在结核病或真菌病的流行地区居住或旅行或有可能使他们容易感染的潜在条件。在阿伐可泮治疗期间，应密切监控患者感染症状和体征的进展。如果患者出现严重感染或机会性感染，应停止阿伐可泮治疗。对于在阿伐可泮治疗期间发生新感染的患者，应立即进行适合免疫功能受损患者的完整诊断检测，并开始适当的抗菌治疗，同时患者应被密切监控。如果患者对抗菌治疗没有反应，应停止阿伐可泮治疗。一旦感染得到控制，阿伐可泮的治疗或许可恢复。

（陈丕平）

参 考 文 献

[1] Mollah F, Tam S. Complement Deficiency[M]. 2023 Mar 13. In: StatPearls [Internet]. Treasure Island（FL）: StatPearls Publishing; 2024 Jan.

[2] Woodruff TM, Nandakumar KS, Tedesco F. Inhibiting the C5-C5a receptor axis[J]. Mol Immunol, 2011, 48（14）: 1631-1642.

[3] Anliker-Ort M, Dingemanse J, van den Anker J, et al. Treatment of rare inflammatory kidney diseases: drugs targeting the terminal complement pathway[J]. Front Immunol, 2020, 11: 599417.

[4] Perkovic V, Rovin B, Zhang H, et al. MO148 a multi-center, randomized, double-blind, placebo controlled, parallel group, phase iii study to evaluate the efficacy and safety of LNP023 in primary IgA nephropathy patients[J]. Nephrology Dialysis Transplantation, 2021, 36（Supplement_1）: gfab092.0026.

[5] Lafayette RA, Rovin BH, Reich HN, et al. Safety, tolerability and efficacy of narsoplimab, a novel MASP-2 inhibitor for the treatment of IgA nephropathy[J]. Kidney Int Rep, 2020, 5（11）: 2032-2041.

[6] Legendre CM, Licht C, Muus P, et al. Terminal complement inhibitor eculizumab in atypical hemolytic-uremic syndrome[J]. N Engl J Med, 2013, 368（23）: 2169-2181.

[7] Fakhouri F, Hourmant M, Campistol JM, et al. Terminal complement inhibitor eculizumab in adult patients with atypical hemolytic uremic syndrome: a single-arm, open-label trial[J]. Am J Kidney Dis, 2016, 68（1）: 84-93.

[8] Licht C, Greenbaum LA, Muus P, et al. Efficacy and safety of eculizumab in atypical hemolytic uremic syndrome from 2-year extensions of phase 2 studies[J]. Kidney Int, 2015, 87（5）: 1061-1073.

[9] Greenbaum LA, Fila M, Ardissino G, et al. Eculizumab is a safe and effective treatment in pediatric patients with atypical hemolytic uremic syndrome[J]. Kidney Int, 2016, 89（3）: 701-711.

[10] Alexion. The medication guide approved by the U. S. Food and Drug Administration, Revised Nov.2020

[11] ChemoCentryx. ChemoCentryx announces FDA approval of TAVNEOS（avacopan）in ANCA-associated vasculitis. 2021-10-08.

[12] Jayne DRW, Merkel PA, Schall TJ, et al. Avacopan for the treatment of ANCA-associated vasculitis[J]. N Engl J Med, 2021, 384（7）: 599-609.

[13] ChemoCentryx. The medication guide approved by the U. S. Food and Drug Administration, 2021.

第20章 CD38靶向药物达雷木单克隆抗体

系统性免疫球蛋白轻链（light chain，AL）淀粉样变性是浆细胞产生错误折叠的单克隆免疫球蛋白轻链在组织器官中沉积引起的一组疾病，分为原发性和继发性淀粉样变性两种，分别约占75%和25%。

临床上AL淀粉样变性发病率较低，常累及多器官，包括肾脏、心脏、胃肠道、肺部、肝脏、神经系统及软组织等。肾脏是AL淀粉样变性最常累及的器官之一。早期肾脏病理改变通常较轻微，若无肾外受累器官，或受累器官比较少，临床易误诊、漏诊。约75%的AL淀粉样变性患者表现为蛋白尿，可伴有血尿及血肌酐水平升高。尿蛋白可表现为微量至重度（>20g/d）。约5%的患者可无任何临床表现，进展缓慢，需要肾脏活检才能作出诊断。病理检查可见肾组织中无结构的淀粉样物质沉积。极少数患者肾脏受累表现为急性起病，可伴腹痛、血尿加重、蛋白尿增多及肾功能恶化，影像学检查常提示肾脏较前明显增大。此外，临床还可表现为新月体肾炎、严重的肾小管淀粉样物质沉积及管型肾病等[1]。

迄今已确认有超过30种不同低分子量蛋白可形成淀粉样纤维，其蛋白性质各不相同，区分系统性淀粉样变原因对指导治疗具有重要意义[2]。该病的确诊有赖于对活体组织的检查，如肝、肾、直肠黏膜等。刚果红染色试验有助于诊断。

AL淀粉样变性治疗的首要目标是抑制病理性轻链蛋白产生，以减轻器官功能的损伤。对于累及肾脏或心脏等重要器官的患者，早期快速达到深度的血液学缓解对改善预后至关重要。此外，由浆细胞或B细胞克隆分泌的单克隆蛋白所致的具有肾脏意义的单克隆丙种球蛋白病（monoclonal gammopathy of renal significance，MGRS），包括单克隆IgG沉积的增生性肾小球肾炎（proliferative glomerulonephritis with monoclonal Ig deposits，PGNMID），基于其与AL淀粉样变性相关类似的发病机制，部分用于AL淀粉样变性的药物也在进行此类疾病的临床研究。

20.1 药物概述

达雷木单抗（daratumumab，DARA）是全球首个靶向CD38的治疗性全人源化IgG1-κ单抗，能够特异性结合高表达CD38分子的细胞，并通过多种机制诱导其凋亡。最早于2008年，DARA便被用于治疗复发/难治型多发性骨髓瘤（relapsed/refractory multiple myeloma，RMM）[3]。美国FDA在2015年11月批准DARA用于RMM的治疗，而在我国国家药品监督管理局（NMPA）也于2019年7月批准RMM作为其适应证。2021年1月，FDA加速批准达雷木单抗联合治疗用于新诊断的轻链淀粉样变性患者，2021 年 10 月 DARA 皮下制剂正式获得 NMPA 批准，成为国内首个获批治疗 AL 淀粉样变性的药物。

DARA 目前主要用于 RMM 的治疗，但诱导 CD38+ 细胞凋亡可能在治疗各种抗体介导的疾病中具有重要潜力。目前，DARA 和其他抗 CD38 抗体（如 HuMax-CD38 和 JNJ-54767414）有众多的相关临床试验正在进行。

DARA 在血液系统疾病方面除用于 RMM 的治疗，临床还用于治疗利妥昔单抗耐药/难治性弥漫性大 B 细胞淋巴瘤、Epstein-Barr 病毒相关移植后淋巴组织增生性疾病[4, 5]、瓦尔登斯特伦巨球蛋白血症（Waldenstrom Macroglobulinemia，WM）和血管免疫母细胞性淋巴结病（angioimmunoblastic lymphadenopathy，AILD）。此外，DARA 也用于治疗其他非血液系统疾病，如系统性自身免疫疾病、抗体介导的排斥反应（antibody-mediated rejection，AMR）、过敏和家族性阿尔茨海默病等。

基于抗 CD38 的作用机制，DARA 目前在肾病领域的应用和研究主要围绕治疗 AL 淀粉样变性[6, 7]，也有研究者陆续使用 DARA 治疗其他肾脏病，包括特发性膜性肾病（idiopathic membranous nephropathy，IMN）、移植后 AMR、C3 肾小球肾炎和 PGNMID 等。

20.1.1　药理作用

CD38 是一种造血细胞表面表达的跨膜糖蛋白，表达于多发性骨髓瘤细胞和其他细胞及组织；具有多种功能，如受体介导的黏附、信号转导，环化酶、水解酶的活性调节等。DARA 与 CD38 结合可直接通过 Fc 介导的交联诱导细胞凋亡作用，同时通过补体依赖的细胞毒性（CDC）、抗体依赖细胞介导的细胞毒性（ADCC）、抗体依赖性细胞吞噬（antibody-dependent cellular phagocytosis，ADCP）等免疫介导的肿瘤细胞溶解作用，抑制表达 CD38 的肿瘤细胞生长。在该作用过程中，DARA 可降低骨髓源性抑制细胞（CD38+ MDSC）、调节性 T 细胞（CD38+ Treg）和调节性 B 细胞（CD38+ Breg）水平。

NK 细胞表达 CD38，对 DARA 介导的细胞溶解作用敏感。DARA 给药后，外周血和骨髓中的总 NK 细胞（CD16+CD56+）和活化 NK 细胞（CD16+ CD56dim）的绝对计数及百分比可降低。DARA 为大分子蛋白，直接与离子通道相互作用的可能性较小。目前尚无研究数据提示 DARA 存在潜在的心室去极化延迟作用。

20.1.2　药物代谢动力学

目前在 RMM 患者中评价了 DARA 的药物代谢动力学，在剂量 1～24mg/kg 的各队列中，DARA 的血清暴露量随剂量增加而增加。随着剂量及给药次数增加，其清除率降低[8]。观察结果显示在较高剂量下，CD38 趋于饱和之后，靶点结合清除的影响可降至最低，DARA 的清除率接近内源性 IgG1 的线性清除率。多次给药后的清除率也降低，这可能与肿瘤负荷降低有关[9]。

终末半衰期随着剂量的增加和重复给药而增加。接受 16mg/kg 给药的患者，首次输注

DARA 的平均半衰期为（9.0±4.3）天，连续给药后的消除半衰期为（10.6±9.0）天[10]。

采用推荐的治疗方案（剂量 16mg/kg），在每周给药周期结束时，血清 C_{max} 的均值（SD）为 915（410.3）μg/ml，约为首次输注后的 2.9 倍。每周给药周期结束时，给药前血清（谷）浓度均值（SD）为 573（331.5）μg/ml。

在单药治疗与联合治疗中，DARA 表现出相似的药物代谢动力学特征。按照每 4 周为一个周期的标准给药方案，起始密集给药，后续降低给药密度，输注约 5 个月时（到第 21 次输注时），DARA 血清浓度达到稳态，总清除率接近线性清除率。单药数据显示稳态时 C_{max} 与首次给药后的 C_{max} 比值的均值（SD）为 1.6（0.5），中央室分布容积均值（SD）为 56.98（18.07）ml/kg。单药治疗和联合治疗后，达雷妥尤单抗的浓度-时间曲线相似。在联合治疗中，与线性清除率相关的终末半衰期估计值的均值为 15～23 天。研究表明，16mg/kg 是使大多数（80%）患者达到最佳疗效及 99% 靶点饱和的最低静脉剂量[11]。

根据群体药物代谢动力学分析结果，体重是对 DARA 清除率有统计学意义的协变量。因此，对于多发性骨髓瘤患者而言，根据体重给药是一种合适的给药策略。此外，首次给药时分两次给药和单次给药方案的药物代谢动力学特征几乎相同。

20.2　作用机制

CD38 相对分子质量为 45kDa，是一种多功能单链跨膜糖蛋白，具有黏附分子特征及胞外酶、细胞受体功能。CD38 不仅在浆细胞高度表达，在其他造血细胞和免疫细胞也均有不同程度表达，如 NK 细胞、单核细胞、红细胞、巨噬细胞、树突状细胞和粒细胞等[12]。其中，浆细胞和 NK 细胞的 CD38 表达水平最高，其次是 B 细胞群和 T 细胞群。因此，CD38 在多发性骨髓瘤（MM）、浆细胞白血病和髓外浆细胞瘤等浆细胞肿瘤中大量表达，在一些非造血细胞也有低水平表达，如前列腺上皮细胞、肾小管上皮细胞、破骨细胞、视网膜细胞和角膜细胞等[13-16]。

CD38 参与烟酰胺腺嘌呤二核苷酸（nicotinamide adenine dinucleotide，NAD）和烟酰胺腺嘌呤二核苷酸磷酸（nicotinamide adenine dinucleotide phosphate，NADP）的分解代谢及淋巴细胞的活化和分化，调节淋巴细胞与内皮细胞的黏附及细胞内钙储存，同时与多种免疫细胞形成横向交联。CD38 在 B 细胞、巨噬细胞、T 细胞等免疫细胞的生理和病理中发挥着重要作用[17, 18]。

Fc 依赖的免疫效应机制是 CD38 单抗治疗作用的重要机制。DARA 通过与免疫效应细胞上的 Fcγ 受体结合，产生 ADCC、CDC、ADCP 作用杀伤肿瘤细胞[19]。ADCC 是单抗临床治疗作用的重要机制。NK 细胞作为 ADCC 最重要的效应细胞，其表面 FcγRⅢa 通过与抗体 Fc 段结合后，将 NK 细胞募集到靶细胞周围，活化的 NK 细胞诱导 ADCC 效应，产生细胞因子。NK 细胞通过颗粒胞吐作用释放穿孔素与颗粒酶 B 等细胞毒性分子，溶解细胞达到杀伤靶细胞的效应[20]。CDC 作用是指特异性抗体与细胞膜表面相应抗原结合，激活补体经典途径，所形成的攻膜复合物对靶细胞发挥的裂解效应。DARA 与靶细胞接触后，DARA 的 Fc 部分与 C1q 结合，通过经典途径激活补体，诱导补体蛋白形成攻膜复合物，最终导致靶细胞溶解[21]。ADCP 效应是 DARA 对肿瘤细胞的另一种有效杀伤机制，由单核细胞、巨噬细胞、嗜中性粒细胞和树突状细胞通过表达 FcγR Ⅱa（CD32a）、FcγR Ⅰ（CD64）和 FcγR Ⅲa（CD16a）介导吞噬靶细胞的作用，其中 FcγR Ⅱa 是参与该过程的主要 FcγR 受体。以上几种细胞通过结合 DARA 的 Fc 段来识别抗体标记过的靶细胞，进而通过该机制对靶细胞进行吞噬[22]。

　　此外，DARA 可通过激活免疫系统，经免疫调节间接杀伤靶细胞[23]。DARA 通过清除表达 CD38⁺的负向免疫调控细胞，如 Treg 细胞、Breg 细胞及髓样来源的抑制细胞（MDSC），介导 CD4⁺T、CD8⁺T 与 NK 细胞的活化及 γ 干扰素（IFN-γ）的释放，提高效应 T 细胞和 NK 细胞功能，增强机体抗肿瘤免疫应答反应（图 20-1）。

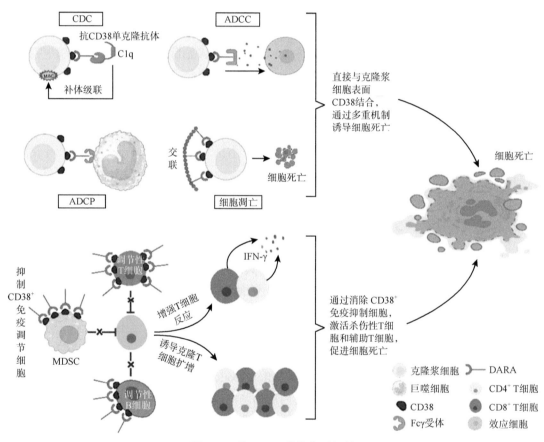

图 20-1　抗 CD38 单抗作用机制

CDC：补体依赖的细胞毒性；ADCC：抗体依赖细胞介导的细胞毒性；ADCP：抗体依赖性细胞吞噬

20.3　临　床　试　验

20.3.1　DARA 治疗 AL 淀粉样变性

AL 淀粉样变性是由于大量免疫球蛋白轻链以淀粉样纤维形式在体内各器官沉积，致使受累器官功能逐渐衰竭的一种临床综合征[24]。其特征是克隆性 CD38+浆细胞产生的轻链呈淀粉样纤维沉积，少部分与淋巴细胞增殖性疾病有关。目前的治疗主要针对产生致病轻链的浆细胞或 B 细胞，使血中致病轻链产生减少、器官功能逐渐自我平衡或部分恢复。目前多项相关临床试验正在进行，临床试验数据初步显示 DARA 可改善本病的预后。全球多中心的 III 期 ANDROMEDA 临床试验结果也证实了 DARA 在初治 AL 淀粉样变性患者中的疗效[6, 25]。美国 FDA 于 2021 年 1 月快速批准 DARA 和透明质酸酶-fihj 联合硼替佐米、环磷酰胺和地塞米松（CyBorD 方案）用于治疗新诊断的轻链成人患者 AL 淀粉样变性。我国 DARA 治疗本病的适应证尚未获批[26, 27]。

目前也有学者尝试使用 DARA 治疗其他肾脏病。研究发现 DARA 可改善 PGNMID 患者的蛋白尿和肾功能[28]。IMN 占我国原发性肾小球疾病的 23.4%[29]，部分患者使用抗 CD20 单抗治疗后，症状仍未缓解，是由于自身反应性记忆浆细胞对抗 CD20 单抗耐药，并不断产生自身抗体。因此，自身反应性浆细胞可能成为 DARA 的靶点，用于治疗此类 IMN[30-32]。

近期完成的全球多中心、随机 III 期临床试验 ANDROMEDA（NCT03201965）探索了 DARA 在 AL 淀粉样变性患者前期治疗中的作用。试验前期先进行了一项 28 例患者的安全性研究，以评估皮下注射 DARA 联合硼替佐米、环磷酰胺和地塞米松（CyBorD 方案）患者的耐受性，研究结果显示使用 DARA-CyBorD 耐受性良好，与静脉制剂相比未发现新的安全问题，并获得了显著的血液和器官反应。总体血液学缓解率为 96%（27/28），其中 54%（15/28）的患者达完全血液学缓解。首次血液学反应（中位 9 天）和深度反应（中位 19 天）的时间异常短，这种快速降低轻链的作用对于改善 AL 淀粉样变性患者靶器官功能和延长生存期非常重要。此外，研究显示器官反应率也非常高，心脏和肾脏受累患者改善率分别达 53% 和 83%[25]。

在前期研究基础上进行了全球多中心、随机 III 期临床研究。该研究中 388 例新诊断的 AL 淀粉样变性患者接受了随机分组，试验组 DARA-CyBorD 联合治疗（195 名受试者），对照组单用 CyBorD（193 名受试者）。对照组 CyBorD 治疗 6 个疗程后停止用药，试验组在 DARA-CyBorD 联合治疗 6 个疗程后再单独使用 DARA（1 次/4 周），给药持续 2 年或至疾病进展时停用。主要终点是血液学完全反应。中位随访时间为 11.4 个月。结果显示，DARA-CyBorD 试验组的血液学完全缓解率显著高于对照组，缓解患者分别为 104 名（53.3%）与 35 名（18.1%）（HR=2.9，95% CI 2.1～4.1，P＜0.001）。治疗 6 个月后，DARA-CyBorD 试验组心脏（41.5% vs 22.2%）和肾脏（53.0% vs 23.9%）的治疗应答率明显高于对照组。两组（试验组 vs 对照组）4 个最常见的 3 级及以上不良事件分别为淋巴细胞减少（13.0% vs 10.1%）、肺炎（7.8% vs 4.3%）、心力衰竭（6.2% vs 4.8%）和腹泻（5.7% vs 3.7%）。DARA-CyBorD 组 7.3% 的患者出现药物相关的系统性反应。研究共有 56 例患者死亡（DARA-CyBorD 组 27 例，对照组 29 例），大多数死于淀粉样变性相关心肌病。研究认为，对于新诊断 AL 淀粉样变性的患者，在 CyBorD 方案联合治疗基础上增加 DARA 有助于提高患者血液学完全应答率，降低主要器官恶化或血液学进展风险[6]。

相关回顾性研究也证实了 DARA 治疗复发/难治型 AL 淀粉样变性患者的疗效及安全性。一项多中心回顾性研究纳入了 168 例患者，106 例使用 DARA+地塞米松（DD）方案，62 例使用 DARA+硼替佐米+地塞米松（DVD）方案。研究显示 DD 组 3 个月时血液学缓解率为 64%，其中极好的部分缓解（very good partial remission，VGPR）率为 48%，血液学无事件生存时间（hemEFS）为 11.8 个月，中位总生存时间（overall survival，OS）为 25.6 个月。DVD 组 3 个月时血液学缓解率为 66%，其中 VGPR 率为 55%，hemEFS 为 19.6 个月，中位 OS 未达到。DD 组和 DVD 组 6 个月心脏反应率分别为 22% 和 26%。DD 组和 DVD 组主要 3 级及以上不良事件为感染，发生率分别为 16% 和 18%[33]。另一项研究共入组 72 例患者，所有患者均接受 DD 方案治疗，中位随访 27 个月，2 年的 OS 为 86.9%。52 例可评估的患者中 40 例（77%）取得了血液学反应，其中 60% 的患者达到了 VGPR 或以上疗效，中位血液学反应时间为 1 个月。可评估患者中有 55% 获得心脏反应，中位反应时间为 3.2 个月；肾脏反应率为 52%，中位反应时间为 6 个月；同时，研究发现心脏反应与 OS 延长相关[34]。

此外，有相关 Ⅱ 期临床试验评估 DARA 作为 AL 淀粉样变性患者的挽救治疗。其中，法国的一项多中心 Ⅱ 期临床试验纳入 15 个中心的 40 例患者，给予 6 个疗程的 DARA。患者既往中位治疗线数为三线（范围 1～5）；完成 6 个疗程治疗的 33 例患者中 22 例有血液学反应，其中 19 例（47.5%）达到 VGPR 或以上疗效，血液学反应中位时间为 1 周，4 次治疗血液学无反应的患者后续获得反应的可能性较小；8 例患者获得肾脏反应，7 例患者获得心脏反应。研究显示 DARA 的耐受性良好，没有非预期不良事件。中位随访 26 个月后，中位疾病无进展生存期（progression free survival，PFS）为 24.8 个月，两年 OS 为 74%[35]。另一项研究纳入了 22 例患者，其中 68% 曾接受自体干细胞移植，73% 曾接受蛋白酶体抑制剂，中位治疗线数为二线。DARA 治疗后 86% 的患者取得血液学完全缓解或 VGPR，首次和最佳血液学反应中位时间分别为 4 周和 3 个月，其中 10 例患者（67%）获得肾脏反应，7 例患者（50%）获得心脏反应。研究显示 DARA 的耐受性良好，最常见 3 级及以上不良事件包括呼吸道感染（18%）和心房颤动（18%）[36]。

我国一项 DARA 治疗原发 AL 淀粉样变性的多中心回顾性研究对全国 7 个中心在 2019 年 4 月至 2020 年 12 月入组的 21 例用 DARA 为基础方案治疗的原发性 AL 淀粉样变性患者进行回顾性分析。7 例患者为一线应用，14 例患者为二线及以上应用。总体中位随访 5.3 个月，存活患者中位随访 11 个月。分析血液学缓解情况、安全性及生存情况。一线应用 7 例患者的 VGPR 率达 100%（7/7），3 例早期死亡、器官未获得缓解，其余 4 例均获得器官缓解。二线应用患者中应用血清游离轻链差值（difference of free light chain，dFLC）＞50mg/L 患者 9 例均获得 PR，其中 CR4 例、VGPR3 例；应用前 dFLC 20～50mg/L 3 例，有效率为 100%（3/3），dFLC 均降至 10mg/L 以下。心脏受累者缓解率为 50%（5/10），肾脏受累者缓解率为 58.3%（7/12）。在安全性方面未发生 3 级及以上不良事件，除 1 例输注治疗后死亡病例外，主要不良事件为淋巴细胞减少（15/20），其中 ≥3 级淋巴细胞减少占 30%（6/20）。尽管样本量较少，但结果显示 DARA 是一种能够有效深度清除血清游离轻链、治疗 AL 淀粉样变性的药物[34]。另一项回顾性研究共纳入 20 例于 2017 年 1 月至 2021 年 3 月接受 DARA 治疗的初治或复发/难治型晚期 AL 淀粉样变性患者，分析其血液学、器官缓解情况、预后及不良反应。患者中位年龄为 62 岁，9 例为初治，11 例为复发/难治，梅奥 2004 分期为 Ⅱ/Ⅲ 期。4 例患者于第 1 个疗程死亡，其余 16 例患者中位接受 3（1～10）个疗程治疗。治疗后第 1、3、6 个月血液学总缓解率均为 80%，中位血液学起效时间为 13

（6～28）天，3 个月、6 个月及 12 个月心脏缓解率分别为 20%、30%及 40%，中位起效时间为 91（30～216）天，1 年总生存率为 48.4%。至末次随访，9 例（45%）患者死亡，1 个月内死亡率为 25%，Ⅲb 期患者 1 个月内死亡率为 40%。3 级以上血液学不良反应以淋巴细胞减少最为常见，非血液学不良反应主要为输注反应及感染[37]。

总体而言，根据目前发表的临床试验和观察性研究，DARA 对复发/难治型 AL 淀粉样变性患者有非常显著的疗效，且单药治疗和联合治疗之间没有显著性差异[38, 39]。

20.3.2　DARA 治疗其他肾脏病

PGNMID 是一种具有肾脏意义的 MGRS，但仅在少数患者中发现了血液系统恶性肿瘤，目前尚无确切治疗方案。异常浆细胞克隆在 PGNMID 的发病机制中起着重要作用。近期有研究者在一项 Ⅱ 期临床试验中评估了 DARA 的安全性和有效性。入组并用药的 10 例 PGNMID 患者，单药 DARA，16mg/kg，每周 1 次共 8 周，然后隔 1 周用药 1 次，共 8 次。主要目标为观察安全性，次要目标为观察 6 个月和 12 个月时的完全缓解率（尿蛋白<500mg/d，且基线 eGFR 降低<15%）或部分缓解率（24 小时尿蛋白降低>50%，且 eGFR 降低<30%）情况。12 个月期间，10 例患者至少接受 1 次 DARA 治疗，6 例患者部分缓解，4 例完全缓解（总缓解率为 100%）。其中 3 例患者复发，2 例在重新开始 DARA 治疗后再次获得部分缓解。在 PGNMID 患者中，DARA 治疗安全性可接受，可显著改善蛋白尿，稳定肾功能[40]。目前也有案例报道 PGNMID 对一线的 CyBorD 方案和二线的 DARA 方案均没有反应[41]。

C3 肾小球病包括一组以补体旁路过度激活为特征的肾小球肾炎，临床表现多样，从无症状血尿到快速进展性肾小球肾炎均可出现。主要组织学亚型有致密物沉积病和 C3 肾小球肾炎。单克隆免疫球蛋白病相关 C3 肾小球病患者的治疗通常以多发性骨髓瘤为导向使用硼替佐米或基于烷化剂的方案，与保守或其他免疫抑制治疗相比，改善了肾脏预后。目前有研究者报道了 2 例接受含 DARA 方案治疗的单克隆免疫球蛋白病相关 C3 肾小球病患者情况，2 例患者在接受了 DARA 治疗后均表现出显著的血液学和肾脏反应，这一发现值得进一步对 DARA 在单克隆免疫球蛋白病相关 C3 肾小球病中的治疗作用进行探讨[42]。

AMR 是实体器官移植失败的主要原因，通常是由针对供体同种异体移植物的抗 HLA 抗体产生。表达 CD38 的浆细胞和（或）NK 细胞都是 AMR 治疗的目标。DARA 可有效减少血液和移植组织中的 NK 细胞计数[43, 44]。目前部分移植临床病例中显示 DARA 能降低抗 HLA 抗体和抗 HLA 供体特异性抗体水平，不仅可用于 AMR 移植后管理，还可能有助于脱敏，减少移植前 HLA 抗体负荷，从而扩大高敏患者的供体库[40]。有病例报道，为避免长期依赖免疫吸附和移植失败，DARA 被用于 ABO 不相容肾移植后 AMR 的挽救治疗。在肾移植后第 30 天停用依库珠单抗，以避免可能的干扰作用，予 DARA（每周 16mg/kg）治疗，共给予 6 剂。结果发现，IgM 抗 A 凝集素 72 小时内开始下降，移植后第 73 天的肾活检显示没有急性排斥反应迹象，移植功能接近基线，且患者在移植后没有发生任何严重感染[43]。

目前至少 10% 的抗磷脂酶 A2 受体抗体（aPLA2R）相关膜性肾病患者在标准治疗后未达到免疫学缓解。有研究者建议使用硼替佐米抗浆细胞治疗，但患者在使用硼替佐米之后，aPLA2R 虽然出现快速下降，同时也因发生严重不良反应退出治疗。给予 DARA（每周16mg/kg，静脉注射）治疗后 aPLA2R 快速下降，随后临床改善，但按照血液病的给药方案用药间隔延长至 2 周和 4 周后，aPLA2R 再次升高，幼稚表型的 B 细胞和浆细胞明显增加。在此案例中，抗浆细胞治疗可诱导患者快速的临床和免疫学缓解，但这种影响持续时间短暂。后续治疗使用利妥昔单抗，aPLA2R 再次快速减少，7 个月后患者仍处于部分临床缓解状态，肾功能稳定。表明联合治疗（抗浆细胞和抗 B 细胞）可能是最有效的，这需要更进一步的研究[45]。

20.4　临床应用与注意事项

DARA 在 MM 治疗中推荐剂量为 16mg/kg，静脉滴注，联合用药或者单用至疾病进展。目前 DARA 在其他疾病治疗中多参照 MM 的用药方案。在 AL 淀粉样变性的治疗中，根据ANDROMEDA Ⅲ 期临床试验的研究设计，前 6 个疗程在 CyBorD 的基础上联合使用 DARA，DARA 1800mg（皮下注射），第 1~2 个疗程每周 1 次（28 天 1 个疗程），第 3~6 个疗程隔周 1 次，之后单用 DARA 每 4 周 1 次，用至 2 年或疾病进展时停药[6]。我国的一项多中心回顾性分析采用 DARA 16mg/kg，第 1~2 个疗程每周 1 次（28 天 1 个疗程），2 个疗程后改为每月 1 次[27]。

DARA 治疗 AL 淀粉样变性的安全性数据主要是基于前瞻性研究，因为回顾性研究存在漏报不良事件的可能。复发/难治型患者的两项 Ⅱ 期临床试验中，单药 DARA 以 16mg/kg 的剂量静脉内给药。Sanchorawala 等研究发现，接受中位数 31 次给药的患者中，91% 的患者出现 3 级及以上不良事件。所有级别不良事件中常见的有呼吸系统疾病（59%）、缺铁（40%）、输液相关反应（23%）、心房颤动（3 级及以上，18%）及淋巴细胞减少（14%）。其中 1 例患者因严重不良事件停止治疗[36]。Roussel 等的研究中，在中位治疗 6 个月（给药剂量 16mg/kg）的患者中约 33% 发生了 3 级及以上不良事件。所有级别不良事件中常见的是感染（55%）、胃肠道疾病（42%）、呼吸系统疾病（30%）、疲劳（25%）和输液相关反应（13%）。该研究显示心脏受累的患者能够耐受静脉输注 DARA[35]。

ANDROMEDA Ⅲ 期临床试验为了减少不良反应和降低毒性，采用皮下注射的方式给药，最常见的 3 级及以上不良事件 DARA 组和对照组分别如下：淋巴细胞减少（13.0% vs 10.1%）、肺炎（7.8% vs 4.3%）、心力衰竭（6.2% vs 4.8%）、腹泻（5.7% vs 3.7%）、晕厥（5.2% vs 6.4%）、中性粒细胞减少（5.2% vs 2.7%）、外周水肿（3.1% vs 5.9%）、低钾血症（1.6% vs 5.3%）及 3 级及以上感染发生率（16.6% vs 10.1%）。另外，56 例患者死亡（DARA 组 27 例，对照组 29 例），大部分死于淀粉样变性相关心肌病。严重不良事件发生率 DARA 组为 43.0%，对照组为 36.2%，其中最常见的严重不良事件为肺炎。DARA 组因不良事件导致试验治疗中断的患者比例为 4.1%，对照组为 4.3%。所有级别不良事件中最常见的分别为腹泻（69%）、外周水肿（69%）、便秘（66%）、周围感觉神经病变（60%）和疲劳（52%）[6]。

2022 年欧洲血液学协会联合国际淀粉样变学会（EHA-ISA）工作组就系统性 AL 淀粉样变性非移植化疗治疗发布了相关治疗指南。该指南推荐所有 AL 淀粉样变性的患者都应考虑进行临床试验。新诊断的 AL 淀粉样变性患者的治疗方案、药物和强度的选择取决于患者的年龄、体能状态、器官受累程度和骨髓检查结果。除满足 EHA-ISA 自体干细胞移植（ASCT）指南中的标准患者外，其他患者均采用基于化疗的方法进行治疗，推荐使用 DARA-VCD［如果没有 DARA，则使用 VCD（硼替佐米-环磷酰胺-地塞米松）或 VMDex（硼替佐米-美法仑-地塞米松）］。化疗方案有效性逐渐提高，尤其是加入 DARA 后。目前 ASCT 在新诊断的 AL 淀粉样变性患者中的作用仍有待进一步研究。

在伴有潜在症状骨髓瘤的 AL 淀粉样变性和 IgM-AL 淀粉样变性中，ASCT 仍然是一线治疗的重要组成部分。对于不适合大剂量治疗且没有可供选择的临床试验的患者，可以首选方案 DARA-VCD。

目前尚未正式评估最佳治疗持续时间。EHA-ISA 治疗指南建议治疗至最佳反应后再用药至少 2 个疗程。对于 3 个疗程后有 VGPR 的患者，可根据治疗耐受性继续用药 6~8 个疗程，反应深度可能进一步提高。AL 淀粉样变性维持治疗的数据目前有限。根据多发性骨髓瘤的治疗建议，在有症状的骨髓瘤前提下，有淀粉样变性的患者可能会受益于维持治疗。

许多回顾性和前瞻性研究报告了 DARA 在复发性 AL 淀粉样变性患者中的作用，结果患者表现出高缓解率和很好的耐受性[46, 47]。感染和心房颤动是最常报告的不良事件。治疗的持续时间仍有待进一步明确。一项小型回顾性研究表明，DARA 联合来那度胺和地塞米松也有良好的治疗效果[48]。

DARA 相关的毒性在 AL 淀粉样变性患者的治疗中是可控的，且即使有心脏受累的患者，也可静脉使用 DARA 治疗。呼吸道感染是最常见的严重不良事件，这在身体基础条件比较差和接受长期 DARA 治疗的患者中应特别关注。

（李克桑）

参 考 文 献

[1] Nienhuis HL，Bijzet J，Hazenberg BP. The prevalence and management of systemic amyloidosis in western countries[J]. Kidney Dis（Basel，Switzerland），2016，2（1）：10-19.

[2] Bilginer Y，Akpolat T，Ozen S. Renal amyloidosis in children[J]. Pediatr Nephrol，2011，26（8）：1215-1227.

[3] de Weers M，Tai YT，van der Veer MS，et al. Daratumumab, a novel therapeutic human CD38 monoclonal antibody, induces killing of multiple myeloma and other hematological tumors[J]. J Immunol，2011，186（3）：1840-1848.

[4] Strunz PP，Schmalzing M，Heidemeier A，et al. Response to daratumumab in rituximab-resistant EBV-associated PTLD following allogenic stem cell transplantation from an EBV seronegative donor[J]. Leuk Lymphoma，2019，60（14）：3573-3576.

[5] Vockova P，Svaton M，Karolova J，et al. Anti-CD38 therapy with daratumumab for relapsed/refractory CD20-negative diffuse large B-cell lymphoma[J]. Folia Biol（Praha），2020，66（1）：17-23.

[6] Kastritis E，Palladini G，Minnema MC，et al. Daratumumab-based treatment for immunoglobulin light-chain amyloidosis[J]. N Engl J Med，2021，385（1）：46-58.

[7] Roccatello D，Fenoglio R，Sciascia S，et al. CD38 and anti-CD38 monoclonal antibodies in AL amyloidosis：targeting plasma cells and beyond[J]. Int J Mol Sci，2020，21（11）：4129.

[8] Clemens PL，Yan X，Lokhorst HM，et al. Pharmacokinetics of daratumumab following intravenous infusion in relapsed or refractory multiple myeloma after prior proteasome inhibitor and immunomodulatory drug treatment[J]. Clin Pharmacokinet，2017，56（8）：915-924.

[9] 路瑾. 达雷妥尤单抗治疗多发性骨髓瘤研究进展[J]. 中华血液学杂志，2021，42（3）：260-264.

[10] Lokhorst HM，Plesner T，Laubach JP，et al. Targeting CD38 with daratumumab monotherapy in multiple myeloma[J]. N Engl J Med，2015，373（13）：1207-1219.

[11] Xu XS，Dimopoulos MA，Sonneveld P，et al. Pharmacokinetics and exposure-response analyses of daratumumab in combination therapy regimens for patients with multiple myeloma[J]. Adv Ther，2018，35（11）：1859-1872.

[12] Deaglio S，Mehta K，Malavasi F. Human CD38：a（r）evolutionary story of enzymes and receptors[J]. Leuk Res，2001，25（1）：1-12.

[13] Li S，England CG，Ehlerding EB，et al. ImmunoPET imaging of CD38 expression in hepatocellular carcinoma using 64Cu-labeled daratumumab[J]. Am J Transl Res，2019，11（9）：6007-6015.

[14] Funaro A，Ferrero E，Mehta K，et al. Schematic portrait of human CD38 and related molecules[J]. Chem Immunol，2000，75：256-273.

[15] Horenstein AL，Sizzano F，Lusso R，et al. CD38 and CD157 ectoenzymes mark cell subsets in the human corneal limbus[J]. Mol Med，2009，15（3-4）：76-84.

[16] 王天笑，李群益，施孝金，等. CD38 及其单克隆抗体的研究进展[J]. 中国临床药学杂志，2021，30（3）：232-236.

[17] Kar A，Mehrotra S，Chatterjee S. CD38：T cell immuno-metabolic modulator[J]. Cells，2020，9（7）：1716.

[18] Muñoz P，Mittelbrunn M，de la Fuente H，et al. Antigen-induced clustering of surface CD38 and recruitment of intracellular CD38 to the immunologic synapse[J]. Blood，2008，111（7）：3653-3664.

[19] van de Donk NWCJ，Richardson P G，Malavasi F. CD38 antibodies in multiple myeloma：back to the future[J]. Blood，2018，131（1）：13-29.

[20] van der Veer MS，de Weers M，van Kessel B，et al. Towards effective immunotherapy of myeloma：enhanced elimination of myeloma cells by combination of lenalidomide with the human CD38 monoclonal antibody daratumumab[J]. Haematologica，2011，96（2）：284-290.

[21] van de Donk NW，Moreau P，Plesner T，et al. Clinical efficacy and management of monoclonal antibodies targeting CD38 and SLAMF7 in multiple myeloma[J]. Blood，2016，127（6）：681-695.

[22] Overdijk MB，Verploegen S，Bögels M，et al. Antibody-mediated phagocytosis contributes to the anti-tumor activity of the therapeutic antibody daratumumab in lymphoma and multiple myeloma[J]. MAbs，2015，7（2）：311-321.

[23] Krejcik J，Casneuf T，Nijhof IS，et al. Daratumumab depletes CD38+ immune regulatory cells，promotes T-cell expansion，and skews T-cell repertoire in multiple myeloma[J]. Blood，2016，128（3）：384-394.

[24] Gertz MA. Immunoglobulin light chain amyloidosis：2020 update on diagnosis, prognosis, and treatment[J]. Am J Hematol，2020，95（7）：848-860.

[25] Palladini G，Kastritis E，Maurer MS，et al. Daratumumab plus CyBorD for patients with newly diagnosed

AL amyloidosis：safety Run-in results of ANDROMEDA[J]. Blood，2020，136（1）：71-80.

[26] 中国系统性淀粉样变性协作组，国家肾脏疾病临床医学研究中心. 系统性轻链型淀粉样变性诊断和治疗指南[J]. 中华医学杂志，2016，96（44）：3540-3548.

[27] 刘扬，黄湘华，段文冰，等. 达雷妥尤单抗治疗原发系统性轻链型淀粉样变：多中心回顾性分析[J]. 中华内科杂志，2021，60（11）：987-992.

[28] Rahbari E，Barreca A，Nicolino B，et al. PGNMID and anti-CD38 monoclonal antibody：a therapeutic challenge[J]. G Ital Nefrol，2022，39（1）：2022-vol1.

[29] Wu L，Lai J，Ling Y，et al. A review of the current practice of diagnosis and treatment of idiopathic membranous nephropathy in China[J]. Med Sci Monit，2021，27：e930097.

[30] Richter J，Sanchez L，Thibaud S. Therapeutic potential of isatuximab in the treatment of multiple myeloma：evidence to date[J]. Semin Oncol，2020，47（2-3）：155-164.

[31] Ruggenenti P，Fervenza FC，Remuzzi G. Treatment of membranous nephropathy：time for a paradigm shift[J]. Nat Rev Nephrol，2017，13（9）：563-579.

[32] Barbari A. Pre-and posttransplant refractory idiopathic membranous glomerulonephritis：the forgotten potential culprit[J]. Exp Clin Transplant，2017，15（5）：483-489.

[33] Kimmich CR，Terzer T，Benner A，et al. Daratumumab for systemic AL amyloidosis：prognostic factors and adverse outcome with nephrotic-range albuminuria[J]. Blood，2020，135（18）：1517-1530.

[34] Chung A，Kaufman GP，Sidana S，et al. Organ responses with daratumumab therapy in previously treated AL amyloidosis[J]. Blood Adv，2020，4（3）：458-466.

[35] Roussel M，Merlini G，Chevret S，et al. A prospective phase 2 trial of daratumumab in patients with previously treated systemic light-chain amyloidosis[J]. Blood，2020，135（18）：1531-1540.

[36] Sanchorawala V，Sarosiek S，Schulman A，et al. Safety，tolerability，and response rates of daratumumab in relapsed AL amyloidosis：results of a phase 2 study[J]. Blood，2020，135（18）：1541-1547.

[37] 沈恺妮，苗会蕾，高雅娟，等. 达雷妥尤单抗治疗晚期轻链型淀粉样变的疗效和安全性[J]. 中华血液学杂志，2022，43（1）：31-34.

[38] Palladini G，Milani P，Malavasi F，et al. Daratumumab in the treatment of light-chain（AL）amyloidosis[J]. Cells，2021，10（3）：545.

[39] 黄湘华，刘志红. 抗 CD38 单克隆抗体治疗系统性轻链型淀粉样变性[J]. 肾脏病与透析肾移植杂志，2021，7（3）：252-257.

[40] Kwun J，Matignon M，Manook M，et al. Daratumumab in sensitized kidney transplantation：potentials and limitations of experimental and clinical use[J]. J Am Soc Nephrol，2019，30（7）：1206-1219.

[41] Torrealba J，Gattineni J，Hendricks AR. Proliferative glomerulonephritis with monoclonal immunoglobulin G lambda deposits：report of the first pediatric case[J]. Case Rep Nephrol Dial，2018，8（1）：70-75.

[42] Coltoff A，Bomback A，Shirazian S，et al. Treatment of monoclonal gammopathy-associated C3 glomerulopathy with daratumumab-based therapy[J]. Clin Lymphoma Myeloma Leuk，2021，21（8）：e674-e677.

[43] Spica D，Junker T，Dickenmann M，et al. Daratumumab for treatment of antibody-mediated rejection after ABO-incompatible kidney transplantation[J]. Case Rep Nephrol Dial，2019，9（3）：149-157.

[44] Hulbert AL，Pavlisko EN，Palmer SM. Current challenges and opportunities in the management of antibody-mediated rejection in lung transplantation[J]. Curr Opin Organ Transplant，2018，23（3）：308-315.

[45] Vink CH，van Cranenbroek B，van der Heijden JW，et al. Daratumumab for multidrug-resistant phospholipase-A2 receptor-related membranous nephropathy[J]. Kidney Int，2022，101（3）：646-647.

[46] Milani P，Fazio F，Basset M，et al. High rate of profound clonaland renal responses with daratumumab treatment in heavily pre-treated patients with light chain（AL）amyloidosis and high bone marrow plasma cell infiltrate [J]. Am J Hematol，2020，95（8）：900-905.

[47] Cohen OC，Brodermann MH，Blakeney IJ，et al. Rapid response to single agent daratumumab is associated with improved progression-free survival in relapsed/refractory AL amyloidosis[J]. Amyloid，2020，27（3）：200-205.

[48] Antonioli E，Staderini M，Pilerci S，et al. Daratumumab，lenalidomide，and dexamethasone combination in relapsed/refractory myeloma patients：a real-life single-center experience[J]. Leuk Lymphoma，2020，61（13）：3255-3258.

第 21 章　新型 IgG 抗体切割酶 imlifidase

　　终末期肾病（ESRD）对全球健康构成重大负担，影响全球近 250 万患者[1]。随着外科技术的发展及免疫抑制剂的推陈出新，肾移植作为 ESRD 患者最理想的肾脏替代疗法，在全球范围内被迅速推广。但许多患者仍在移植等待名单上等待了数年，或在等待合适器官的过程中死亡。除了供需问题之外，抗人类白细胞抗原（human leucocyte antigen，HLA）抗体对移植等待名单上的患者中有着普遍影响。有些 ESRD 患者接触过抗人类白细胞抗原（在妊娠、输血、器官移植等过程中），导致体内携带 HLA 抗体，他们被称为高致敏患者[2]。在这些患者中，检查出的群体反应性抗体（population reactive antibody，PRA）超过 98%，极有可能永远找不到合适的供体。这些高致敏患者体内预存供者特异性抗体（donor specific antibody，DSA）与等待时间延长和死亡率升高有关，并增加移植后抗体介导的排斥反应（antibody mediated rejection，AMR），是移植失败、移植物存活率低的主要风险。高致敏曾一度被视为肾移植的禁忌[3]。一项针对高致敏患者肾移植的多中心回顾性研究结果显示，尽管给这些高致敏患者进行移植存在必然的风险和挑战，即使他们接受的肾是 HLA 不相容的，但通过肾移植，他们的长期存活率几乎是等待名单上同类没有进行肾移植患者的 2 倍[4]。如何使高致敏受者脱敏，让这类患者能够顺利进行肾移植手术，避免发生超急性排斥反应，已成为世界性医学难题。

　　过去的十年中出现各种脱敏治疗策略，力图降低高致敏患者的 DSA 水平，并使原本不相容的供肾得以移植。此类策略通常基于高剂量静脉注射免疫球蛋白（intravenous immunoglobulin，IVIg）或低剂量 IVIg+血浆置换（plasma exchange，PE），联合利妥昔单抗或其他免疫调节疗法[5]。与正在进行的透析患者相比，经过脱敏治疗的高致敏患者在肾移植后生存率和生活质量得到提高。脱敏治疗策略为高致敏患者提供了比以往任何时候都多的肾移植机会。但是，到目前为止，脱敏治疗策略仍然是复杂的且方案未标准化。这种积极的治疗既增加了患者的风险，也增加了医保系统的成本，疗效也是多样的，而且仍有大量高致敏的患者最终尝试所有脱敏方法但仍移植失败。如果没有新的治疗手段，这些高致敏患者移植后长期生存的希望将非常渺茫。

　　2020 年 8 月 25 日，基于四项 Ⅱ 期试验的阳性结果，欧洲药品管理局有条件地批准 Hansa Biopharma AB 公司（在 2018 年 12 月之前称为 Hansa Medical AB 公司）正在开发的药物 imlifidase（Idefilix™）用于与已逝捐献者交叉配型阳性、高致敏成人肾移植受者的脱敏治疗[6]。

　　2022 年 2 月 26 日瑞典隆德市罕见免疫疾病酶技术的先驱 Hansa Biopharma AB（Hansa）宣布其 Idefirix®（imlifidase）已获得法国 HAS（Haute Autorité de Santé）在法国的早期上市后授权（Autorisation d'acc ès précoce），用于在肾移植前对高致敏的成年患者进行脱敏治疗[7]。

21.1　药　物　概　述

imlifidase 是一种半胱氨酸蛋白酶，是源自化脓性链球菌的免疫球蛋白 G（immunoglobulin G，IgG）降解酶，具有特异性靶向和切割（或破坏）所有类别的 IgG 抗体的能力。它将 IgG 切割成两部分，生成一个 F（ab'）2 和一个 Fc 段，导致 IgG 抗体通过 Fc 段与效应细胞表面 Fc 受体结合产生的免疫激活被抑制，包括补体依赖的细胞毒性（CDC）和抗体依赖细胞介导的细胞毒性（ADCC）[8]。体外研究表明 imlifidase 抑制了抗 HLA 抗体介导的自然杀伤（natural killer，NK）细胞活化和 ADCC，并呈剂量依赖性。imlifidase 的最大治疗浓度为 10μg/ml，抑制作用最强。在接受 imlifidase 治疗的患者血清中，抗 HLA 抗体水平显著降低，并抑制了抗 HLA 抗体介导的 NK 细胞和自然杀伤 T 细胞活化的能力[9]。

imlifidase 在健康受试者和 ESRD 患者受试者中体现的药物代谢动力学是类似的。按单次静脉注射 15 分钟 imlifidase（0.12～0.50mg/kg）后，暴露量呈剂量比例增加。在输注单剂量 imlifidase（0.25mg/kg）结束时或结束后不久观察到最大血浆浓度，均值为 5.8（4.2～8.9）μg/ml。imlifidase 清除的特点：初始分布阶段，平均半衰期为 1.8（0.6～3.6）小时；在较慢清除阶段，平均半衰期为 89（60～238）小时。在清除过程中，分布容积为 0.2（0.06～0.55）L/kg，平均清除率为 1.8（0.6～7.9）ml/（h·kg）[10]。

该药是一种新型、可消除免疫屏障的抗体降解酶。imlifidase 在移植前作为单次静脉输注给药，可迅速灭活 DSA，有显著提高高度致敏患者获得肾移植机会的潜力[11]。

21.2　作　用　机　制

化脓性链球菌是一种引起一系列疾病的细菌，如咽炎、扁桃体炎、蜂窝织炎及威胁生命的坏死性筋膜炎。这种细菌的毒力在很大程度上归因于其逃避宿主免疫的能力，在 21 世纪初，两个独立的研究团队发现导致这个能力的具体物质。美国的一个研究小组发现，MAC-1 能够抑制细菌自身的调理吞噬作用[12]。瑞典的一个研究小组发现这种物质具有酶切宿主 IgG 的能力。基于这一机制，他们将这种酶命名为 IdeS（imlifidase），即化脓性链球菌的免疫球蛋白 G 降解酶。IdeS 是一种新型的半胱氨酸蛋白酶，相对分子量为 35kDa。imlifidase 在多步骤过程中特异性切割重链下铰链区域的 IgG 分子，最初是 2 个 IgG 重型链条中的 1 条被切割，使 IgG 降解为单裂 IgG（scIgG），随后是分子中第二条重链的裂解，最终将完整的抗体一分为二，产生 Fc 和 F（ab'）2 片段（图 21-1）[13]。对 imlifidase 活性的研究表明，它不仅局限于 IgG，而且具有有限的物种特异性。在人类体外试验和兔子体内实验中，imlifidase 可切割 IgG 的所有亚类[14]。

在类风湿关节炎小鼠模型中，静脉注射 imlifidase 可有效阻断胶原抗体诱导的关节炎的临床病理发展[15]。在抗肾小球基底膜（glomerular basement membrane，GBM）疾病模型中，小鼠被注射抗 GBM 抗体，同时注射 imlifidase 既消除了蛋白尿，也消除了抗 GBM 抗体[16]。此外，在免疫性血小板减少性紫癜（immune thrombocytopenic purpura，ITP）模型中使用 imlifidase 时发现，小鼠注射兔抗小鼠血小板 IgG 后出现血小板减少并发生自发性出血，24 小时内死亡。如注射抗血小板 IgG，30 分钟后再注射 imlifidase，未见血小板减少，小鼠均存活[17]。将 imlifidase 于人血体外孵育，3 小时内可见血中 IgG 完全清除[18]。

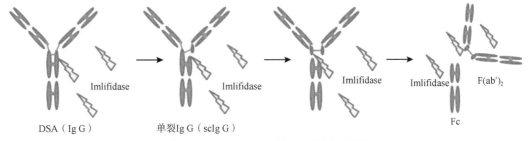

图 21-1　imlifidase 切割 IgG 分子示意图

根据对兔和犬的重复剂量 imlifidase 毒性研究，以及对兔胚胎-胎儿发育的研究，非临床数据显示 imlifidase 对人类没有特殊危害[19]。由于抗 imlifidase 抗体的快速、广泛出现和反复给药后的毒性，对生育能力和早期胚胎发育的研究一直不可行。在重复剂量毒性研究中未观察到对生殖器官的毒性，但 imlifidase 对雄性和雌性生殖器官的潜在影响尚未完全阐明。目前没有关于产前或产后毒性的研究，也没有进行遗传毒性研究，因为活性物质是蛋白质，不太可能与 DNA 或其他染色体物质直接相互作用。

这些来自动物体内和人体体外研究的证据表明，该药物可能具有治疗前景，并为 I 期安全性和耐受性试验奠定了基础。

21.3　临床试验

imlifidase 在相关的动物体内研究及人体外研究报道的证据，以及临床前安全性研究的数据，为下一步开展 I 期安全性、耐受性试验及后续的 II 期临床试验奠定了基础。所有 imlifidase 相关临床试验效果及安全情况见表 21-1。

表 21-1　imlifidase 临床试验一览表

临床试验	设计	主要效果	不良事件/严重不良事件
I 期试验（NCT01802697；研究 01）2014 年完成	单中心、双盲、随机、29 位健康研究对象	给予不同剂量的 imlifidase（0.01mg/kg、0.04mg/kg、0.12mg/kg、0.24mg/kg）均能够快速有效地灭活人体内 IgG，并且可以维持数天	最常见的不良事件：鼻咽炎、头痛和乏力。20 名使用 imlifidase 的受试者中有 10 名出现鼻咽炎，9 名使用安慰剂的受试者中有 6 名出现鼻咽炎。无严重的不良事件报告

续表

临床试验	设计	主要效果	不良事件/严重不良事件
Ⅱ期试验（NCT02224820；研究 02）（瑞典）2016 年完成	单中心、非盲、8 例 ESRD 患者	给予 0.12mg/kg×2 次，0.25mg/kg×2 次，或者 0.25mg/kg×2 次的 imlifidase，在最后一剂注射后 24h 内，发现血浆中 IgG 迅速有效地降解，在 7 天内保持低水平	研究期间共报告 76 例不良事件，其中 27 例为产品相关，有 5 例为严重不良事件，其中 4 例与产品相关：2 例肺部感染，2 例肌痛（其中 1 例伴疑似上呼吸道感染）
Ⅱ期试验（NCT02475551；研究 03）（瑞典）2016 年完成	单中心、非盲、10 例 ESRD 患者	imlifidase 注射后 6h 内，总 IgG 和 HLA 抗体完全消除。1～2 周内所有分子类型的 IgG 均被灭活。所有患者成功接受了移植，6 个月时移植物存活率为 100%	研究 03 和研究 04 中，15 例患者中出现 37 例次严重不良事件，其中 5 例次与 imlifidase 相关。13 例次感染并发症是治疗中常见的不良事件
Ⅱ期试验（NCT02426684；研究 04）（美国）2018 年完成	单中心、非盲、17 例 ESRD 患者	imlifidase 注射后 6h 内，总 IgG 和 HLA 抗体完全消除。1～2 周内所有分子类型的 IgG 均被灭活。所有患者成功接受了移植，6 个月时移植物存活率为 94%，1 例移植肾失功	
Ⅱ期试验（Highdes，NCT02790437；研究 06）（美国、法国、瑞典）2016 年完成	多中心、非盲、19 例 ESRD 患者	imlifidase 注射后，18 例患者中有 17 例患者实现了主要终点：将阳性交叉配型转为阴性。1 例患者的交叉匹配仍然处于临界阳性状态，但未禁止进行移植。用 imlifidase 治疗可在 6h 内有效减少 DSA。imlifidase 治疗让所有患者都进行了移植。6 个月时，移植物存活率为 89%。患者生存率为 100%	所有患者在 imlifidase 给药后 30 天内报告了至少 1 例次 TEAE，6 例患者中有 7 例次事件被归类为可能与治疗相关。大多数 TEAE，无论与 imlifidase 的有关无关，都是在轻度至中度水平。总共报告了 18 例次严重的 TEAE，其中 2 例次被归类为与产品相关
长期观察前瞻性研究（NCT03611621；预计持续 5 年）（美国、法国、瑞典）正在进行中	随访Ⅱ期研究中使用 imlifidase 后允许实施肾移植的患者	2 年的中期数据显示移植物存活率为 90%（n=31）。在 2 年中，1 例 AMR 发生在移植 6 个月之后。93% 的患者肾功能满意或良好（n=46）	这是一项评估患者和移植物存活率的观察性研究，没有收集安全性参数

注：TEAE，treatment-emergent adverse event，治疗突发不良事件。

　　2015 年，Winstedt 等报道了一项随机双盲研究的结果，这是 imlifidase 的Ⅰ期临床研究[20]。该研究中，健康成年男性受试者接受剂量递增的 imlifidase 输注，评估 imlifidase 的安全性和耐受性，了解其药物代谢动力学、免疫原性和药物效应动力学特征。对这些受试者血清 IgG 水平的定性药物效应动力学分析显示，当使用剂量为 0.12mg/kg 或 0.24mg/kg 的 imlifidase 时，在所有受试者中消除或几乎消除了所有循环 IgG。血浆中 IgG 在给药后 6～24 小时达到最低点，然后缓慢恢复。剂量 0.24mg/kg 的 imlifidase 在人体内的半衰期为 4.9（±2.8）小时，主要药物成分在 24 小时内消除。在 imlifidase 给药后 2 小时，IgG/IgG 片段的吞噬能力降低到基线水平。此外，imlifidase 在体内具有灭活 Fc 介导的免疫效应的能力。imlifidase 给药 7 天后，血清 IgG 开始重建并保留记忆免疫应答。因此，虽然 imlifidase 的作用既快速又有效，并创造了一个治疗窗口，在此期间循环 IgG 不存在，但这种作用也是相对短暂的。imlifidase 为 IgG 导致的疾病治疗提供了新的有效方法。

作为源自细菌感染的产物，imlifidase 也具有一定的免疫原性。研究小组证明，由于既往感染过化脓性链球菌，人群中部分健康个体中也存在抗 imlifidase 抗体。为了最大限度地降低 I 期研究中超敏反应的风险，排除了抗 imlifidase 抗体滴度超过 15mg/dl 的受试者。在无起始或低起始抗 imlifidase 抗体滴度的患者中可见注射 imlifidase 后产生对应抗体。抗 imlifidase 抗体滴度在给药后第 14 天达到峰值，到第 60 天通常开始下降，到第 182 天，除一名受试者外，所有受试者的抗 imlifidase 抗体滴度都恢复到注射之前的水平。这些研究证实了 imlifidase 的免疫原性，目前为了避免超敏反应，只在初始剂量后数小时内给予重复剂量的 imlifidase，但并未尝试过更长间隔时间的重复剂量注射。

到目前为止，imlifidase 在移植应用中的使用仅限于肾脏患者。目前已经完成了一项剂量摸索研究，也在美国、瑞典和法国的数个移植中心招募高致敏 ESRD 患者，进行了旨在测试 imlifidase 在移植前脱敏中应用的临床试验。

2018 年，Tomas Lorant 等团队发表了关于 imlifidase 的一项 II 期临床试验结果[8]。此项目是针对高度致敏的慢性肾脏病患者的单中心、开放标签、递增剂量研究，主要评估 imlifidase 的安全性、免疫原性、药物代谢动力学和疗效。8 例患者 PRA 阳性（中位数为 64%），接受 1 剂或 2 剂静脉滴注的 imlifidase[0.12mg/kg×2（n=3）；0.25mg/kg×1（n=3）；0.25mg/kg×2（n = 2）]。所有受试者在接受 imlifidase 后均观察到 IgG 的降解，血浆 IgG 在 48 小时内＜1%，且 7 天内持续处于低水平。所有患者 HLA- I 类和 HLA- II 类抗体的平均荧光强度值显著降低，C1q 无法与抗 HLA 的抗体结合。imlifidase 还裂解了 CD19 细胞及记忆 B 细胞上 IgG 型 B 细胞受体。抗 imlifidase 抗体在治疗后 1 周出现，2 周达到峰值。第二次输注 imlifidase 几小时后，1 例患者接受了异体供肾。入组时，通过 CDC、流式细胞术和多重磁珠测定检测，发现患者血清交叉配型（HLA-B7）阳性。患者使用 imlifidase（0.12mg/kg×2）后接受了 HLA-不相容供体（HLA-B7 阳性）肾脏，其后检测 HLA 抗体结果为阴性，移植成功。

三个开放标签、单臂、为期 6 个月的临床研究评估了移植前 imlifidase 治疗的剂量方案、疗效和安全性，以减少供者特异性 IgG，使高致敏移植等待者有望进行肾移植[6, 10, 14]。46 例年龄在 20～73 岁的患者接受了肾移植，全部诊断为 ESRD 并接受透析治疗，其中 21 例（46%）为女性，25 例（54%）为男性。所有患者均致敏，41 例（89%）为高致敏患者（cPRA ≥80%），其中 33 例（72%）校正 PRA（cPRA）≥95%。所有治疗前交叉配型阳性的患者均在使用 imlifidase 后 24 小时内交叉配型转化为阴性。药物代谢动力学和药物效应动力学建模显示在给予 0.25mg/kg imlifidase 2 小时后，96% 的患者交叉配型试验呈阴性；6 小时后，至少 99.5% 的患者交叉配型试验呈阴性。3 例患者在研究期间经历了 AMR，但未导致移植物丢失。移植患者均接受标准方案的免疫抑制治疗，包括糖皮质激素、钙调神经磷酸酶抑制剂、霉酚酸类药物和 IVIg，部分患者使用利妥昔单抗、阿仑珠单抗或马抗胸腺细胞球蛋白等。46 例患者随访 6 个月时均存活，移植肾存活率为 93%。肾移植患者的肾功能恢复到预期范围，在 6 个月时，90% 的患者 eGFR＞30ml/（min·1.73m^2）。

21.4 临床应用与注意事项

21.4.1 适应证

imlifidase 用于高致敏的成人肾移植患者（与可捐献已故供者进行交叉配型阳性）的脱敏治疗。它的应用将给现有肾脏分配系统中即使在优先排序原则下也不太可能进行移植的高致敏患者带来机会。

21.4.2 临床使用方法

（1）药物剂量

imlifidase 使用剂量根据患者体重（kg）计算。推荐剂量为 0.25mg/kg，首选在移植前 24 小时内作为单剂给药。对于大多数患者，一剂足以将高致敏受者交叉配型转阴，但如果需要，可以在第一剂输注后 24 小时内给予第二剂 imlifidase。用 imlifidase 治疗后，应确认移植前交叉配型是否由阳性转为阴性。根据移植中心的常规方案，预先给予皮质类固醇和抗组胺药物，以降低输液反应的风险。

（2）给药方法

imlifidase 粉剂只能在溶解和稀释后静脉使用。完全稀释的 imlifidase 输液时长应超过 15 分钟，必须使用无菌、内联、无热源、低蛋白结合过滤器（孔径为 0.2μm）的输液器，输注结束后建议冲洗输液管路，以确保给药剂量完全。不要存储任何未使用的部分输液溶液，也不能重复使用。

（3）其他辅助用药

呼吸道感染是低丙种球蛋白血症患者最常见的感染，应预防性使用口服抗生素覆盖常见呼吸道病原体，标准预防 4 周。此外，在使用 imlifidase 后，高致敏移植受者仍需要进行标准的免疫抑制剂治疗。

21.4.3 安全性与不良反应

（1）安全性概况

imlifidase 临床试验中最常见的严重不良反应为肺炎（5.6%）和败血症（3.7%）。最常见的不良反应为感染（16.7%），包括肺炎（5.6%）、尿路感染（5.6%）和败血症（3.7%）、输注部位疼痛（3.7%）、输液反应（3.7%）、丙氨酸转氨酶升高（3.7%）、天冬氨酸转氨酶升高（3.7%）、肌痛（3.7%）、头痛（3.7%）和潮红（3.7%）。

（2）不良反应

本节描述的不良反应均来自临床试验（n=54）（表 21-2）。不良反应依照 MedDRA（Medical Dictionary for Regulatory Activities，监管活动医学词典）规范的系统器官分类和频率类别描述。频率类别定义如下：非常常见（≥1/10）；常见（≥1/100，<1/10）；不常见（≥1/1000，<1/100）；罕见（≥1/10000，<1/1000）；非常罕见（<1/10000）；未知（无法从现有数据估计）。

表 21-2　imlifidase 不良反应列表

MedDRA 系统器官分类	不良反应	
	非常常见	常见
感染	细菌和病毒感染	腹部感染
		腺病毒感染
		导管部位感染
		流感
		细小病毒感染
		肺炎
		术后切口感染
		败血症
		上呼吸道感染
		尿路感染
		伤口感染
血液和淋巴系统疾病		贫血
免疫系统疾病		移植排斥反应
神经系统疾病		直立性眩晕、头痛
眼部疾病		巩膜出血、视力障碍
心脏疾病		窦性心动过速
血管疾病		面红、高血压、低血压
呼吸系统、胸腔和纵隔疾病		呼吸困难
皮肤和皮下组织疾病		皮疹
肌肉骨骼和结缔组织疾病		肌痛
一般病症和用药部位情况		自觉发热、输液部位疼痛
调查		丙氨酸转氨酶升高、天冬氨酸转氨酶升高
损伤、中毒和手术并发症		输液反应

（3）部分不良反应的详细描述

1）感染：在 imlifidase 临床研究中，16.7%的患者发生了感染。其中 9 例是严重感染，经评估认为与 imlifidase 有关，其中 5 例发生在 imlifidase 治疗后 30 天内。9 例严重感染中有 8 例感染维持时间少于 30 天。严重感染的发生率和形式（包括感染病原体）与普通肾移植患者没有区别。

2）输注反应：5.6%的患者出现呼吸困难、潮红等输液反应，有 1 例患者为此中断 imlifidase 输注，未进行移植。除 1 例轻度皮疹，其他输液反应均发生在输注 imlifidase 当天，并在 90 分钟内消退。

3）肌痛：临床研究中有 2 例患者（3.7%）出现肌痛。其中 1 例患者出现严重的肌痛，但没有发现任何肌肉损伤。

21.4.4　过量用药

没有使用剂量高于推荐剂量的经验。如果服药过量，应密切监测患者并对症治疗。目前没有特异性解毒药物，但 IgG 的消耗可通过给予 IVIg 来恢复。

21.4.5　注意事项

（1）禁忌证

1）对 imlifidase 的活性物质或任何辅料[甘露醇、吐温-80、氨丁三醇、乙二胺四乙酸二钠二水合物、盐酸（调节 pH 用）]过敏。

2）持续严重感染。

3）血栓性血小板减少性紫癜患者。该血液疾病患者使用 imlifidase，可能有发展为血清病的风险。

（2）特殊人群

1）老年患者:临床研究中有 3 例年龄在 65 岁及以上的患者在肾移植前接受过 imlifidase 治疗。通过对患者和移植物生存期、肾功能及急性排斥反应等进行评估，表明这些患者的安全性和有效性结果与总体研究人群一致。虽然 65 岁及以上患者的使用数据有限，但目前没有证据表明需要对这些患者进行剂量调整。

2）肝损伤：在中度或重度肝损伤患者中，imlifidase 的安全性和有效性尚未确定。无相关数据。

3）儿童及青少年：在 0～18 岁的儿童和青少年中，imlifidase 的安全性和有效性尚未确定。无相关数据。

imlifidase 是根据"有条件批准"计划获得欧洲药品管理局（EMA）批准的，这意味着尚未得到该药品的进一步证据。EMA 推迟了 imlifidase 在一个或多个儿科肾移植亚组中应用的研究方案。

4）生育、妊娠和哺乳

妊娠：因为妊娠是肾移植的禁忌证，所以没有关于孕妇使用 imlifidase 的数据。在家兔中进行的研究并未表明 imlifidase 对胚胎/胎儿发育有直接或间接的有害影响。作为预防措施，妊娠期间最好避免使用 imlifidase。

哺乳：目前尚不清楚 imlifidase 是否在母乳中排泄，不能排除对哺乳期婴儿的风险。在接触 imlifidase 前应停止母乳喂养。

生育：没有进行关于生育和产后发育的具体研究。

（3）对驾驶和使用机器能力的影响

使用 imlifidase 与驾驶和使用机器的能力不相关。

（4）使用时的特别警告和注意事项

1）输注相关反应：在临床研究中，有报道称使用 imlifidase 会导致输液相关反应。如果发生严重过敏过敏反应，应立即停止 imlifidase 输注，并给予恰当的治疗。在 imlifidase 治疗期间发生的轻度或中度输液相关反应可通过暂时中断输注和（或）使用对症药物，如抗组胺药、解热药和糖皮质激素进行处理。中断的输注可在症状减轻后重新开始。

2）感染和预防感染：对于肾移植，任何来源的持续严重感染（细菌、病毒或真菌）都被认为是禁忌证，慢性感染如 HBV 感染或 HIV 感染必须得到很好的控制。必须考虑到 imlifidase 对 IgG 的暂时性降低。低丙种球蛋白血症患者最常见的感染是呼吸道感染。因此，除了常规的护理预防感染（预防卡氏肺孢子虫、巨细胞病毒和口腔念珠菌）外，所有患者还应接受含呼吸道病原体的预防性口服抗生素 4 周。如果患者因任何原因而未在 imlifidase 治疗后进行肾移植，仍应给予覆盖常见呼吸道病原体的预防性口服抗生素 4 周。使用 imlifidase 和 T 细胞消耗诱导治疗，结合或不结合记忆 B 细胞消耗疗法，都可能增加减毒活疫苗和（或）潜伏结核被重新激活的风险。

3）接种疫苗：由于经 imlifidase 治疗后 IgG 水平降低，在经过 imlifidase 治疗后，存在疫苗保护暂时降低的风险，可达 4 周。

4）抗体介导排斥反应：AMR 可能是由 DSA 反弹引起。移植前 DSA 水平非常高的患者更有可能发生需要干预的早期 AMR。临床研究中大多数患者的 DSA 反弹，峰值出现在 imlifidase 治疗后 7～21 天，约 30% 的患者发生了 AMR。所有 AMR 患者都通过标准治疗成功处理。DSA 的再现和高致敏患者 AMR 风险增加，都需要医生根据以往管理高致敏患者的经验及标准化临床实践去诊断和治疗急性 AMR。患者管理包括密切监测 HLA 抗体、血清或血浆肌酐，以及在怀疑 AMR 时随时准备进行移植肾活检。

5）T 细胞介导的补体依赖的细胞毒性交叉配型（CDCXM）试验阳性的患者：对于 imlifidase 治疗前确诊为 T 细胞介导的 CDCXM 试验阳性患者的经验非常有限。

6）免疫原性：在注射第一剂 imlifidase 后 24 小时内给予第二剂，抗 imlifidase 抗体对其有效性和安全性的潜在影响可以忽略不计。因为针对第一剂 imlifidase 的抗体尚未开始产生。

7）明确交叉配型结果转换：每个诊疗机构应建立标准方案，以确认交叉配型从阳性转为阴性。如果使用 CDCXM，需要考虑以下因素，以避免发生假阳性结果：必须灭活 IgM 后才能特异性评估 IgG 的细胞毒性能力；应避免使用抗人球蛋白（AHG）。如果使用，应确认 AHG 是针对 IgG 的 Fc 段，而不是 Fab 段。如使用针对 Fab 段的 AHG，则对 imlifidase 治疗后的患者不能正确判读 CDCXM 结果。

8）与抗体类药物的相互作用：imlifidase 是一种半胱氨酸蛋白酶，可特异性切割 IgG，导致人及兔所有亚类 IgG 的降解。因此，如果与 imlifidase 联合使用，则人或兔 IgG 类药物可能会失活。通过 imlifidase 切割的抗体类药品包括但不限于巴利昔单抗、利妥昔单抗、阿仑珠单抗、阿达木单抗、地诺单抗、贝拉西普、依那西普、兔抗胸腺细胞球蛋白（rATG）和 IVIg 等（表 21-3）。

imlifidase 不能降解马抗胸腺细胞球蛋白，而且无须考虑给药时间间隔。使用推荐剂量的依库珠单抗未被 imlifidase 切割。

表 21-3 推荐 imlifidase 与抗体类药物给药时间间隔

医药产品	0.25mg/kg imlifidase 给药后建议的给药时间间隔
马抗胸腺细胞球蛋白、依库珠单抗	无须时间间隔（可与 imlifidase 同时给予）
静脉注射用免疫球蛋白	12h
巴利昔单抗、利妥昔单抗、阿仑珠单抗、阿达木单抗、地诺单抗、依那西普	4 天
兔抗人胸腺细胞球蛋白、贝拉西普	1 周

此外，IVIg 可能含有针对 imlifidase 的中和抗体，如果在 imlifidase 使用之前注射用 IVIg，可能导致 imlifidase 失活。在对接受 IVIg 治疗的患者给予 imlifidase 治疗前应考虑 IVIg 的半衰期（3~4 周）。在临床研究中，注射 imlifidase 前 4 周内不应给予 IVIg。

（唐　莉）

参 考 文 献

[1] Nagaraju SP，Shenoy SV，Gupta A. Frailty in end stage renal disease：current perspectives[J]. Nefrologia（Engl Ed），2022，42（5）：531-539.

[2] Lonze BE. Histocompatibility and management of the highly sensitized kidney transplant candidate[J]. Curr Opin Organ Transplant，2017，22（4）：415-420.

[3] Jordan SC，Choi J，Vo A. Kidney transplantation in highly sensitized patients[J]. Br Med Bull，2015，114（1）：113-125.

[4] Mirza S，Mahmud SN，Abideen ZU，et al. Overcoming the immunological barrier in highly HLA sensitized renal transplant recipients - A desensitization experience from a transplant center in Pakistan[J]. J Pak Med Assoc，2019，69（4）：584-587.

[5] Khan MT，Hamid RB，Sarfaraz S，et al. Successful desensitization and kidney transplantation in the presence of donor-specific anti-human leukocyte antigen antibodies in kidney transplant recipients[J]. Saudi J Kidney Dis Transpl，2020，31（6）：1432-1438.

[6] Huang E，Maldonado AQ，Kjellman C，et al. imlifidase for the treatment of anti-HLA antibody-mediated processes in kidney transplantation[J]. Am J Transplant，2022，22（3）：691-697.

[7] Rostaing L，Noble J，Malvezzi P，et al. imlifidase therapy：exploring its clinical uses[J]. Exper Opin Pharmacother，2023，24（2）：259-265.

[8] Jordan SC，Legendre C，Desai NM，et al. imlifidase desensitization in crossmatch-positive，highly sensitized kidney transplant recipients：results of an international phase 2 trial（highdes）[J]. Transplantation，2021，105（8）：1808-1817.

[9] Lonze BE. A review of imlifidase in solid organ transplantation[J]. Expert Opin Biol Ther，2021，21（2）：135-143.

[10] Bockermann R，Järnum S，Runström A，et al. imlifidase-generated single-cleaved IgG：implications for transplantation[J]. Transplantation，2022，106（7）：1485-1496.

[11] de Weerd AE，Reinders MEJ，van de Wetering J，et al. RE：imlifidase-generated single-cleaved IgG：implications for transplantation[J]. Transplantation，2023，107（1）：e36.

[12] Rydström A，Mansell E，Sigurdsson V，et al. MAC-1 marks a quiescent and functionally superior HSC subset during regeneration[J]. Stem Cell Reports，2023，18（3）：736-748.

[13] Schinstock CA. imlifidase shows promise for the most disadvantaged sensitized transplant candidates[J]. Transplantation，2021，105（8）：1660-1661.

[14] Enghard P，Zickler D，Sonnemann J，et al. imlifidase as novel treatment strategy in anti-neutrophil cytoplasmic antibody-induced pulmonary-renal syndrome[J]. Kidney Int，2021，100（6）：1344-1345.

[15] Tyrberg L，Andersson F，Uhlin F，et al. Using imlifidase to elucidate the characteristics and importance of anti-GBM antibodies produced after start of treatment[J]. Nephrol Dial Transplant，2023，39（1）：45-54.

[16] Shin JI，Geetha D，Szpirt WM，et al. Anti-glomerular basement membrane disease（Goodpasture disease）：from pathogenesis to plasma exchange to IdeS[J]. Ther Apher Dial，2022，26（1）：24-31.

[17] Lin J，Boon L，Bockermann R，et al. Desensitization using imlifidase and EndoS enables chimerism induction in allosensitized recipient mice[J]. Am J Transplant，2020，20（9）：2356-2365.

[18] Leborgne C，Barbon E，Alexander JM，et al. IgG-cleaving endopeptidase enables in vivo gene therapy in the presence of anti-AAV neutralizing antibodies[J]. Nat Med，2020，26（7）：1096-1101.

[19] Bestard O，Moreso F，Dorling A. Prime time for HLA desensitization：imlifidase in the spotlight[J]. Transpl Int，2023，36：11616.

[20] Couzi L，Malvezzi P，Amrouche L，et al. imlifidase for kidney transplantation of highly sensitized patients with a positive crossmatch：the French consensus guidelines[J]. Transpl Int，2023，36：11244.